Jean-Philippe Zahalka, Docteur en pharmacie

LES HUILES ESSENTIELLES

230 HE répertoriées

Comment les choisir et les acheter

170 maux du quotidien traités par les HE

Éditions du Dauphin
43/45 rue de la Tombe-Issoire
75014 PARIS
www.editionsdudauphin.com

TABLE DES MATIÈRES

DEUXIÈME PARTIE

TROISIÈME PARTIE

QUATRIÈME PARTIE

Introduction

Depuis vingt ans que j'étudie, en théorie et en pratique, les Huiles Essentielles, je constate à ma grande satisfaction qu'elles prennent une place de plus en plus importante dans le domaine de la santé. Mais que de combats a-t-il fallu mener pour recevoir la reconnaissance scientifique du corps médical et surtout pour bénéficier de l'immense intérêt porté par les médias aujourd'hui !Je tiens à rendre hommage à René Maurice Gattefossé (pharmacien) et Jean Valnet (médecin militaire) qui ont été les véritables « pères » de l'aromathérapie. Aujourd'hui, l'aromathérapeute Philippe Mailhebiau (dont je fus l'élève et qui m'a fait partager sa passion et son immense savoir), des chercheurs comme Pierre Franchomme, des médecins, des pharmaciens ont aussi beaucoup œuvré pour donner à l'aromathérapie la place qu'elle mérite. Il est cependant regrettable qu'elle ne soit pas enseignée à la Faculté de médecine.

Pourquoi l'aromathérapie d'aujourd'hui ne remplace pas, du moins partiellement, les antibiotiques si facilement prescrits ? Quand je conseille les Huiles Essentielles, pour des angines, des bronchites ou des sinusites et que les patients reviennent avec un grand sourire me remercier et reprennent ces remèdes pour toute leur famille, ma détermination à vouloir faire découvrir l'aromathérapie se renforce de jour en jour. Que de maladies pourrait-on soigner très rapidement ! Les pathologies ORL, les affections virales et surtout dermatologiques notamment dans le domaine des brûlures, des escarres et des blessures.

Notre médecine traditionnelle est une des meilleures du monde, mais il serait souhaitable de l'ouvrir sur une médecine plus proche de nous et moins brutale. Je reste cependant confiant quand je vois que de plus en plus de médecins se « convertissent » à l'aromathérapie et s'enthousiasment de ses résultats quand ils voient la satisfaction de leurs malades !

L'aromathérapie n'est *pas* une médecine douce : l'utilisation des Huiles Essentielles exige une connaissance parfaite de leur composition chimique. En effet, chacune d'entre elles (comme nous le verrons dans le chapitre suivant) renferme des molécules chimiques qui peuvent se révéler toxiques, comme les *phénols* (hépatotoxiques et dermocaustiques), les *coumarines* (risque d'hémorragie), les *thuyones* (neurotoxiques), les *pinocamphones* (épileptisantes) ou les *furocoumarines* (photosensibilisantes).

L'aromathérapie est une médecine précise : selon les propriétés thérapeutiques traditionnelles des grandes familles biochimiques (Alcools, Cétones, Esters, Terpènes, Aldéhydes, Acides, etc.), les Huiles Essentielles renfermant la molécule chimique adéquate sont associées en fonction d'une pathologie donnée. Il est capital de commencer par poser le diagnostic de la pathologie avant de choisir l'Huile Essentielle idéale.

L'aromathérapie est une médecine rationnelle : la base fondamentale de celle-ci est la chimie végétale. Toute notre connaissance repose sur la chimie de synthèse ; le lien est fait. Ainsi, pour pratiquer l'aromathérapie il faut posséder quelques notions de chimie.

L'aromathérapie est une médecine puissante car les Huiles Essentielles :

- Résultent d'une distillation (voir chapitre suivant) et sont donc des substances très concentrées dont l'action est supérieure aux autres formes phytothérapiques (tisanes, gélules, teintures, eaux florales...). Ce sont de véritables petites bombes chimiques qui renferment des molécules aromatiques idéales pour une pathologie donnée. Une HE contient en moyenne 75 molécules actives différentes, tandis que, dans le médicament de synthèse, on ne peut évaluer les interactions que de trois molécules tout au plus. On parle de « l'action globale » d'une HE, sur l'ensemble du corps et de sa physiologie.

- Ont une vitesse de pénétration très rapide :
  Par voie dermique : en raison de leur affinité avec les lipides, les Huiles Essentielles sont absorbées rapidement par la peau ; après application cutanée, les molécules aromatiques se retrouvent dans la circulation sanguine au bout de quelques minutes et dans l'air expiré au bout d'une heure ou deux.
  Par voie buccale sous forme de gélules gastro-résistantes ou sur un comprimé de lactose (déconseillé pour les estomacs fragiles), elles sont rapidement assimilées par voie sanguine et acheminées vers les cibles pathologiques affectées.

L'aromathérapie est une médecine dépourvue d'effet iatrogène : les Huiles Essentielles sont dépourvues d'effets secondaires, contrairement aux antibiotiques par exemple. En effet, utilisées avec précision (avec l'aide d'un aromatogramme par exemple), les Huiles Essentielles agissent bénéfiquement sur l'**ensemble** de l'organisme sans détruire la flore intestinale. En outre le système immunitaire en sort renforcé et non pas diminué.

L'aromathérapie est une science à part entière, et les Anciens ne s'y sont pas trompés car celle-ci est pratiquée depuis des millénaires. Jusqu'au XVIIIe siècle, l'homme a assidûment employé la phytothérapie pour se soigner lui-même ainsi que les animaux qui l'entourent. Je ne m'étendrai pas sur les larges utilisations des aromates par les Égyptiens notamment dans l'embaumement des corps, qui était chez eux un art complet. Toutes les grandes civilisations (chinoise, orientale, grecque, romaine) et même précolombiennes (Aztèques, Mayas, Incas) ont utilisé ces aromates dans la médecine, l'alimentation et la cosmétique. Les Huiles Essentielles comme le thym, le romarin, la cannelle, le laurier, le myrte, la sarriette, la lavande, le cèdre, le niaouli, le tea tree... ont montré à travers les âges leur grande utilité pour leur fort pouvoir bactéricide.

Comme pour le premier recueil *(Les Plantes en pharmacie),* je me suis basé sur les dernières données scientifiques connues à ce jour concernant les propriétés et l'utilisation des Huiles Essentielles.

La **première et la deuxième partie** examine les « propriétés et indications thérapeutiques *majeures* des HE présentant un *réel intérêt thérapeutique* ».

- *Majeures* : car les Huiles Essentielles renferment des centaines de composants chimiques (révélés par chromatographie) dont certains se distinguent par leur spécificité biochimique ou chémotype responsable de l'action thérapeutique. J'ai jugé utile de ne citer que les propriétés dominantes pour clarifier et simplifier leur utilisation par le lecteur.
- *Un réel intérêt thérapeutique :* certaines Huiles Essentielles sont peu connues et difficiles à trouver car elles représentent un intérêt thérapeutique limité (Buchu, Raifort, Panais, Balsamite, Parthenelle). D'autres n'ont pas été citées en raison de leur très forte toxicité interdisant leur utilisation par les consommateurs (Absinthe, Moutarde noire, Rue odorante, Amandier amer) ou encore à l'étude (Ambrette).

La **troisième partie** comprend les remèdes et les conseils aromathérapiques prodigués à l'officine sous forme de gouttes buvables, lotions de massage, suppositoires ou gélules et préparés à la demande par le pharmacien. Pour certaines de ces formules (gouttes buvables, lotions cutanées), l'utilisateur est en mesure de les préparer lui-même. Ayant une longue pratique des préparations aromathérapiques officinales je donne quelques conseils galéniques (mesure et calcul des volumes) pour permettre de les réaliser à domicile et je décris le matériel adéquat.
Je précise que toutes ces Huiles Essentielles doivent être d'une qualité irréprochable pour donner un résultat optimum. Je m'étendrai plus largement sur les précautions d'emploi et d'achat dans le chapitre « recommandations ».

Enfin, un index thérapeutique et botanique permet l'utilisation des Huiles Essentielles à partir d'une pathologie donnée et d'une plante aromatique.

J'espère que cet ouvrage vous permettra de comprendre que tout cet univers végétal est rempli de ressources inépuisables au niveau médical. Je compte sur vous pour transmettre avec passion à votre entourage, cette fabuleuse médecine aromathérapique.

Jean Philippe Zahalka
Docteur en Pharmacie

PREMIÈRE PARTIE

QUELQUES RAPPELS D'AROMATHÉRAPIE

- 1 -

Définition de l'Huile Essentielle

1. *Genèse de l'essence*

Les essences végétales sont élaborées par une catégorie de plantes que l'on appelle **plantes aromatiques** au sein de cellules sécrétrices (voir paragraphe suivant).
Leur origine est totalement tributaire du rayonnement solaire par un mécanisme appelé **photosynthèse**. Leur qualité, leur rendement et leur nature seraient altérés si l'ensoleillement était absent ou diminué et cela impliquerait même une variation biochimique au sein d'une même espèce. On a bien compris, tout le métabolisme végétal repose sur la photosynthèse ; la chlorophylle utilise l'énergie solaire (photons) pour donner avec l'eau, l'hydrogène et l'oxygène. L'oxygène étant rejeté dans l'air, l'hydrogène combiné au gaz carbonique (CO_2) absorbé par la plante participe à la formation de **sucre**. À partir de ces sucres, le métabolisme cellulaire des plantes aromatiques emprunte deux chemins :

- Celui des **terpènes** pour donner les monoterpènes, les sesquiterpènes et les diterpènes qui par oxydoréduction génèrent les *alcools, phénols, aldéhydes, cétones, esters, acides*…
- Celui des **phénylpropanes** qui génère les *phénols*, les *acides*, les *coumarines*…

Tous ces composés sont donc des **molécules aromatiques** qui forment les grandes familles biochimiques point de départ des innombrables propriétés des Huiles Essentielles. Comme nous le verrons plus loin, ces molécules aromatiques sont la base de l'aromathérapie du fait de leur spécificité biochimique.

2. *La plante aromatique*

La plante aromatique est une plante qui contient des molécules aromatiques volatiles ou odorantes dans un ou plusieurs organes producteurs (o.p) que sont les feuilles, les fleurs, les fruits, les graines, l'écorce, les racines. Pour être distillée, la plante aromatique doit renfermer une quantité suffisante de molécules aromatiques. Celles-ci sont contenues dans des systèmes sécréteurs :

- Les poils sécréteurs (ex. : lavande)
- Les cellules sécrétrices (ex. : boldo)
- Les poches schizophrènes (ex. : millepertuis)
- Les poches schizolysigènes (ex. : oranger)
- Les canaux sécréteurs (ex. : carotte)

Les plantes aromatiques capables de synthétiser une essence sont peu nombreuses. Parmi les 800 000 espèces végétales, seules 10 % en sont capables ! Parmi les familles aromatiques les plus représentatives, je citerai :

- **Les Abiétacées** représentées par les Conifères (sapins, cèdres, pins)
- **Les Apiacées** dont les fruits sont particulièrement riches en essence (Aneth, Angélique, Coriandre, Cumins, Anis vert...).
- **Les Astéracées** (20 000 espèces) qui constituent les herbes pour la plupart (Tanaisie, Inule, Armoise...).
- **Les Cupressacées** (Cyprès, Genévrier, Thuya...).
- **Les Ericacées** (Gaulthérie, Ledon).
- **Les Lamiacées** (lavandes, thyms, romarins, menthes, marjolaines, sarriettes, mélisses, sauges...).
- **Les Lauracées** (cannelles, lauriers, ravensares, bois de rose, camphriers...).
- **Les Myrtacées** (Eucalyptus, Giroflier, Myrte, Niaouli, Tea-tree, Cajeput...).
- **Les Poacées** (citronnelles, Palma rosa, Vétivers, verveines, Lemongrass).
- **Les Rutacées** qui forment tous les citrus (Citron, Pamplemousse, Mandarine, Oranger bigarade...).

3. *Modes d'extraction*

A - La distillation

C'est le procédé le plus ancien et le mieux adapté pour extraire les essences des végétaux aromatiques.
L'appareil à distiller ou alambic sert à l'extraction quantitative et qualitative des Huiles Essentielles.

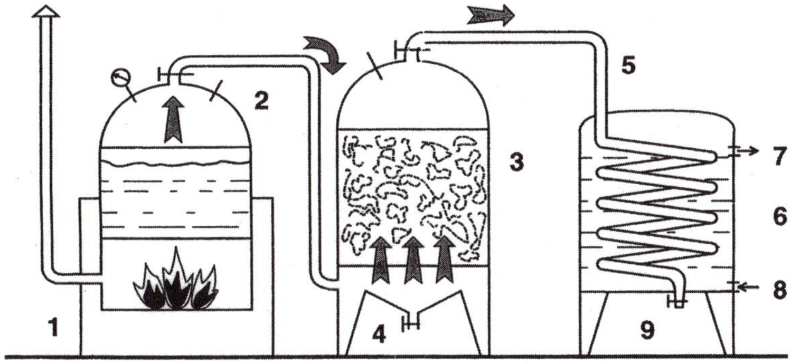

1. Foyer. - 2. Chaudière. - 3. Vase à fleurs. - 4. Vidange de condensation. - 5. Col de cygne. - 6. Réfrigérant avec serpentin. - 7. Sortie d'eau chaude. - 8. Arrivée d'eau froide. - 9. Sortie de l'essence et de l'hydrolat pour décantation dans l'essencier.

Légende : appareil à distiller ou alambic

Regardez le schéma ci-dessus : Les plantes aromatiques sont mises dans un alambic (en inox ou en cuivre) remplie d'eau pure (3). Sous l'effet de la cuisson la vapeur générée par l'eau en ébullition (2) imprègne et traverse la matière végétale (3), dissout et vaporise les molécules aromatiques. Cette vapeur d'eau chargée d'essence est entraînée (5) vers le serpentin réfrigérant (6), la condensation s'effectue progressivement. À la sortie du réfrigérant (9), le produit de distillation se partage en deux liquides distincts au sein d'un essencier appelé « vase florentin » :

- Le premier, de densité inférieure à l'eau flotte à la surface ; c'est l'**Huile Essentielle** (HE). Pure et naturelle elle ne contient aucun corps gras malgré sa dénomination.
- Le deuxième, de densité supérieure est l'**hydrolat aromatique** (HA) ; C'est donc de l'eau distillée chargée de molécules aromatiques hydrosolubles (moins de 5 %).

La différence de densité entre les deux liquides permet une séparation facile. L'HE est recueillie dans des flacons de verre et stabilisée durant 1 mois à 1 an suivant les plantes aromatiques ; ce repos est indispensable pour qu'elle prenne ses caractéristiques propres avant son utilisation thérapeutique.

L'HA est également conservé car il contient des molécules aromatiques en faible quantité, à l'état hydro-dispersé. C'est un produit naturel dont les propriétés thérapeutiques sont complémentaires de celles de l'HE et sera utilisé surtout pour les muqueuses (nasales, buccales) ou sur le visage ou bien en complément de traitement aux HE.

Les rendements seront différents en fonction de la plante aromatique. À titre d'exemple pour obtenir :

- 1 kg d'HE de Clou de girofle : il faut distiller 7 kg de boutons floraux desséchés.

- 1 kg d'HE de Lavandin : il faut distiller 50 kg de sommités fleuries.
- 1 kg d'HE de Rose de Damas : il faut distiller 4000 kg de pétales.

B - L'expression

Cette technique s'adresse essentiellement aux agrumes (citron, pamplemousse, bergamote, mandarine, oranger...). Elle consiste à presser mécaniquement les zestes de ces agrumes pour extraire des poches sécrétrices une substance appelée : **essence**. L'expression des citrons, par exemple, s'effectue à froid : les zestes sont râpés sous jet d'eau, l'émulsion eau et essence est séparée par centrifugation ; on parle ainsi **d'essence** de citron et non d'Huile Essentielle de citron car les agrumes ne peuvent être distillés. La conservation de cette essence s'effectue au frais, car la chaleur déstabiliserait celle-ci.

En résumé, l'Huile Essentielle est une essence distillée, l'essence une substance sécrétée par la plante aromatique.

4. *L'analyse d'une HE*

Ce chapitre concerne plus particulièrement les pharmaciens ou acheteurs d'HE.Il permet aux lecteurs de comprendre les critères de qualité d'une HE.

Les techniques d'analyse utilisées pour identifier les molécules aromatiques permettent d'établir ses caractéristiques spécifiques ainsi que les composants déterminant ses propriétés thérapeutiques. On évite ainsi :

- Les confusions : il existe pour un genre tel l'*Eucalyptus*, par exemple, des dizaines voire des centaines d'espèces différentes, avec des composés biochimiques propres à chaque espèce (*E.globulus, E.citriodora, E.radiata, E.polybractea*). Dans chaque espèce peut cohabiter plusieurs variétés : *E.polybractea* ***cineolifera*** et *E.polybractea* ***cryptonifera***, le premier renferme du *1,8 cinéole*, l'autre du *cryptone*.
- Les falsifications : des producteurs peu scrupuleux n'hésitent pas à « couper » les HE pour augmenter leur rendement.
  Ce qui implique pour le public de vérifier l'étiquette et pas uniquement le critère « 100 % pure et naturelle ».

A - Analyses physiques

Les mesures physiques permettent de **déceler** d'éventuelles anomalies dans les HE testées.

- **Densité relative à 20 °C**
  Cette mesure est effectuée avec un densimètre électronique indiquant la densité d'une HE. Toute variation importante de densité pour une

HE indique qu'elle a subi une modification : falsification, rectification, etc.

- **Indice de réfraction à 20 °C**
  Cette mesure indique le rapport entre l'angle d'incidence et de réfraction d'un rayon lumineux de 589 nm passant de l'air dans l'HE. Toute variation de cet indice signifie que la molécule n'est pas pure ou qu'elle a été mélangée avec d'autres substances. Il permet donc d'évaluer le degré de pureté d'une HE.
- **Pouvoir rotatoire à 20 °C**
  Cette mesure indique l'angle de déviation d'une radiation lumineuse de 589 nm traversant une HE. Cette déviation lumineuse est définie et répertoriée. Toute variation importante signale une altération de cette molécule : pureté insuffisante, mélange avec d'autres substances.

B - Analyses biochimiques : chromatographie en phase gazeuse

Les mesures biochimiques permettent de **préciser** la nature exacte de l'anomalie dans les HE testées.

La chromatographie en phase gazeuse est un appareillage constitué d'un couplage entre un chromatographe à gaz et un spectromètre de masse relié à une base de données informatisée des composants aromatiques (voir schéma du chromatographe).

Cet équipement a deux fonctions (schéma du chromatogramme) :

- Pratiquer la séparation des différents composants d'une HE par chromatographie en phase gazeuse.
- Réaliser l'analyse de chaque composant biochimique grâce à la spectrométrie de masse, afin d'en déterminer le nom. Cette identification se fait automatiquement lorsque le composant est déjà présent dans la base de données informatique.

Le couplage du chromatographe et du spectromètre permet donc de préciser la **spécificité biochimique ou chémotype** des HE et d'identifier les falsifications éventuelles qu'elles ont subies.

La chromatographie est la carte d'identité de chaque HE.
Ceci permet d'avoir une connaissance plus approfondie de structures moléculaires présentes dans les HE. Une HE contient des corps chimiques très complexes ayant chacune des propriétés chimiques bien déterminées. Ainsi grâce à cette analyse, on peut identifier au sein d'un même genre ou d'une même espèce, un ou des composées biochimiques responsables de l'activité thérapeutique de la plante aromatique.

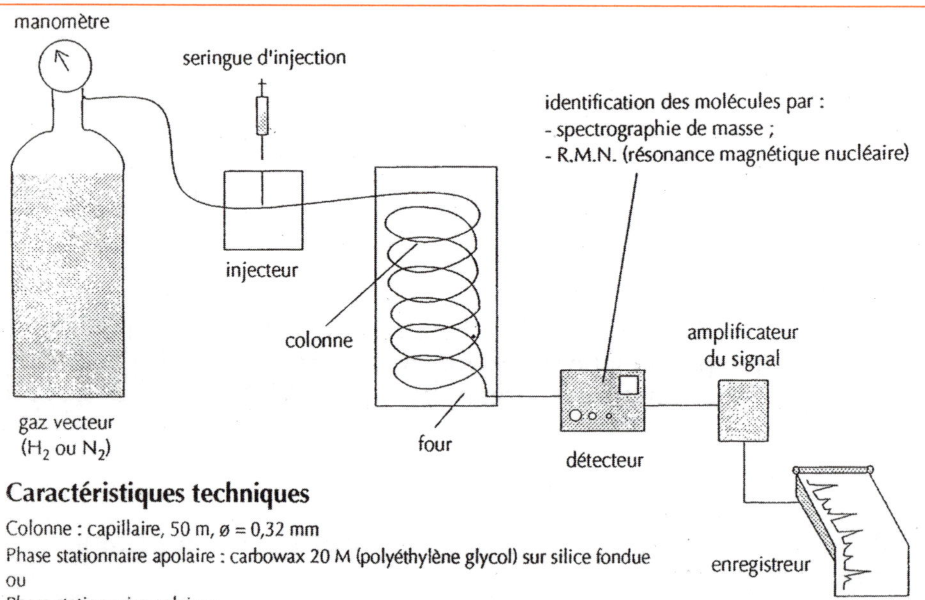

Caractéristiques techniques

Colonne : capillaire, 50 m, ø = 0,32 mm
Phase stationnaire apolaire : carbowax 20 M (polyéthylène glycol) sur silice fondue
ou
Phase stationnaire polaire :
température du four : programmation de 60° à 230° C avec 5° C/min
température d'injection : 200° C
détecteur à ionisation de flamme
température de détection : 230° C
gaz vecteur : H2
débit du gaz : 1 ml/min
Volume injecté : 0,1 µl

Légende : Le chromatographe

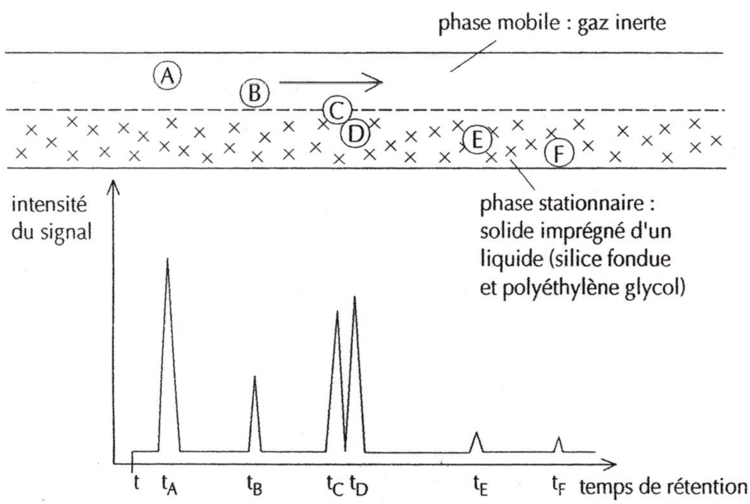

enrigistrement du signal : chromatogramme
surface de chaque pic : pourcentage de chaque composant

Légende : Le chromatogramme

Par ailleurs, nous verrons qu'une même plante présente une composition biochimique qui varie en fonction des conditions de vie de celle-ci (géographique, mode de culture, climat...). C'est la **spécificité biochimique,** notion capitale en aromathérapie que nous développerons dans le paragraphe suivant.
La chromatographie est un gage de qualité de la part du fournisseur qui prouve que l'HE achetée par le pharmacien est authentiquement identifiée.

La fiche d'analyse (page suivante) concernant l'HE de Menthe poivrée m'a été communiqué par un laboratoire lors de l'achat de celle-ci. Elle indique les caractéristiques physiques, organoleptiques et biochimiques de cette HE.

C - L'analyse de l'action thérapeutique des HE : l'aromatogramme

= C'est ce qui rend crédible l'utilisation des HE face aux bactéries pathogènes.

Cette méthode, inspirée de la pratique des antibiogrammes, permet d'étudier la sensibilité des germes aux Huiles Essentielles. On peut ainsi mesurer le pouvoir antibactérien et antifongique des Huiles Essentielles de manière fiable et reproductible.
La technique se fonde sur la « méthode des disques ». Une suspension bactérienne, ou fongique prélevée sur un malade, ensemence une surface plane d'un milieu gélifié coulé en boîte de Pétri. Les disques imprégnés d'HE choisies sont déposés sur le milieu.
Après un temps d'incubation à l'étuve (24 h), on constate la présence ou non d'une auréole claire et transparente et dont la mesure du diamètre (incluant le disque), permet de définir l'activité microbienne *in vitro* des HE testés.
Par cette méthode, deux catégories d'HE apparaissent :

- Les HE actives sur les germes et qui seront utilisées dans le traitement.
- Les HE peu actives ou inactives sur les germes ; ces derniers seront dits : « résistants » à ces HE qui seront écartées.

Fiche d'analyse - Huile Essentielle Botaniquement et Biochimiquement Définie

Nom latin : ***Mentha x piperita L.***

Nom commun : Menthe poivrée

N° de lot : 67T115B3

Spécificité biochimique : menthol (46%), (iso) menthone (27%)

Organe producteur : parties aériennes

Origine : France (culture conventionnelle)

Mode d'extraction : distillation à la vapeur d'eau

Nombre de gouttes / ml : 49
(réf. : compte-gouttes capillaire Codex)

Analyse n° : 7285/SP (SPRtxMenpipF67T115B3 (SM), 0803\MenpipF67T115B3 (FID))

Type de mesures effectuées	Spécifications monographie Pharm. Eur. 6.0 01/2008 : 0405	Résultats obtenus sur ce lot Analysé le 04/03/2008
Caractéristiques organoleptiques		
Aspect	Liquide	liquide
Couleur	Incolore, jaune pâle ou jaune-vert pâle	jaune très pâle
Odeur	Odeur caractéristique, suivi d'une sensation de fraîcheur	conforme
Caractéristiques physiques		
Densité à 20°C	0,9000 - 0,9160	0,9005
Indice de réfraction à 20°C	1,4570 - 1,4670	1,4594
Pouvoir rotatoire à 20°C	-30° à -10°	-31°11
Caractéristiques chimiques		
Indice d'acide (mg/g) (analysé le 06/03/08)	< 1.4	0,6
Huiles grasses et huiles essentielles résinifiées	Satisfait à l'essai	conforme
Caractéristiques biochimiques		
limonène	1 - 5%	4.3%
1,8-cinéole	3.5 - 14%	3.7%
menthone	14 - 32%	20.4%
menthofuranne	1 - 9%	0.64%
isomenthone	1.5 - 10%	6.4%
acétate de menthyle	2.8 - 10%	7.4%
isopulégol	< 0.2%	non détecté
menthol	30 - 55%	46.1%
pulégone	< 4%	0.56%
carvone	< 1%	non détecté

NB : taux de menthofuranne un peu faible, pouvoir rotatoire supérieur, mais qualité conforme.

Caractéristiques biochimiques (SM) et proportion relative (CPG, FID) des principaux constituants
(Analyse en CPG couplée à un SM + analyse CPG détecteur FID)
CPG : chromatographie en phase gazeuse SM : spectrométrie de masse FID : détecteur à ionisation de flamme

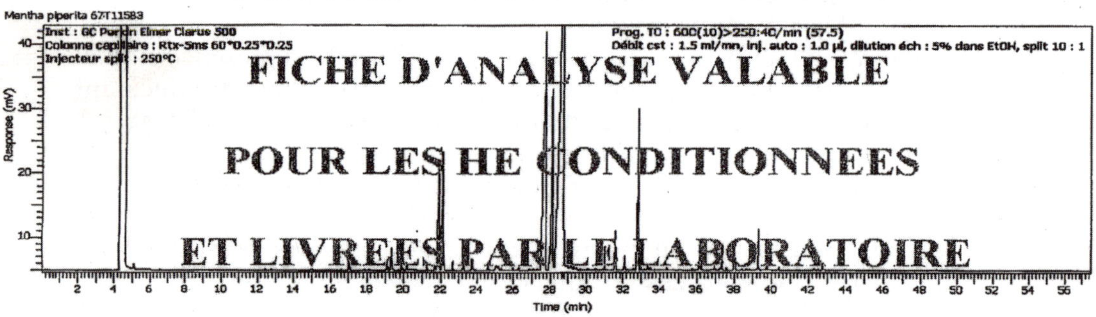

Constituants : Total des constituants : 98.7% **4.60TR** solvant de dilution (éthanol) **14.99TR** 0.03% 2,5-diéthyltétrahydrofuranne **16.61TR** 0.02% α-thuyène **17.02TR** 0.4% α-pinène **17.86TR** 0.01% camphène **19.11TR** 0.3% sabinène **19.32TR** 0.7% β-pinène **19.88TR** 0.2% β-myrcène **20.14TR** 0.2% 3-octanol **21.24TR** 0.2% α-terpinène **21.66TR** 0.1% p-cymène **21.90TR** 4.3% limonène **22.09TR** 3.7% 1,8-cinéole **22.17TR** 0.6% cis ocimène **22.66TR** 0.2% trans ocimène **23.25TR** 0.3% γ-terpinène **23.71TR** 0.4% trans thuyan-4-ol **24.61TR** 0.08% terpinolène **25.06TR** 0.2% linalol **25.15TR** 0.2% 3-méthylbutanoate de 3-méthylbutyle **25.96TR** 0.07% acétate de 3-octyle **27.75TR** 20.4% menthone **27.98TR** 0.64% menthofuranne **28.09TR** 6.4% isomenthone + néomenthol **28.73TR** 46.1% menthol **28.93TR** 0.5% M : 152 **30.99TR** 0.56% pulégone **31.58TR** 1.2% pipéritone **32.08TR** 0.3% acétate de néomenthyle **32.85TR** 7.4% acétate de menthyle **33.35TR** 0.1% acétate d'isomenthyle **35.77TR** 0.03% α-copaène **36.14TR** 0.3% β-bourbonène **36.23TR** 0.1% β-élémène **36.96TR** 0.08% β-gurjunène **37.34TR** 0.6% β-caryophyllène **38.02TR** 0.4% trans β-farnésène **38.42TR** 0.03% α-humulène **39.02TR** 0.02% γ-muurolène **39.29TR** 1% germacrène D **39.76TR** 0.3% bicyclogermacrène **40.21TR** 0.01% γ-cadinène **40.41TR** 0.07% δ-cadinène **42.27TR** 0.03% spathulénol **42.48TR** 0.03% oxyde de caryophyllène **42.73TR** 0.2% viridiflorol

Légende : Chromatographie de l'HE de *mentha piperita*

- 2 -

Critères de qualité d'une Huile Essentielle

L'efficacité thérapeutique d'une HE demande une exigence de qualité **irréprochable** qui demande un maximum de rigueur. L'aromathérapie est une médecine qui doit se fonder sur des connaissances botaniques précises pour l'identification de la plante, l'organe distillé, le chémotype, le mode de culture, l'origine géographique, le stade végétatif à la cueillette, la qualité de la distillation. Ceci constitue les sept critères fondamentaux qui contribueront à donner à l'Huile Essentielle un **label** de qualité afin d'éviter tout risque de toxicité ou de falsification.

1. *La certification botanique*

L'aromathérapie scientifique exige une connaissance parfaite de la classification botanique des plantes aromatiques. Quand on parle de lavande ou d'eucalyptus ce terme est insuffisant, car il existe plusieurs Lavandes (*hybrida, officinalis, vera, aspic, stoechas*...).Voire des centaines d'eucalyptus ! Au sein d'une même espèce existent parfois plusieurs variétés comme le Lavandin que j'ai choisi comme exemple et dont l'identification botanique doit préciser :

- La famille : *Lamiacées*
- Le genre : *lavandula*
- L'espèce : *hybrida*
- La variété cultivée (ou cultivar) : *var abrialis*, *super* ou *grosso*

Il faut connaître exactement l'espèce botanique (en latin) de la plante utilisée pour la distillation. Ceci permet avec cette dénomination scientifique internationale d'éviter les confusions et de savoir avec précision la plante à distiller. Ainsi parler de la sauge sans autre appellation ne veut rien dire, sauf si on dit :

- Sauge officinale (*Salvia officinalis)*, espèce neurotoxique ; ingérée à des doses supérieures à la normale, elle peut conduire à des crises d'épilepsie et provoquer des comas.
- Sauge sclarée (*Salvia sclarea*), espèce sans danger à dose physiologique.
- L'espèce botanique est donc capitale si l'on veut éviter des accidents et des falsifications. Elle doit être inscrite sur l'étiquette de l'HE.

2. *L'organe producteur (op)*

C'est la partie utilisée du végétal pour la distillation (ou l'expression). Par exemple, pour l'Oranger (*Citrus aurantium var amarra),* on peut extraire trois HE à partir de ses organes producteurs :

- À partir des **feuilles** (par distillation) : on obtiendra l'HE *Citrus aurantium var amara op fe* qui est l'HE **Petit grain bigarade**.
- À partir des **fleurs** (par distillation) : on obtiendra l'HE *Citrus aurantium var amara op fl* qui est l'HE de **Néroli**.
- À partir du **zeste** (par expression) : on obtiendra l'HE *Citrus aurantium var amara op z* qui est l'**essence d'écorces d'orange amère**.

Ces trois substances aromatiques sont très différentes au niveau de leur composition chimique, de leur parfum, de leurs propriétés thérapeutiques et de leur prix.
L'organe producteur doit être mentionné sur l'étiquette.
(Exemple pour une essence de citron jaune biologique, doit figurer le mot zeste).

3. *Le chémotype ou spécificité biochimique (s.b)*

On a démontré qu'une même espèce élabore des molécules chimiques différentes en fonction du sol, de l'altitude, du climat, de la période de cueillette...Donc des propriétés différentes. Ce fait est dû à des variations dans l'expression des gènes de l'espèce. Cette variation chimique génère au sein d'une même espèce la notion de **Chémotype** ou **Spécificité biochimique**. **Une notion capitale en aromathérapie**. Le meilleur exemple que l'on puisse donner est celui du *Romarin* qui cultivé en Provence, en Corse ou au Maroc donnera trois Romarin différents :

- *Rosmarinus officinalis s.b camphre* : riche en camphre, ce Romarin de Provence possède des propriétés axées sur la sphère cardiaque et musculaire. Il renferme en outre une cétone neurotoxique, hépatotoxique et abortive (*bornéone)* montrant ainsi l'importance que revêt de chémotype.
- *Rosmarinus officinalis s.b 1,8 cinéole* : riche en *1,8 cinéole* (ou *eucalyptol*), ce Romarin du Maroc agit principalement sur la sphère broncho-pulmonaire.

– *Rosmarinus officinalis s.b acétate de bornyle verbénone* : ce Romarin de Corse agira principalement sur la sphère hépato-biliaire et digestive.

Ces trois exemples nous démontrent que ce critère de précision biochimique est indispensable. Car de compositions chimiques différentes, ces trois Romarin peuvent être utilisés dans des pathologies précises sans risque de confusion ni d'intoxication.

4. *Le mode de culture*

Cette précision est importante car le mode de culture de la plante induit des variations dans la finesse de l'arôme, la puissance d'action, la pureté. Plusieurs cultures sont utilisées :

- **La culture biologique** : sans pesticide ni pollution des sols, avec des engrais naturels (label Bio ou AB).
- **La culture traditionnelle contrôlée** : dans des zones rurales non polluées.
- **La culture sauvage** : la plante pousse librement dans des zones éloignées (forêt tropicale, montagne) à l'abri de toute agression extérieure (pollution, engrais). Dans ce cas, elle trouve seule son chemin, parfois dans des conditions difficiles (*Lavandula vera*) et élabore une défense immunitaire supérieure aux autres plantes. C'est ainsi que les HE, issues de plantes sauvages ont une qualité d'action et d'olfaction incomparable ; il suffit de comparer l'arôme de *Lavandula vera* et celle de *Lavandula officinalis* !

Le mode de culture interviendra comme critère de qualité, et sera donc noté sur l'étiquette du flacon. (Exemple : sauve, AB)

5. *L'origine géographique*

Le nom du pays ou d'une région apporte des précisions intéressantes sur le biotope de la plante aromatique et caractérisera sa composition biochimique particulière. Ainsi l'origine tropicale, montagneuse, désertique ou intermédiaire influe sur l'élaboration des composants d'une HE comme nous l'avons vu dans l'exemple des trois HE *Rosmarinus officinalis* citées plus haut.

6. *Le stade végétatif*

Pour bénéficier du potentiel maximal offert par les plantes aromatiques on effectuera la récolte pendant le stade végétatif où elle est la plus riche en essence. Ainsi la récolte aura lieu :

– Avant la floraison : pour la sarriette où le taux de *carvacrol* est maximal.
– Après la floraison : pour la sauge sclarée.
– Après la rosée du matin pour la lavande vraie (sauvage).
– À l'éclosion après la rosée du matin pour la rose.

Chaque HE a ainsi son stade végétatif.

7. *La garantie d'extraction*

La qualité de la distillation est primordiale pour l'obtention d'HE chémotypées.
Le choix de l'alambic (inox, cuivre), la chauffe sous basse pression (pour éviter la suroxydation des molécules), la durée de la distillation (longue pour l'extraction des phénols du thym), l'eau de source (non calcaire) font partie des règles à observer pour une HE de qualité thérapeutique.

Grâce au respect de ces sept critères de qualité qui dépend de l'honnêteté du fabricant et du sérieux du fournisseur, un label de qualité est réservé aux HE destinées à la médecine. Suivant les laboratoires, on retiendra les noms suivants :
– **H.E.B.B.D** = Huiles Essentielles Botaniquement et Biochimiquement Définies. Label déposé par l'INSA (Institut Scientifique d'Aromatologie).
– **H.E.C.T** = Huiles Essentielles chémotypées.
– Logo **AB** : concerne les HE uniquement ingérés (citron, menthe, cannelle, ravensare...) Et qui indique que l'HE provient d'une plante aromatique cultivée biologiquement, c'est-à-dire sans pesticide.

Pour résumer l'ensemble de ces critères prenons comme exemple : l'HE de Niaouli, nous aurons sur l'étiquette :

Melaleuca	quinquenervia	o.p feuilles,	*s.b. 1,8 cinéole, viridiflorol*
genre	espèce	organe prod.	spécificité biochimique

Avec le nom botanique : Niaouli et la famille en français : Myrtacées.
Je ne saurai trop insister sur ce chapitre, car il n'est pas facile de produire des H.E.C.T. comme nous allons le voir dans le chapitre suivant (cf. conditions d'achat).

- 3 -

Recommandations pour l'utilisateur

1. *Conditions d'achat*

Le coût de la main-d'œuvre et la rareté d'une HE amène des producteurs peu scrupuleux à falsifier celles-ci en les coupant avec d'autres moins coûteuses ou synthétiques, ou en intervenant avec des détartrants chimiques pour augmenter le rendement, ou en raccourcissant la distillation pour gagner du temps.

Je conseille aux patients qui souhaitent acheter des HE de vérifier si les critères que j'ai énoncés précédemment, ainsi que l'un des labels figurent bien sur l'étiquette du flacon. Le fournisseur d'HE (laboratoire spécialisé), doit remettre au pharmacien ou sur demande de celui-ci une **chromatographie** de chaque HE achetée. Celle-ci est, comme nous l'avons vu précédemment, une garantie incontestable de la part du vendeur. Je ne saurai trop vous recommander de choisir comme vendeur un pharmacien spécialisé en HE car sa formation scientifique lui donne une compétence en botanique, en médecine et en chimie. Sa formation lui permet d'acheter, de conseiller, de soigner sans danger les pathologies du quotidien sans remplacer bien entendu le médecin.

Le pharmacien est le SEUL distributeur qui a le droit de détenir TOUTES les HE y compris celles qui sont dangereuses délivrées que sur ordonnance et qui exigent une compétence et une responsabilité indéniables.

En dehors de la pharmacie existent des magasins «bios» de bonne réputation mais, malheureusement d'autres où le consommateur doit être prudent si l'origine et le label ne sont pas précisés. Dans

ce cas, il peut exiger une photocopie de la chromatographie de l'HE achetée. Je ne saurai trop vous recommander de NE PAS ACHETER des HE non labellisées qui se révèleraient catastrophiques au niveau de l'efficacité . Achetez les HE qui indiquent le label H.E.C.T, H.E.B.B.D ou Ecocert. Trop d'HE de synthèse circulent sur le marché et malheureusement leur ingestion provoque encore de nombreuses hospitalisations !
Autres recommandations : n'achetez JAMAIS sur Internet des HE ou des préparations à base d'HE sans en connaître l'origine et après avoir bien vérifier ces certifications sur le site.

Combien de fois des patients m'ont apporté des HE peu rassurantes quant à leur arôme et leur couleur !

2. *Conditions d'utilisation*

A - La voie buccale

- Sous forme directe :
  Sur la langue : pures, les HE peuvent entraîner des aigreurs voire des brûlures pour les estomacs fragiles ; le plus simple reste l'absorption des HE sur un sucre, un comprimé neutre (lactose), ou du miel. L'ensemble est avalé ou croqué.
  Sous la langue (sublinguale) : la face inférieure de la langue est tapissée d'un riche réseau veineux ce qui permet un passage direct des molécules aromatiques dans la circulation générale. D'action très rapide, la voie sublinguale sera privilégiée car elle évite le filtre hépatique ainsi que des irritations digestives. On absorbera 2 gouttes d'HE pure plusieurs fois par jour par cette voie.

- Sous forme diluée (Disper®) : le Disper® constitue un véhicule idéal car sa capacité de transport et d'absorption des HE au sein de l'organisme est remarquable. Le mélange aromatique constitué par l'HE (10 %) et le Disper® (100 %) seront versés dans un demi- verre d'eau à raison de 20 à 30 gouttes.
  Ex. : si le patient est fragile de l'estomac et ne peut prendre 2 gouttes d'HE Ravensare sur 1 cp neutre, il versera dans un 1/4 de verre d'eau 2 gouttes d'HE Ravensare et 20 gouttes de Disper®. Il pourra sans crainte avaler cette solution diluée.
- Sous forme de gélules :
  - Gastro-résistantes : recommandées pour les muqueuses gastriques fragiles et pour une action au niveau intestinale.
  - Gélules classiques : les HE sont mélangées avec un excipient (silice colloïdale) qui sert d'absorbant.Le mélange est trituré au mortier et

l'ensemble est mis en gélules. Celles-ci sont avalées et absorbées au niveau de la muqueuse gastrique.

- Sous forme de capsules : l'HE est mélangée avec une huile végétale grasse et enveloppée d'une gélatine épaisse pour former une capsule. Elle convient très bien aux muqueuses digestives fragiles et présente une bonne tolérance chez les enfants.

B - La voie rectale

Cette voie permet l'administration de doses élevées d'HE dans les cas de pathologies infectieuses aiguës (infections broncho-pulmonaires par exemple). Les HE absorbées sont drainées par les veines hémorroïdaires inférieures, atteignent la grande circulation et parviennent rapidement aux voies respiratoires. Le pharmacien utilise comme excipient le Witepsol avec lequel il incorpore à chaud le mélange d'HE. Lors du refroidissement, on obtient les **suppositoires** dont la taille et le dosage en HE varient en fonction de l'âge du patient :

- Nourrisson (6 mois à 2 ans) : suppositoire de 1 g dosé à 40 mg d'HE
- Enfant (2 à 8 ans) : suppositoire de 2 g dosé à 80 mg d'HE
- Enfant (8 à 12 ans) : suppositoire de 2 g dosé à 120 mg d'HE
- Adulte : suppositoire de 3 g dosé à 150 mg d'HE.

La voie rectale reste le meilleur mode d'administration des HE.

C - La voie vaginale

Les **ovules** sont utilisés pour leur action locale (infections microbiennes, rééquilibrage hormonal...). Le mieux toléré pour l'utilisatrice est l'ovule de 3 g à base de witepsol dosée à 150 mg d'HE ; pour ôter les traces éventuelles d'HE en surface, les ovules sont à rincer rapidement à l'eau froide avant l'introduction vaginale.

D - La voie cutanée

Les HE sont très facilement absorbées par la peau en raison de leur grande affinité pour les lipides (on dit qu'elles sont « lipophiles »). La résorption est très rapide, dans un premier temps on les retrouve quelques minutes plus tard dans le sang, et ensuite 1 h environ après dans l'air expiré.

1. *Les zones d'application*

Les régions concernées sont :

- Le thorax : en friction pour des problèmes respiratoires ou grippaux (*Eucalyptus radiata ou globulus, Ravensara aromatica*).
- Le plexus solaire, la colonne vertébrale : pour apaiser, relaxer (*Ylang Ylang, Lavandula officinalis*).

- L'abdomen : pour agir sur l'appareil digestif (*Ocimum basilicum, Rosmarinus officinalis 1,8 cinéole).*
- Le cou, la nuque, la face (tempes, front, nez, lobe de l'oreille) pour des affections ORL (*Melaleuca quinquernervia*) ou des migraines (*Mentha piperita*).
- Le bas-ventre : pour l'appareil uro-génital (*Salvia sclarea, Artemisia dracunculus*).
- Le pied : pour relaxer et ressentir un bien-être de confort *(Ylang ylang, Lavande, Sauge sclarée)*

2. *Techniques de massage*

- Pour obtenir un effet stimulant (fatigue) ou pour abaisser une fièvre (grippe) on pratiquera une **friction**,
- Pour un effet apaisant, antalgique ou bactéricide, on pratiquera l'**onction** (massage doux avec les doigts). D'autres régions peuvent être utilisées comme le pli du coude pour une pénétration sanguine ultrarapide (« perfusion aromatique »), la voûte plantaire, le cuir chevelu…Une méthode dite « embaumement vivant » consiste à faire pénétrer de grande quantité d'HE avec un drap chaud pour une plus grande rapidité de pénétration (les pores sont dilatés par la chaleur) et d'action.

3. *Utilisation*

Les HE peuvent être utilisées :

- Soit **pures** dans des pathologies aiguës en évitant les HE dermocaustiques (quelques gouttes suffisent).
- Soit **diluées** avec une HV pour les zones étendues ou sensibles et pour les enfants dans des proportions de 3 % à 25 %.

Les HE diluées dans les huiles végétales agissent mieux à petite dose. En général on utilise environ 5 % d'HE. Ainsi dans un mélange HE+HV sachant que : 1 ml d'HE = 30 gouttes environ, (délivrées par le flacon codigoutte) pour réaliser un massage on utilisera :

- Dans une cuillère à café (5 ml) d'HV on versera : 7 gouttes d'HE.
- Dans une cuillère à soupe (15 ml) d'HV on versera : 18 gouttes d'HE.

On peut réaliser ce mélange dans des flacons teintés de 5 ml, 15 ml, 30 ml, 50 ml ou 100 ml vendues en pharmacie.

4. *Huiles végétales (HV) utilisées avec les HE*

Les HV entrent dans un grand nombre de préparations aromathérapiques et chacune a des propriétés spécifiques et correspond à un type de traitement particulier :

- **L'huile d'amande douce** : riche en vitamines A et E, nourrissante et calmante, convient très bien pour les peaux sèches, enflammées ou irritées (démangeaisons). Très utilisée en pédiatrie (croûtes de lait du nourrisson) et en massage, elle s'associe très bien avec l'HE de rose (quelques gouttes).
- **L'huile de noyau d'abricot** : proche de l'huile d'amande douce, c'est une huile adoucissante riche en vitamines et en minéraux.

- **L'huile d'argan** : elle renferme 80 % d'acides gras insaturés acide oléique et linoléique (dont 34 %). C'est une huile précieuse ayant beaucoup de vertus : cosmétique (peaux sèches et déshydratées, cheveux ternes et cassants), pharmaceutique (cholestérol, athérosclérose, rhumatisme), alimentaire (valeurs nutritionnelles et diététiques).
- **L'huile d'avocat** : pour les peaux sèches et eczémateuses. Elle assouplit, hydrate, régénère et adoucit la peau en pénétrant très bien dans les couches de l'épiderme.
- **L'huile de bourrache** : originaire de Syrie, elle possède un acide gras insaturé très rare et de teneur élevé : l'*acide γ-linoléique* et est exceptionnellement riche en *vitamines A, D, E, K.* On l'utilise surtout comme antirides et pour régénérer la peau. Il ne faut pas l'utiliser pure (quelques gouttes dans une crème hydratante ou mélangée à 10 % avec de l'huile de macadamia).
- **L'huile de calendula** : utilisée contre les inflammations rhumatismales, les problèmes menstruels, la nervosité elle régularise la circulation sanguine et la fonction digestive. Elle régénère les tissus (cas de brûlure).
- **L'huile de calophylle** : indiquée pour des problèmes musculaires, tendineux ou articulaires (sport, chute, fatigue). Elle donne tout son potentiel en servant de support à des HE comme la Gaulthérie, l'Hélichryse ou le Cyprès.
- **L'huile de carotte** : riche en provitamine A *(β carotène)* et en vitamine C, elle convient très bien pour les peaux sèches et gercées ainsi que pour les peaux acnéiques en raison de sa forte teneur en *vitamine A* qui est une des substances les plus efficaces contre celle-ci.
- **L'huile de coco** : grâce à sa teneur élevée en acide laurique, cette HV nourrit le cheveu sec et la peau.
- **L'huile de copahu ou copaïba** : c'est une résine obtenue par incision du tronc de l'arbre (l'arbre étant le Copayer) et qui a des propriétés anti-inflammatoire (entorse, rhumatisme). La distillation de cette résine donne l'HE de copahu (à ne pas confondre avec le baume).
- **L'huile de germe de blé** : jaune orangé, sa richesse en *vitamines A, D, E et K* convient aux peaux fatiguées et ridées. Malheureusement elle rancit rapidement car la plupart sont coupées avec d'autres HV et il est difficile d'en trouver par première pression à froid.
- **L'huile de jojoba** : hydratante, elle est très utilisée en cosmétique. Elle améliore l'aspect des peaux grasses et mixtes, revitalise les peaux sèches.
- **L'huile de karité** : nourrissante et régénérante pour la peau.
- **L'huile de macadamia** : c'est une HV idéale pour le mélange avec les HE car elle n'est pas grasse et convient parfaitement comme huile de massage. Du fait de sa fluidité, son pouvoir de pénétration est le véhicule parfait pour des traitements dermatologiques aux Huiles Essentielles.
- **L'huile de millepertuis (extrait lipidique)** : régénérant et cicatrisant cutané, c'est l'huile majeure pour les traumatismes de la peau (brûlure, escarre, inflammation, plaie...). Elle s'utilise diluée (10 %)

et s'associe très bien avec les HE. On ne l'utilise jamais avant une exposition solaire en raison de son effet photosensibilisant.

- **L'huile de neem ou margousier** : antibactérienne, cette HV est aussi recommandée contre les moustiques, les puces, les acariens et les poux.
- **L'huile de nigelle** : anti-oxydante grâce à sa richesse en *polyphénols* et en *thymoquinone*, elle tonifie, régénère la peau sensible et irritée et les problèmes capillaires (chute de cheveux, pellicules...).
- **L'huile de noisette** très polyvalente convient pour toutes les affections cutanées, plus fluide que l'huile d'amande douce elle est parfaite pour les massages musculaires où elle agit comme tonique. Sa souplesse et sa facilité de pénétration cutanée en font une HV la plus utilisée pour le massage.
- **L'huile d'olive** : régénérante cutanée elle est moins utilisée en raison de son odeur.
- **L'huile d'onagre** : originaire d'Amérique du Nord, elle est réputée pour sa teneur en acide γ-linoléique (très rare dans le règne végétal) et indispensable à notre organisme. Elle est utilisée comme antirides et dans la régénération cutanée. Comme l'huile de Bourrache et d'Onagre on l'utilise diluée à 10 % avec de l'huile de Macadamia ou d'Amande douce.
- **L'huile de pépins de pamplemousse** : elle est anti-oxydante, fongicide et immunostimulante ; ses propriétés antibactériennes (surtout l'extrait) sont largement utilisées en phytothérapie (sous forme de gouttes, d'aérosol, de pastille).
- **L'huile de pépins de raisin** : inodore, légère, douce elle convient parfaitement au massage et à l'incorporation des HE qu'elle met en valeur.
- **L'huile de périlla :** c'est l'HV la plus riche en oméga 3. Elle protège des maladies cardiovasculaires (hypocholestérolémiente et antiagrégante plaquettaire) et agit contre toutes les allergies.
- **L'huile de rose musquée** : elle fournit à l'épiderme les éléments nécessaires à sa souplesse et son élasticité, prévenant ainsi son vieillissement prématuré. Appliquée en onction, elle participe à la prévention des rides.
- **L'huile de sésame** : utilisée pour les peaux sèches, elle traite les brûlures, rancit difficilement et conserve bien les parfums.

Remarque : les HV doivent d'être d'une qualité irréprochable (non-raffinée) et de première pression à froid. **L'emballage doit donc préciser : « HV vierge obtenue par première pression à froid ».**

E - L'aérosolthérapie

Les HE sont introduites dans un appareil aérosol (loué uniquement en pharmacie sous prescription médicale), le patient respire ce mélange grâce à un masque. Le principe consiste à disperser les HE en fines particules (de l'ordre du micron) au sein des alvéoles pulmonaires (aérosol « pulmonaire ») ou dans la région rhino-pharyngée (aérosol « ultrasonique »).

Cet appareil permet de traiter efficacement les problèmes ORL et pulmonaires (2 séances de 30 mn par jour pendant une semaine).
Ne pas confondre avec le diffuseur aromatique décrit ci-dessous.

F - La diffusion atmosphérique

Les HE sont diffusées dans l'atmosphère dans un but antiseptique (en période hivernale) ou relaxante. Quelques HE sont utilisées (surtout les agrumes) car la très grande majorité sont trop chargées en arôme et provoquent des céphalées.

À titre d'indication, je signale les principales HE utilisées :
- Pour créer des atmosphères relaxantes : *Citrus réticulata (Mandarine), Citrus aurantium o.p feuille (Oranger), Citrus bergamia (Bergamotte), Citrus paradisi (Pamplemousse).*
- Pour une ambiance tonique : *Citrus limonum (Citron), Cymbopogon naardus (Citronnelle).*
- À visée antiseptique en période hivernale (grippe, rhume…) : *Eucalyptus radiata, Abies sibirica (Sapin de Sibérie), Ravensara aromatica.*

Il existe deux sortes de diffuseur aromatique vendues dans le commerce :
- Classique : l'alambic est monté sur un compresseur qui expulse les HE dans l'atmosphère.
- Diffuseur à ultrason : silencieux, les HE en suspension dans de l'eau sont expulsées dans l'air par vibration moléculaire et ultrasonique ; tout en étant économique (quelques gouttes d'HE suffisent), pour ce type de diffuseur, il est nécessaire que les HE aient un environnement aqueux. L'appareil ayant 3 fonctions : Ioniseur, humidificateur et diffuseur aromatique.

Remarque : les diffuseurs en porcelaine et brûleur de toutes sortes qui chauffent les HE sont à éviter; les molécules aromatiques carbonisées par cette méthode dégagent une fumée néfaste à l'inhalation, et puis quel gâchis de voir cette matière « vivante » et si précieuse partir en fumée !

G - L'inhalation

Il s'agit de mettre 10 gouttes d'HE dans un bol d'eau bouillante ou un inhalateur (vendu en pharmacie). On utilise en général des HE réputées pour leur pouvoir antiseptique, antivirale et décongestionnant (*Ravensara aromatica, Eucalyptus globulus ou radiata, Myrtus communis, Melaleuca quequenervia, mentha piperita,…*).

H - Le bain

Le bain chaud provoque une dilatation des pores de la peau (qui augmente l'absorption des HE), et accélère la microcirculation (qui augmente la diffusion des HE dans l'organisme). Les HE étant insolubles dans l'eau, il faudra les mélanger préalablement dans une base moussante (savon liquide). On utilise 20 gouttes environ d'HE par bain.

D'autres voies sont utilisées comme le nez (sympathicothérapie endonasale), comme la voûte plantaire (réflexologie plantaire) réservées plutôt aux thérapeutes.

3. *Posologie et durée de traitement*

En pharmacie, les HE se présentent conditionnées dans des flacons de 5 ml, 15 ml, 30 ml.

- Pour un adulte :
  Par voie buccale : 3 gouttes sur un comprimé neutre (ou miel), 3 fois par jour pendant une semaine pour une pathologie chronique, ou infectieuse. Dans ce dernier cas, je conseille d'augmenter la posologie à 6 fois par jour les 2 premiers jours pour diminuer à 3 fois par jour les 5 jours suivants.
  Par voie dermique : pure (10 gouttes pour une friction) ou diluée à 10 % pour un massage complet.
- Pour un enfant : je ne conseille pas cette voie en raison de la dangerosité de certaines HE (dermocaustiques et neurotoxiques) ; de plus le goût fort et amer de certaines leur sont difficiles à avaler ! Les HE provenant des agrumes comme *Citrus limonum (citron), Citrus paradisii (Pamplemousse)* ne présentent aucun danger et sont très appréciés des enfants (sur un sucre).

4. *Précautions d'emploi, contre-indications*

Chacune des HE présente une spécificité propre : certaines ne peuvent s'absorber que par voie buccale, d'autres que par voie dermique et parfois les deux comme le *Ravensara aromatica*. Il faut donc connaître leur composition chimique avant de les utiliser ainsi que leur toxicité que nous verrons dans les chapitres suivants. Certaines précautions générales doivent être respectées et c'est ce que je vous propose dans les mises en garde suivantes :

- N'utiliser que des HE 100 % labellisées (HECT, HEBBD, Ecocert),
- Certaines HE présentent des risques potentiellement toxiques et sont à utiliser **sous certaines conditions**, ce sont :

- Les HE **neurotoxiques :** riches en **cétones** (*Romarin camphré, Sauge officinale Hysope officinale, Achillée, Aneth, Absinthe à thuyone, Armoise, Carvi, Santoline*) et **lactones** (*Massoïa)* elles sont **neurotoxiques et abortives** par voie orale et doivent être délivrées par un aromathérapeute averti. Elles sont contre-indiquées chez les enfants et les femmes enceintes.
- Les HE **allergisantes : faire attention aux sujets de tempérament allergiques (ou d'antécédent allergiques) et surtout les asthmatiques** (allergiques aux aérosols d'HE). Le test du pli du coude permet de détecter tout risque d'allergie : on dépose 2 gouttes d'HE dans le pli du coude et l'on observe la réaction épidermique. Ce sont les aldéhydes *(Cannelle de Ceylan)*, les **phénols** *(Girofle, Thym thymol, Thym, Sarriette).*
- L'HE de *Menthe poivrée* ne doit jamais être appliquée sur une zone étendue (**risque de refroidissement intense**) et est à proscrire pendant la grossesse et l'allaitement.

- Les HE **dermocaustiques** : elles doivent être appliquées sur la peau, diluées à 5 % avec de l'huile végétale (*Macadamia), c*e sont :
  - Les **monoterpènes** : *Angélique, Thym à thymol, Sarriette, Cannelle, Lemon grass, Origan d'Espagne, Cyprès, Genévrier, Pin maritime, Lentisque, Niaouli, Sauge officinale, Lavande stoechade.*
  - Les **phénols** : *Origan compacte, Ajowan, Girofle.*

- Les HE **photosensibilisantes :** riches en **furocoumarines,** elles provoquent des brûlures graves en cas d'exposition au soleil, c'est le cas de l'HE de *Khella, Angélique, Céleri* et des *Citrus : Bergamotier, Oranger bigaradier (zeste), Mandarine (zeste), Citron, Pamplemousse.*
- Les HE **hépatotoxiques :** ce sont les **phénols** qui pris à dose élevée ou sur de longues périodes, peuvent altérer les hépatocytes (*Origan, Sarriette).*
- Les HE **néphrotoxiques :** le *Santal,* la *thérébentine,* le *Genevrier,* le *Pin des Landes* qui altèrent les néphrons et entraînent une inflammation des reins. Il faut les utiliser sur une courte période.

- Ne **jamais appliquer d'HE pures dans les yeux, les muqueuses nasales, auriculaires et ano-génitales.** Si c'est le cas accidentellement utiliser de **l'huile végétale** en rinçage (jamais de l'eau car celle-ci est insoluble dans les HE).

- Ne jamais mettre des **HE pures dans le bain** (risque de brûlures), mais les mélanger préalablement avec du savon liquide.

- Ne jamais **injecter des HE par voie intramusculaire ou intraveineuse.**

- En cas d'absorption accidentelle, faire boire de **l'huile végétale (huile d'olive) ou faire absorber du charbon végétal. Ne jamais faire boire d'eau, ne jamais faire vomir.**

- **Ne jamais faire avaler des HE pures chez des sujets à l'estomac fragile** mais toujours sur un support (sucre, miel, capsules, comprimé neutre) et sur des périodes de courte durée.

- Ne **jamais laisser les flacons d'HE à la portée des enfants.**

5. *Conservation des produits aromatiques*

A - Les essences (ES)

Extraits par expression à froid, ces produits contiennent 98 % de molécules aromatiques et 2 % non volatiles. Après extraction, ces 2 types de molécules ont tendance à se séparer, ainsi les molécules non volatiles se déposent au fond du flacon. Ce processus est normal. Les essences se conservent **au frais** maximum 2 ans à l'abri de la lumière, sinon elles s'oxydent et se dégradent. Dans ce cas, elles ont une odeur et un goût acides et il faut les jeter.

B - Les Huiles Essentielles (HE)

Extraites dans de bonnes conditions à partir de plantes saines par distillation, les HE se conservent longtemps si elles sont protégées de la lumière et de la chaleur.

C - Les hydrolats (HA)

Extrait par distillation à la vapeur d'eau des plantes aromatiques, les HA ont des temps de conservation variant de 1 à 2 ans à l'abri de la lumière et de la chaleur. Ce sont des produits fragiles car ils contiennent surtout de l'eau avec moins de 3 % de molécules aromatiques. Tous les HA doivent être conservés au réfrigérateur à + 4 °C, bien bouchés. Leur date de péremption débute à l'ouverture du contenant plastique.
L'apparition de dépôts au fond du contenant, de filaments ou autres au sein du liquide indique que l'hydrolat est contaminé (bactéries, algues, champignons) et en cours de dégradation.

- 4 -

Les Huiles Essentielles I.v.p. *(Interdit à la vente publique)*

Les Huiles Essentielles interdites à la vente au public sont délivrées **exclusivement sur ordonnance** (article L. 512 du code de la santé publique) sous la responsabilité du pharmacien. On distingue deux catégories :

1. *Les HE dangereuses en raison de leur toxicité*

<table>
<tr><th>Huile Essentielle</th><th colspan="2">Propriétés</th></tr>
<tr><td>Thuya</td><td colspan="2">la plus neurotoxique par voie interne en raison de la présence de cétone (thuyone) qui provoque des convulsions épileptiformes au-delà de 35 gouttes. Ne s'utilise qu'en association par voie externe.</td></tr>
<tr><td>Armoise herbe blanche</td><td>très toxique</td><td rowspan="3">Neurotoxiques et abortives (cétones) ces 3 armoises ne s'utilisent qu'en association.</td></tr>
<tr><td>Armoise arborescente</td><td>toxique</td></tr>
<tr><td>Armoise annuelle</td><td>peu toxique</td></tr>
<tr><td>Hysope officinale</td><td colspan="2">neurotoxique et épileptisante par la cétone qu'elle renferme (pinocamphone) sa voisine l'Hysope montana (var.decubens) est en vente libre.</td></tr>
<tr><td>Sauge officinale</td><td colspan="2">neurotoxique et abortive (thuyone), sa voisine la Sauge sclarée est en vente libre.</td></tr>
</table>

Huile Essentielle	Propriétés
Absinthe	très neurotoxique, abortive (*thuyones, lactones*), utilisation peu courante en aromathérapie.
Cèdre de l'Atlas ou de l'Atlantique	neurotoxique et abortive.
Chénopode vermifuge	toxique.

2. *Les HE soumises à la réglementation des essences anisées*

Leur délivrance s'effectue exclusivement en pharmacie et est réglementée par le service des douanes françaises en raison de leurs possibles usages détournés (alcools, spiritueux) car elles renferment de *l'anéthole.*

Anis vert
Fenouil
Badiane (Anis étoilé)

- 5 -

Propriétés des HE

1. Propriétés physiques

- Elles sont **liquides,** parfois visqueuses (Myrrhe) ou cristallisées (camphre); certaines cristallisent à faible température (Menthe).

- Les essences comme les citrus (Citron, Mandarine, Pamplemousse...) sont **sensibles à la chaleur** et finissent par se décomposer ; il faut les conserver de préférence au frais. Les HE sont plus résistantes à la chaleur à condition de ne pas les conserver trop longtemps car les composants volatiles s'évaporent (surtout les résineux) et l'HE se prend en masse (aspect pâteux) et devient inconsommable.

- Elles sont **volatiles** (odorantes) ce qui leur permet leur entraînement à la vapeur d'eau lors de la distillation.

- Elles sont **insolubles** et plus légères que l'eau ce qui permet leur séparation dans le vase florentin (essencier). Il ne faut donc pas les mélanger dans l'eau du bain ! (voir « Recommandations ».)

- Elles sont totalement **solubles** dans les huiles végétales (meilleurs solvants et véhicules), dans les alcools et les solvants organiques.

- Elles sont **colorées** et tout le spectre de l'arc-en-ciel est représenté : le bleu de la Matricaire, le rouge de la Sarriette, le rose de la Gaulthérie, le vert de l'Inule odorante, le jaune de la Sauge sclarée...

- Elles sont dotées d'un **pouvoir rotatoire**, soit la faculté de dévier la lumière polarisée qui les traversent à droite (dextrogyre) ou à gauche (lévogyre).

- Elles présentent une **densité (d=m/v)** proche de l'eau, ce qui permet leur distillation. Cette densité sera utilisée pour détecter les falsifications et pour convertir les masses en volume ou inversement lors de l'utilisation de petite quantités d'HE (voir chap. Formules aromathérapiques).

- Elles sont **inflammables** et nécessitent de connaître leur *point éclair* pour leur stockage et leur transport (l'HE de Pin des Landes étant la plus inflammable à cause de la *térébenthine*).

2. *Propriétés chimiques*

Avant d'étudier les propriétés thérapeutiques des HE, il est nécessaire de connaître les grandes familles biochimiques qui renferment les molécules responsables de l'activité thérapeutique c'est-à-dire : **le principe actif** (cité en italique).

A - Les Monoterpènes (C10, suffixe en –ène)

Excellents **antiseptiques** à utiliser en diffusion, ils sont cependant dermocaustiques et agressifs pour les muqueuses. On les trouve dans la majorité des essences et des HE.
Ex. : Pin maritime (α et β *pinène*), Citron (*limonène*).

B - Les Sesquiterpènes (C15, suffixe en –ène)

Présents en faible quantité, ils sont **anti-inflammatoires**.
Ex. : Basilic (β-*caryophyllée*),
Matricaire (*chamazulène*),
Armoise *(chamazulène)*

C - Les Phénols (suffixe en –ol)

Ce sont des composés **anti-infectieux** (bactéricides, virucides et parasiticides) et **immunostimulants**. Ils sont dermocaustiques (purs sur la peau) et hépatotoxiques (à dose forte et répétée) ; ils doivent donc être utilisés avec prudence en dilution avec une huile végétale sur la peau et de courte durée par voie buccale.
Ex. : Estragon (*chavicol),*
Girofle *(eugénol),*
Anis vert *(trans-anéthole),*
Origan *(carvacrol),*
Sarriette *(carvacrol),*

Thym *(thymol)*,
Cannelle (*eugénol)*,
Bay (eugénol).

D - Les Alcools (suffixe en –ol)

Les alcools sont parmi les constituants les plus abondants rencontrés dans les HE.

- **Monoterpénols :**
  Ce sont des composés **anti-infectieux, immunostimulants et neurotoniques**. Ils n'ont pas la toxicité des phénols et sont souvent utilisés dans les traitements anti-infectieux pour les enfants.
  Ex. : Thym à linalol (*linalol)*
  Thym saturéioïdes *(bornéol)*
  Menthe poivrée *(menthol)*
  Géranium odorant *(géraniol, citronnellol)*
  Citronnelle de Ceylan *(géraniol)*
  Oranger bigaradier *(linalol)*
  Camphrier *(linalol)*
  Coriandre *(linalol)*

- **Sesquiterpénols :**
  Ce sont des **stimulants généraux**, assez minoritaires, ce sont souvent des alcools spécifiques d'une HE.
  Ex. : Santal *(santalol)*
  Carotte *(carotol)*
  Niaouli *(viridiflorol)*
  Cèdre de l'Atlantique *(atlantol)*

- **Diterpénols :**
  Ils ont une action **régulatrice au niveau hormonal** et sont présents en faible quantité dans les HE.
  Ex. : Sauge sclarée *(scléréol)*

E - Les aldéhydes (suffixe en –al)

On distingue deux catégories :

- **Aldéhydes terpéniques :**
  Ce sont de bons anti**-inflammatoires et des calmants nerveux**.
  Ex. : Verveine *(néral, géranial)*
  Mélisse *(néral, géranial)*
  Eucalyptus citronné *(citronnellal)*
  Citronnelle de Java *(citronnellal)*

- **Aldéhydes aromatiques**
  Très proches des phénols, leur noyau benzénique leur confère des propriétés **anti-infectieuses** importantes ainsi que des propriétés **stimulantes**. Ils sont dermocaustiques et irritants pour les muqueuses.
  Ex. : Cannelle de Chine *(cinnamaldéhyde)*
  Cumin *(cuminaldéhyd)*

F - Les cétones (suffixe en –one)

Ce sont des composés physiologiquement très actifs, renfermant une neurotoxicité pouvant entraîner des convulsions parfois mortelles ainsi que des avortements (voir « Précautions d'emploi ») et certaines sont vendues exclusivement en pharmacie (voir « HE interdites à la vente »). Elles sont **calmantes** à faible dose, **épileptisantes** à forte dose ; l'action la plus spectaculaire est leur fort pouvoir **régénérant et cicatrisant** sur la peau et la résorption des hématomes (Hélichryse italienne). Elles ont également des propriétés **mucolytiques** (élimination des mucosités), **lipolytiques** (fonte des graisses) et **anti-infectieuses.**

Ex. : Sauge officinale *(thuyone)*
Hysope officinale *(pinocamphone)*
Armoise *(artemisia cétone)*
Romarin camphré *(verbénone, bornéone ou camphre)*
Santoline *(artémisia cétone)*
Cèdre de l'Atlantique *(atlantone)*
Thuya *(thuyone)*
Romarin à verbénone (*verbénone)*
Absinthe *(thuyone)*
Carvi *(carvone)*
Fenouil *(fenchone)*
Eucalyptus mentholée *(piperitone)*
Menthe poivrée *(menthone)*
Rue odorante *(nonanone)*
Hélichryse italienne (italidione)

G - Les acides (suffixe en – ique)

Ce sont des **anti-inflammatoires** très puissants. Sous forme libre, ils sont à l'état de trace dans les HE, mais demeurent très actifs. Très solubles on les retrouve le plus souvent dans les eaux de distillation (hydrolat). La majeure partie présente dans les HE est combinée avec des alcools pour former les esters comme nous le verrons dans le paragraphe suivant.

Ex. : Baume du Tolu *(acide cinnamique)*
Benjoin de Sumatra *(acide cinnamique)*

H - Les esters (suffixe en –yle)

Ce sont des **antispasmodiques,** des **calmants nerveux** et de puissants **anti-inflammatoires.**

Ex. : Gaulthérie ou « wintergreen » *(salicylate de méthyle)*
Lavande officinale *(acétate de linalyle)*
Sauge sclarée *(acétate de linalyle)*
Oranger bigaradier o.p fe *(acétate de linalyle)*
Genévrier commun *(acétates de bornyle et de terpényle)*
Sapin de Sibérie *(acétate de bornyle)*
Ylang ylang *(benzoate de benzyle)*
Camomille noble *(angélate d'isobutyle)*
Hélichryse italienne *(acétate de néryle)*

I - Les éthers

Par voie externe ce sont des **antispasmodiques** puissants ainsi que des **antalgiques**. D'autres sont des relaxants et des rééquilibrants nerveux. Certains présentent une neurotoxicité à haute dose (effet stupéfiant) comme la *myristicine* et l'*anéthole*, d'autres un effet abortif comme l'*apiol* et la *myristicine*.

Ex. : Basilic *(méthyl chavicol)*
Estragon *(méthyl chavicol)*
Fenouil *(trans anéthol)*
Anis vert *(trans anéthol)*
Anis étoilé *(trans anéthol)*
Sassafras *(safrole)*
Noix de muscade *(myristicine)*
Persil *(apiole)*
Acore vrai *(β asarone)*

J - Les oxydes

Ils ont des propriétés **mucolytiques** et **expectorantes** *(1,8 cinéole ou eucalyptole)*, les dioxydes sont des **antiparasitaires** puissants *(ascaridole)* mais toxiques (hépato et neurotoxique).

Ex. : Eucalyptus radiata ou globulus *(1,8 cinéole)*
Niaouli *(1,8 cinéole)*
Ravensare aromatique *(1,8 cinéole)*
Romarin officinale *(1,8 cinéole)*
Chénopode vermifuge *(ascaridole)*
Hysope var décumbens *(linaloloxyde)*
Boldo *(ascaridole)*

K - Les coumarines

Malgré leur faible concentration dans les HE, les coumarines ont une activité non négligeable. Elles ont une action **sédative** et **anticoagulante.** Rappelons que les furocoumarines *(bergaptène)* sont photosensibilisantes au soleil et ne doivent pas être appliquées sur la peau, les pyrannocoumarines *(visnadine)* sont hépatotoxiques.

Ex. : Angélique *(angélicine, bergaptène, ombelliférone)*
Aneth *(ombelliférone)*
Khella *(visnadine)*
Estragon *(herniarine)*
Bergamotte *(bergaptène, limettine)*
Oranger bigaradier zeste *(auraptène, citroptène bergaptène)*
Pamplemousse *(auraptène)*
Citron *(limettine)*

L - Les phtalides

Ces composées contribuent à détoxiquer le foie, les reins et les intestins, ce sont des **draineurs des émonctoires**. Ce sont des molécules spécifiques et caractéristiques du céleri et d'autres plantes apparentées *(Appiacées).*

Ex. : Céleri *(butylphtalide)*
Livèche *(butylidène phtalide, ligustilide)*

M - Les lactones

Ce sont des molécules très puissantes qui agissent en profondeur et à faible concentration. Les lactones sesquiterpéniques sont les plus importantes sur le plan thérapeutique. Elles ont une action **mucolytique** et **expectorante** remarquable (supérieure aux cétones).

Ex. : Inule odorante *(lactones sesquiterpéniques)*
Laurier noble *(costunolide)*
Massoïa *(lactone de massoïa)*
Armoise annuelle *(lactones sesquiterpéniques)*
Santoline *(santolactone)*

N - Les composés soufrés

Ils existent à l'état de traces dans la menthe *(mintsulfide)* ou en quantités importantes dans l'oignon *(allylpropyl disulfide, méthylpropyl trisulfide)* et dans l'ail *(diallyl disulfide, diallyl trisulfide)*. Ces composés confèrent aux HE des propriétés **antibactériennes** et **antiparasitaires.**

O - Les composés azotés

On citera le *N-méthyl anthranilate de méthyle* présent dans la Mandarine, en forte proportion dans les feuilles et en faible proportion dans le zeste. Il a une action **calmante** sur le système nerveux.

3. *Propriétés thérapeutiques*

Les HE, nous l'avons vu, renferment un très grand nombre de composés aromatiques (environ 10 000) qui sont des molécules chimiques ayant des propriétés spécifiques. Chacune d'entre elles détermine l'indication thérapeutique. Les HE peuvent renfermer plusieurs molécules qui agissent en synergie pour donner une puissance d'action inimitable. Leur pouvoir redoutable contre les infections représente une des propriétés les plus importantes et les plus utilisées dépassant largement les médications chimiques. La complexité de leur composition chimique est un frein au décodage de la part des gênes en leur présence, ce qui explique l'efficacité des HE dans de nombreux cas d'infections où les antibiotiques ont échoué. Les HE sont actives également dans d'autres domaines comme nous allons le voir.

A - Propriétés anti-infectieuses

L'activité anti-infectieuse d'une HE se mesure à l'aide d'un **aromatogramme**. Comme pour l'antibiogramme, les germes sont prélevés sur les excrétions du malade (crachat, morve, écoulement vaginal...) et sont ensemencés sur la gélose d'une boîte de Pétrie. Des petits disques imprégnés d'HE différentes sont posés sur la gélose et l'on mesure le diamètre des germes qui ne se développent pas. On teste une trentaine d'HE et l'on retient l'efficacité de celles qui seront utilisées dans la pathologie étudiée. C'est grâce à l'aromatogramme et à la chromatographie que l'on a pu mettre en évidence les propriétés anti-infectieuses de molécules aromatiques spécifiques.

Antibactérienne : dans l'ordre d'activité :

- Les phénols constituent les antibactériens les plus actifs : le *carvacol* (Sarriette), le *thymol* (Thym), l'eugénol (Girofle).
- Les monoterpénols (C_{10}) : qui se situent après les phénols au niveau de l'efficacité : *géraniol, thuyanol, linalol, menthol, terpinéol, piperitol* avec un large spectre antibactérien.
- Les aldéhydes : *néral, géranial, citronnellal, cuminal.* À noter que *l'aldéhyde cinnamique* (Cannelle) à une activité anti-infectieuse proche des phénols.
- Les cétones : *verbénone, thuyone, bornéone (camphre), pinocamphone, cryptone, fenchone, menthone, carvone* qui sont utilisés surtout dans les états infectieux mucopurulents.
- Les éthers : *estragole, anéthole* utilisés pour des cas précis.

Antivirale : les virus sont très sensibles aux molécules aromatiques et les cellules saines acquièrent une résistance certaine à la pénétration virale. Beaucoup d'HE développe une action qui renforce l'immunité de l'organisme contre les virus.

- Les monoterpénols en synergie avec les oxydes comme dans le ravensare aromatique *(terpinéol + 1,8 cinéole)* actif sur l'arbre respiratoire.
- Le *linaloloxyde + linalol* (hysope officinale)
- Les cétones *(cryptone)*
- Les aldéhydes

Antiseptique : les HE ont une action désinfectante dans le milieu atmosphérique, sous forme d'aérosol ou dans des diffuseurs pour assainir des locaux contaminés (chambre de malade, habitations, salle de réanimation…).

- Les terpènes (Sapin de Sibérie)
- Les aldéhydes (Citron)
- Les monoterpénols et les oxydes (Eucalyptus radié)

Antifongique : les antibiotiques étant prescrits de manière abusive, les mycoses sont malheureusement de plus en plus nombreuses (candidoses buccales et vaginales). Les HE sont encore une fois très précieuses notamment les alcools sesquiterpéniques que l'on trouve dans le Palma rosa, le Tea tree, Eucalyptus globuleux, le Géranium rosat, l'Ajowan.

Antiparasitaire : les phénols, les alcools monoterpéniques (Thym à linalol, Boldo, Tea tree), les oxydes (Chénopode ou ansérine vermifuge) et les cétones (à utiliser avec prudence) constituent de bons anthelminthiques.

B - Propriétés calmantes

Antalgique, analgésiquc ct anesthésique : on citera le Girofle (douleur dentaire), le Laurier noble, la Menthe (migraine), la Sarriette (douleurs musculaires et articulaires), Eucalyptus citronné (antirhumatismale).

Anti-inflammatoire : les HE ont une grande utilité dans l'arthrite, la tendinite, la bursite…On retiendra par voie externe la Matricaire *(chamazulène)*, la Gaulthérie *(salicylate de méthyle)* et par voie externe les aldéhydes présents dans le Cumin *(cumunal)*, l'Eucalyptus citronné *(citronnellal)*, Citronnelle *(citral)*.

Antispasmodique : on retiendra le groupe des éthers agissant sur les muscles striés (Basilic, Estragon) et le groupe des esters agissant sur le système nerveux (Lavande, Oranger bigarade, Ylang-ylang, Gaulthérie).

Sédative et relaxante : les aldéhydes de la Verveine *(citral)* et du Cumin *(cuminal)*, les éthers et les esters (vu précédemment), les alcaloïdes terpéniques de l'Angélique et les composés azotés de la Mandarine qui favorisent la détente et le sommeil.

C - Propriétés digestives

Les HE stimulent **l'appétit et la digestion** avec le Cumin *(cuminal)* et le Fenouil *(trans-anéthole)*, **les voies biliaires** avec la Menthe *(menthone)* et le Carvi *(carvone)*, **le foie** avec le Romarin ABV *(verbénone)* et la Carotte *(carotol)* qui sont de remarquables hépato-protecteurs.

D - Propriétés circulatoires et cardiovasculaires

Rubéfiante : en activant la circulation locale, certaines HE entraînent un rougissement de la peau et de la chaleur très utiles en rhumatologie (lumbago foulures, sciatique...). C'est le cas de la Gaulthérie et du Bouleau ou de la Cannelle et de Moutarde à condition de diluer ces deux dernières en raison de leur dermocausticité.

Vasoconstricteurs veineux et lymphatiques : le Cyprès et le Lentisque pistachier sont de remarquables stimulants circulatoires.

Anticoagulante : par la présence de coumarines dans le Khella et l'Angélique *(furocoumarines)*.

Antihématome : par la présence de b-*diones*, l'Hélichryse italienne agit remarquablement sur la résorption des hématomes.

Hémostatique : le Ciste (diterpènes) et le Géranium (sesquiterpènes) ont des propriétés anti-hémorragiques très utiles pour une épistaxis ou des plaies ouvertes.

Hypotensive : la pression artérielle est diminuée par les coumarines (fluidifiants sanguins) ainsi que les aldéhydes *(citrals)*.

Antiarythmique : les esters de l'Inule odorante *(acétate de bornyle)* et de l'ylang-ylang régularisent les battements cardiaques.

E - Propriétés dermatologiques

Cicatrisante : l'Hélichryse, la Lavande, la Carotte, le Ciste, l'Achillée de Ligurie, le Benjoin de Sumatra sont souvent utilisés pour des cicatrisations difficiles.

Astringente : pour des peaux acnéiques ou grasses le Géranium rosat est une des HE les plus utilisée.

Antiprurigineuse (contre les démangeaisons dues aux piqûres d'insecte, d'ortie, de méduse etc.) : l'HE de Lavande officinale et l'Eucalyptus citronné restes d'excellents antiprurit.

Lipolytique : le Lemongrass est utilisé contre la cellulite, le Citron également.

F - Propriétés diverses

Insecticide : on citera les aldéhydes des HE les plus connues comme l'Eucalyptus citronné et la Citronnelle de Ceylan *(citronnellal)*.

Anti-inflammatoire : les HE ont une grande utilité dans l'arthrite, la tendinite, la bursite…On retiendra par voie externe la Matricaire *(chamazulène)*, la Gaulthérie *(salicylate de méthyle)* et par voie externe les aldéhydes présents dans le Cumin *(cumunal)*, l'Eucalyptus citronné *(citronnellal)*, Citronnelle *(citral)*.

Antiallergique : avec l'Estragon *(chavicol)* et la Matricaire *(chamazulène)* qui sont utiles dans certaines allergies.

Expectorante, mucolytique : les plus actives sont l'Eucalyptus (globulus et radiata) et le Romarin qui contiennent le *1,8 cinéole* (ou *eucalyptol*) bien connu pour expulser les encombrements bronchiques dissous grâce à l'action mucolytique des *lactones sesquiterpéniques* contenues dans l'Inule odorante ou les cétones contenues dans le Romarin ABV*(verbénone)*, la Sauge *(thuyone)* ou l'Hysope *(pinocamphone)*.

Endocrinienne : les HE ont une action régulatrice sur l'ensemble des glandes endocriniennes de l'organisme à savoir :

- Sur les glandes ovariennes (action **œstrogène-like**) : la Sauge sclarée *(sclaréol)*, le Fenouil et l'Anis vert *(trans-anéthole)* ou le Niaouli *(viridiflorol)* ont une structure moléculaire proche de la folliculine (ou œstrogène).
- Sur les surrénales :
  En stimulant l'activité (action **cortisone-like**) : le Pin sylvestre et l'Epinette *(terpènes)* qui libèrent les glucocorticoïdes (en massage).
  En freinant l'activité : l'Ylang-ylang, l'Angélique, la Verveine, le Basilic pour restaurer les surrénales épuisées par des infections graves.
- Sur la thyroïde : la Myrrhe en réduisant l'hyperthyroïdie.

Tonique : en massage (Romarin, Ravensare, Sarriette) ou par voie buccale (Menthe, Cannelle, Girofle, Epinette noire, Petit grain bigarade zeste) les HE agissent sur la fatigue nerveuse et physique sans excitation.

DEUXIÈME PARTIE

MONOGRAPHIE DE 230 HUILES ESSENTIELLES

Les 10 Huiles Essentielles indispensables à détenir dans son armoire à pharmacie.
Vous référer à la monographie pour leurs propriétés.

1. RAVINTSARA
2. HELICHRYSE
3. LAVANDE ASPIC
4. MENTHE
5. TEA TREE
6. CITRON
7. CANNELLE
8. ORIGAN
9. GAULTHÉRIE
10. NIAOULI

Informations pour le lecteur

J'ai sélectionné 230 HE utilisées en pharmacie pour répondre à un ensemble de pathologies rencontrées très fréquemment à l'officine. Pour chacune d'elle je cite :

La famille : qui indique la famille botanique de la plante aromatique.

Le signe « » : indique les parties de la plante aromatique distillée.

L'origine : indique la provenance et lieu de récolte de l'organe distillée.

Le **principe actif** : c'est-à-dire la (ou les) molécules principales responsables de l'activité thérapeutique signalées ***en gras et en italique***.

Les **propriétés :** signalées par des astérisques qui signifient :

**** propriété exceptionnelle
*** propriété principale
** propriété secondaire

Les **indications** : j'ai cité celles qui sont capitales et exploitables en pharmacie.

Mise en garde : pour les HE interdites à la vente Publiques **(IVP)** et qui renferment des substances toxiques, la législation pharmaceutique indique trois catégories :

IVP1 : HE anisées contenant de l'*anéthole* et dont la vente est réservée aux Pharmaciens sous forme de préparations magistrales (en mélange avec d'autres HE).

IVP2 : HE dont la vente est réservée aux pharmaciens et mélangée obligatoirement à une autre HE sur prescription médicale.
IVP3 : HE renfermant des substances toxiques de la liste II dont la vente est réservée aux pharmaciens sous forme de préparations magistrales.

L'**utilisation :** trois voies d'absorption des HE sont utilisées :
- voie buccale
- voie cutanée
- diffusion (atmosphérique)

Qui sont signalées par les symboles suivants :
+ : voie utilisable avec prudence
++ : voie utilisable
+++ : voie utilisable de préférence

Mon conseil : ce sont ceux pratiqués à l'officine et fruit d'une longue expérience.

Abréviations :
HE : Huile **E**ssentielle
ES : ESsence
HV : Huile **V**égétale
EL : **E**xtrait **L**ipidique
HA : Hydrolat **A**romatique
Cp : comprimé (neutre), permettant l'absorption sans glucose des HE.

Les caractères en gras sont volontaires car ils signifient l'importance du sujet.

REMARQUE IMPORTANTE : par précaution et pour éviter tout risque de confusion, toutes les HE citées dans cette monographie, sont à déconseiller chez la femme enceinte (sauf avis contraire du thérapeute).

ABSINTHE

Artemisia absinthium

Astéracées **sommités fleuries**

Origine : Europe

Principes actifs :
- Alcools : *thujol*
- Esters : *acetate de sabinyle*
- Cétones : ***thuyones (40 %)***
- Lactones : *absinthine*

Propriétés :
- **Vermifuge** ****
- **Tonique digestive** ***
- Favorise les règles

Indications :
- Parasites intestinaux : ascaris, ténia, ankylostome…
- Troubles digestifs : inappétence, asthénie
- Absence de règles

Utilisations : vente directe interdite au public (IVP3)
- Voie buccale : ++
- Voie cutanée : ++

Mon conseil : c'est une des HE les plus actives sur les vers intestinaux, et dont l'utilisation est réservée au thérapeute averti. En effet, au XIXe siècle, la liqueur d'absinthe utilisée d'une manière prolongée engendrait un processus de dégénérescence nerveuse irréversible due à la *thuyone* ; l'HE engendre les mêmes effets (on parle d'***absinthisme***). Celle-ci étant difficile à obtenir, très contrôlée par l'administration des douanes et réservée au médecin, je me permets de la citer à titre d'information.

Mise en garde : pas d'usage prolongé, interdite chez les enfants et pendant la grossesse (très neurotoxique et abortive).

ABSINTHE AFRICAINE ou LANYANA

Artemisia afra

Astéracées **sommités fleuries**

Origine : Afrique du Sud
Principes actifs :
- Alcools : *artemisia alcool*
- Cétones : ***artémisia cétones,*** α et β *tuyones*
- Oydes : *1,8 cinéole*

Propriétés :
- **Expectorante et décongestionnante** ***
- **Antiparasitaire** ***

Indications :
- Affections respiratoires : bronchite, rhinite, sinusite, refroidissement
- Affections parasitaires intestinales : Ascaridiose, téniasis

Utilisations : interdite à la vente publique (IVP3)
- Voie buccale : ++
- Voie cutanée : ++

Mon conseil : comme pour la précédente, son utilisation est réglementée en raison de sa haute toxicité.

⚠ Mise en garde : contre-indiquée pendant la grossesse et chez les enfants en raison de la présence de cétones neurotoxiques et abortives.

ACHILLÉE DE LIGURIE

Achillea ligustica

Astéracées **parties aériennes fleuries**

Origine : Corse
Principes actifs :
- Sesquiterpènes : ***chamazulène***
- Oxydes terpéniques : **1,8 cinéole**
- Monoterpènes : ***camphre,*** *thuyones*

Propriétés :
- **Anti-inflammatoire** ***
- Cicatrisante **

Indications :
- Rhumatismes, névralgies, névrite, sciatique
- Néphrite

Utilisations :
- Voie buccale : ++
- Voie cutanée : ++

Mon conseil : quelques gouttes mélangées à une HV (Macadamia par exemple) en massage sur la partie douloureuse plusieurs fois par jour.

⚠ **Mise en garde : par la présence de cétones *(thuyones)*, cet HE est contre-indiquée chez les enfants et pendant la grossesse (effet neurotoxique et abortif).**

ACHILLÉE MILLEFEUILLE ou MILLEFEUILLE ou HERBE DE SAINT-JEAN

Achillea millefolium

Astéracées — **parties aériennes fleuries**

Origine : Balkans

Principes actifs :
- Sesquiterpènes : ***chamazulène***
- Oxydes terpéniques : ***1,8 cinéole (10 %)***
- Cétones : ***camphre (15 %)***, *thuyones, cétone d'artémisia*

Propriétés :
- **Anti-inflammatoire** ****
- Cicatrisante, hémostatique **
- Emménagogue *

Indications :
- Névralgies, névrites, zona.
- Plaies, petites coupures (après rasage), crevasses, gerçures, eczéma
- Dysménorrhées, oligoménorrhée, prostatite

Utilisations :
- Voie cutanée : +++
- Voie buccale : ++

Mon conseil : en onction comme anti-inflammatoire, on l'associera à de l'HE Eucalyptus citronné (40 %), de l'HE Lavande officinale (30 %) et de l'HE Pin sylvestre (20 %).

Mise en garde : contre-indiquée pendant la grossesse (abortive) et chez les enfants (neurotoxique).

ACORE VRAIE

voir CALAMUS

AIL

Allium sativum

Liliacées **bulbes**

Origine : France
Principes actifs :
- Composés soufrés : ***diallyl disulfide (60 %)***, *diallyl trisulfide (20 %)*

Propriétés :
- **Vermifuge** ***
- Antibactérienne **
- Antihypertensive, anticholestérol **

Indications :
- Verminose
- Hypertension, hypercholestérolémie
- Cors, durillons, verrues

Utilisations :
- Voie cutanée : + (en dilution à 10 % avec une HV)
- Voie buccale : ++

Mon conseil : c'est une HE très puissante et peu utilisée en raison de son odeur difficilement supportable et maîtrisable qui se répand même à travers le flacon bouché ! On l'utilise surtout en externe, la voie interne étant réservé au thérapeute qui l'associera à d'autres HE.

- Cors, durillons, verrue : 1 goutte d'HE Ail sur 1/2 gousse d'ail pelée à appliquer sur la callosité à faire disparaître, 2 fois par jour jusqu'à disparition de l'excroissance.

⚠ Mise en garde : **ne doit pas être utilisée pure en raison de son caractère très irritant pour la peau et la muqueuse de l'estomac.**

AJOWAN

Trachyspermum ammi

Apiacées — **semences**

Origine : Inde

Principes actifs :

- Monoterpènes : *γ-terpinène, p-cymène*
- Phénols : ***thymol (40 %)***

Propriétés :

- **Anti-infectieuse à large spectre** (antibactérien, antiviral, antifongique, antiparasitaire) ****
- **Tonique générale** *** **(tonique physique, sexuelle et digestive)**

Indications :

- Infections intestinales (colite, diarrhées, flatulences, indigestion)
- Infections parasitaires (amibiase, ascaris, taenia)
- Infections pulmonaires (bronchite, rhinite)
- Infections cutanées (mycose, abcès)

Utilisations :

- Voie buccale : +++
- Voie cutanée : + (en dilution à 20 % maximum avec une HV)

Mon conseil : c'est une HE remarquable dans les infections microbiennes à ne pas utiliser sur une trop longue période.

- Infections : 2 gouttes d'Ajowan sur un cp neutre sous la langue 3 fois par jour.

- Abcès dentaire : 1 goutte d'Ajowan + 3 gouttes HV Calendula en application sur l'abcès 5 fois par jour.
- Infection cutanée : 3 gouttes d'Ajowan + 3 gouttes HV noisette en application sur la mycose ou la plaie infectée.

⚠ Mise en garde : **risque d'irritations cutanées possibles à l'état pur (dermocausticité des phénols) et à ne pas utiliser sur une trop longue période (hépatotoxicité des phénols).**

ANETH

L'HE d'Aneth est différente suivant la partie de la plante distillée. Il est préférable de cueillir **la plante entière** avec ses jeunes fruits pour la distillation car l'HE est plus complète et son odeur plus fine : c'est l'HE d'Aneth herbe.Les deux autres issues de la **semence** sont proches de l'HE de Carvi d'odeur plus forte et plus lourde en raison de la quantité plus élevée de *carvone* : ce sont l'HE d'Aneth odorant et l'HE d'Aneth des Indes.

1. ANETH HERBE

Anethum graveolens

Apiacées **plante entière**

Origine : Europe
Principes actifs :
- Monoterpènes : α-phellandrène, limonène
- Monoterpénones : ***carvone (< 30 %)***

Propriétés :
- **Anticatarrhale, mucolytique** ***
- **Cholagogue, cholérétique, carminatif** ***
- Stimulant et antispasmodique digestif et rénal **

Indications :
- Bronchite catarrhale, toux grasse
- Troubles hépato biliaires et digestifs : nausées, manque d'appétit, hoquet, flatulence

Utilisations :
- Voie buccale : +++
- Voie cutanée : +

Mon conseil : grâce à la *carvone*, l'HE d'Aneth herbe par son action cholagogue, cholérétique et carminative, complète bien l'action de l'HE de Basilic.

- Troubles digestifs : 1 goutte d'Aneth herbe + 1 goutte de Citron + 1 goutte de Basilic + 1 goutte de Romarin ABV sur 1 cp neutre après chaque repas.
- Ballonnement, fermentation intestinale (putréfaction) : 1 goutte d'Aneth herbe + 1 goutte Romarin ABV + 1 goutte de Sarriette (si infection) + 1 goutte de Menthe + 1 goutte de Carvi sur 1 cp neutre après chaque repas.
- Crise d'acétone (chez l'enfant qui a des nausées, ne mange plus) : 1 goutte HE Aneth herbe + 2 gouttes ES Citron + 2 gouttes Romarin *1,8 cinéole* sur 1 sucre.

Remarque : il est préférable d'utiliser l'HE d'Aneth herbe pour les enfants (8 ans), car celle-ci est plus douce que les HE d'Aneth semences réservées à l'adulte. **Ne pas confondre ces deux catégories d'HE.**

2. ANETH ODORANT

Anethum graveolens

Apiacées **semences**

Origine : Europe, Bulgarie

Principes actifs :

- Monoterpènes (50 % max) : *limonène, α-phellandrène*
- Cétones : **carvone (40 % max)**

Propriétés :

- **Mucolytique, anticatharrale** ***
- **Cholagogue, cholérétique, carminative** ***

Indications :

- Bronchite (avec sécrétions), toux expectorante, rhume
- Dyspepsies, flatulence, affections hépato-biliaires, hoquet

Utilisations :

- Voie buccale : +++
- Voie cutanée : +

Mon conseil : plus concentrée en *carvone,* on l'utilise surtout dans les affections ORL et hépatobiliaires.

⚠ **Mise en garde : contre-indiquée chez les enfants et pendant la grossesse (neurotoxique et abortive).**

3. ANETH DES INDES

Anethum sowa

Apiacées **semences**

Origine : Inde
Principes actifs :
- Monoterpénones : **carvone (25 %)**
- Phénols méthyl-éthers : **dillapiole (50 %)**

Propriétés :
- **Tonique, stimulante** ***

Indications : fatigue générale

Utilisations :
- Voie buccale : +++

Mon conseil : son action stimulante est proche de celle de la *caféine* sur le système nerveux central.
- Fatigue : 1 goutte d'HE d'Aneth semences + 1 goutte d'HE de Menthe + 1 goutte d'HE de Cannelle sur 1 cp neutre tous les matins.

⚠ **Mise en garde : contre-indiquée chez les enfants et pendant la grossesse (neurotoxique, abortive).**

ANGÉLIQUE

Angelica archangelica

Apiacées **racines**

Origine : France
Principes actifs :
- Monoterpènes : α *et* β*-pinènes, limonène*
- Esters : *acétate de bornyle*
- Coumarines : *furocoumarines*

Propriétés :
- **Action sur le système nerveux ****** **** (sédative, anxiolytique, antispasmodique digestive)
- Reconstituant et rééquilibrant général ***
- Stimule l'appétit et facilite la digestion, carminative **
- Action anticoagulante **

Indications :
- Insomnie, fatigue nerveuse, anxiété
- Colite spasmodique

Utilisations :
- Voie buccale : +++
- Voie cutanée : + (ne pas s'exposer au soleil)

Mon conseil : une des rares HE qui soit extraite des racines, particulièrement subtile et qui agit sur le terrain.
- Anxiété, fatigue : 1 goutte HE Angélique + 1 goutte HE Basilic sur 1 cp neutre.

⚠ Mise en garde :
- **Ne pas s'exposer au soleil en raison de la présence de *furocoumarines* (action photosensibilisante, risque de brûlures au soleil).**
- **Ne pas utiliser pendant la grossesse et chez les enfants.**
- **Ne pas utiliser chez les personnes sujettes aux saignements (effet anticoagulant des *coumarines*).**

ANGOSTURE ou CUSPARE

Cusparia trifoliata

Rutacées **écorce**

Origine : Amérique du Sud

Principes actifs :
- Monoterpènes : α *et* β-*pinènes*
- Sesquiterpénols : *galipol*

Propriétés :
- Décongestionnante veineuse et lymphatique **
- Antipyrétique **

Indications :
- Affections veineuses : jambes lourdes, varices, retour veineux difficile

Utilisations :
- Voie buccale : ++
- Voie cutanée : +++

Mon conseil : HE peu connue, d'importance relative en regard d'autres beaucoup plus actives (Cyprès, Lentisque pistachier…).

ANIS ÉTOILÉ ou BADIANE

Illicum verum

Magnoliacées **fruits**

Origine : Vietnam, Chine
Principes actifs :
- Phénols méthyl-éther : ***trans anéthole (90 %)***

Propriétés :
- **Antispamodique** ***
- Œstrogène like, emménagogue **

Indications :
- Aérophagie, colite spasmodique, dyspepsie
- Règles insuffisantes, ménopause

Utilisations :
- Voie buccale : +++
- Voie cutanée : +++

Mise en garde :
- **L'anis étoilé est soumis à la réglementation des substances anisées (présence d'*anéthole*) et délivrée uniquement en pharmacie (IVP1) sous forme de préparations magistrales (associées à d'autres HE) et sous la responsabilité du pharmacien.**
- **L'anis étoilé est contre-indiqué pendant la grossesse, chez les enfants et les femmes présentant une mastose ou un cancer du sein en raison de son activité œstrogénique.**

ANIS VERT

Pimpinella anisum

Apiacées **semences**

Origine : Balkans
Principes actifs :
- Phénols méthyl-éthers : ***trans-anéthole (95 %)***

Propriétés :
- **Œstrogène-like** *** (emménagogue, galactogène)
- **Antispasmodique nerveux et musculaire)** ***
- Carminative, stomachique **
- Analgésique, antalgique et légèrement stupéfiant **

Indications :
- Troubles des règles (absence, insuffisance, irrégularité, douleur)
- Troubles de la ménopause
- Troubles de la digestion (aérophagie, flatulence, indigestion, colite spasmodique)

Utilisations :
- Voie buccale : +++
- Voie cutanée : ++

Mise en garde :
- **Ne pas utiliser pendant la grossesse et chez les enfants.**
- **Interdite à la vente publique (IVP1), réservée aux pharmaciens pour la vente sous forme de préparation magistrale.**

AQUILARIA

Aquilaria agallocha agarospirolifera

Thymélacées **bois, oléorésine**

Origine : Chine
Principes actifs :
- Sesquiterpènes : α et β *agarofuranes*
- Sesquiterpénols : *agarol*

Propriétés :
- **Décongestionnante veineuse et lymphatique** ***
- Stimulante générale, tonique cérébrale, aphrodisiaque **
- Antispasmodique, antidiarrhéique, carminative **

Indications :
- Insuffisance veineuse
- Fatigue générale
- Troubles digestifs divers (colite, flatulence, diarrhée)

Utilisations :
- Voie buccale : ++
- Voie cutanée : +++

Mon conseil : peu connue et peu étudiée cette HE est à utiliser avec prudence en massage (jambes lourdes) de préférence.

ARMOISE ANNUELLE

Artemisia annua

Astéracées **parties aériennes fleuries**

Origine : Balkans
Principes actifs :
- Cétones : ***artémisiacétone (40 %, camphre (10 %)***

Propriétés :
- **Mucolytique*****
- **Antiparasitaire** ***

Indications :
- Toux grasse, mucosités bronchiques
- Ascaris, ténia

Mise en garde : la présence de cétones recommande son utilisation pour les enfants et pendant la grossesse par un aromathérapeute averti en raison de sa neurotoxicité cependant moins importante que l'espèce traitée dans le paragraphe suivant.

ARMOISE ARBORESCENTE

Artemisia arborescens

Astéracées — **parties aériennes**

Origine : Maroc

Principes actifs :
- Sesquiterpènes : ***chamazulène (< 10 %)***
- Monoterpènones : β-***thuyone (31 %), camphre (15 %)***

Propriétés :
- **Antiallergique** ***
- Anti-inflammatoire **
- Cholérétique **

Indications :
- Asthme, bronchite asthmatiforme
- Insuffisance biliaire

Utilisations :
- Voie buccale : +++
- Voie cutanée : ++

⚠ Mise en garde :
- **Enfant, grossesse (neurotoxique, abortive).**
- **Interdite à la vente publique (IVP2), réservée aux Pharmaciens toujours en mélange sur prescription médicale.**

ARMOISE HERBE BLANCHE

Artemisia herba-alba

Astéracées — **parties aériennes**

Origine : Maroc

Il existe deux chémotypes : l'un à *davanone*, l'autre à *thuyone*.

1. ARMOISE HERBE BLANCHE à davanone

Artemisia herba-alba sb davanone

Principes actifs :
- Sesquiterpénones : ***davanone (50 %)***

Propriétés :
- **Mucolytique** ***
- Emménagogue, calme les douleurs des règles **
- Action antitumorale (à l'étude)

Indications :
- Bronchite chronique

Utilisations :
- Voie cutanée : +++ (**exclusivement**)

Mise en garde :
- **Pas d'utilisation interne (action hémorragique).**
- **Interdite pendant la grossesse et chez les enfants (HE neurotoxique et abortive).**
- **Vente publique interdite (IVP2), réservée aux pharmaciens sous forme de mélange et sous prescription médicale.**

2. ARMOISE HERBE BLANCHE à thuyone

Artemisia herba-alba sb.thuyone

Principes actifs :
- Cétones : ***α-thuyone (50 %), β-thuyone (10 %), camphre (20 %)***

Propriétés :
- **Mucolytique** ***
- Anti-infectieuse, virucide, parasiticide **

Indications :
- Infections respiratoires
- Verrues
- Oxyurose, parasitoses intestinales

Mise en garde : idem à l'Armoise arborescente à *davanone.*

ASA FÉTIDE

Ferula asa-foetida

Apiacées **gomme résine**

Origine : Asie du Sud-est
Principes actifs :
- Composés soufrés : **disulfides (60 %)**

Propriétés :
- **Antispasmodique (nerveuse, intestinale et musculaire)** ***
- **Calmante et anticonvulsive** ***

Indications :
- Convulsions, hystérie, crise d'épilepsie, agitations
- Colite, crampes, tremblements nerveux

Utilisations :
- Voie buccale : ++

Mon conseil : son odeur d'ail extrême et son utilisation dans les rituels par les chamans tibétains apporte à cette HE une note particulière. Peu connue et peu étudiée elle sera utilisée avec prudence.

AUNÉE

Inula helenium

Atéracées **racines**

Origine : Asie, Balkans
Principes actifs :
- Lactones sesquiterpéniques (*alantolactones*)

Propriétés :
- **Expectorant, mucolytique** ***
- Antitussive ***
- Anti-infectieuse, antibactérienne, antiparasitaire, antifongique **
- Cholérétique, diurétique **

Indications :
- Bronchite mucopurulente, toux grasse, toux quinteuse
- Troubles hépato-digestifs

Utilisations :
- Voie buccale : +++ (ne pas dépasser la dose prescrite)
- Voie cutanée : + (en dilution à 10 % avec une HV)

Mon conseil : l'HE d'Aunée cristallise aussitôt après distillation pour constituer ce qu'on appelle le « camphre d'aunée » ou « hélénine ». En raison de son fort pouvoir allergisant, on lui préfère la voie interne comme antitussif (1 goutte seulement sur 1 cp neutre 3 à 4 fois par jour).

⚠ Mise en garde :

- **Réputée pour déclencher des réactions allergisantes très violentes par voie cutanée, on évitera celle-ci (ou en dilution à 10 %) ; établir le test du pli du coude avant l'application.**
- **Évitez le surdosage par voie buccale, sinon risque de neurotoxicité à forte dose.**

BADIANE

voir ANIS ÉTOILE

BALSAMITE

Chrysanthemum balsamites

Astéracées **sommités fleuries**

Origine : Europe du Sud

Principes actifs :

- Monoterpènes : α *et* β-*pinène, limonène*
- Cétones : ***carvone (80 %)***
- Oxydes : *1,8 cinéole*

Propriétés :

- **Expectorante, mucolytique** ***
- Stimulante digestive et hépatique **

Indications :

- Affections respiratoires catarrhales : bronchites, sinusite, rhume ;
- Troubles digestifs : digestion difficile, insuffisance hépatobiliaire

Utilisations :

- Voie buccale : ++
- Voie cutanée : +++

Mon conseil : peu connues, quelques gouttes en friction thoracique (bronchite) ou sur un cp neutre (dyspepsie).

⚠ **Mise en garde : ne pas utiliser pendant la grossesse et chez les enfants en raison de la présence de cétones neurotoxiques et abortives.**

BASILIC

Ocimum basilicum

Lamiacées **sommités fleuries**

Origine : Egypte, Vietnam
Principes actifs :
- Phénols méthyl-éther : **méthylchavicol (90 %)**

Propriétés :
- **Antispasmodique** ****
- **Nerveux (décontractante, sédative, calmante)**
- **Digestif**
- Anti-inflammatoire ***
- Antivirale***, antibactérienne
- Tonique digestif, carminative ***

Indications :
- Spasmophilie, douleurs gastriques, crampes, dysménorrhée
- Aérophagie, ballonnement, nausées
- Anxiété, insomnie, stress

Utilisations :
- Voie buccale : +++
- Voie cutanée : ++ (en dilution à 20 % avec une HV)
- Diffusion : +

Mon conseil : le Basilic est l'HE de l'individu continuellement pressé, stressé de nature colitique (spasmes intestinaux), insomniaque, soucieux voire déprimé.
C'est en somme l'HE de l'homme hyperactif...D'odeur douce et de saveur anisée, c'est une des meilleures HE antispasmodique et agréable à utiliser.
- Crampes d'estomac, ballonnements : 2 gouttes sur 1 cp neutre après les repas.
- Stress, angoisse, insomnie : 1 goutte d'HE de Basilic + 1 goutte d'HE de Marjolaine sur 1 cp neutre en dehors des repas ou le soir avant le coucher (très bonne synergie).
- Règles douloureuses, dysménorrhée : 3 gouttes d'HE de Basilic + 5 gouttes d'HV de noisette en massage sur le ventre plusieurs fois par jour.

BASILIC À EUGÉNOL ou CLOCIMUM

Ocimum gratissimum s.b eugenoliferum

Lamiacées **sommités fleuries**

Origine : Hawaï, îles du Pacifique
Principes actifs :
- Monoterpènes (12 %)
- Sesquiterpènes (15 %)
- Phénols : ***eugénol (80 %)***

Propriétés :
- **Anti-infectieuse, bactéricide, antivirale, antiparasitaire** ***
- Antiarthrosique ***
- Tonique nerveuse et stimulante digestive **

Indications :
- Affections digestives (colite, lambliase, ankylostomose) et respiratoires (bronchite, pneumonie)
- Arthrose cervicale et lombaire

Utilisations :
- Voie buccale : +++

Mon conseil : son action bactéricide due à l'*eugénol agit* sur les staphylocoques, les streptocoques et les pneumocoques. Peu connue, l'HE Clocimum reste néanmoins intéressante.

BASILIC À THYMOL

Ocimum gratissimum s.b thymol

Lamiacées **sommités fleuries**

Origine : Vietnam
Principes actifs :
- Monoterpènes (40 %)
- Alcools (6 %)
- Phénols : ***thymol (40 %)***

Propriétés :
- **Anti-infectieuse** **** **** **(antibactérienne, antivirale, antimycosique, antiparasitaire)**
- Tonique générale ***

Indications :
- Affections respiratoires (bronchite, pneumonie), digestives (colite infectieuse), urinaires (cystite)

Utilisations :
- Voie buccale : +++

Mon conseil : d'un spectre bactéricide plus large l'HE de Basilic à thymol reste marginale quant à son utilisation.

⚠ **Mise en garde : ne pas utiliser sur la peau (dermocaustique à cause des phénols qu'elle contient).**

BAUME DE TOLU

Myroxylon balsamum

Papilionacées **résine**

Origine : Amérique du Sud
Principes actifs (baume) :
- Sesquiterpènes
- Esters : *benzoate de benzyle*
- Acides : *acides benzoïques et cinnamiques*

Propriétés :
- **Expectorante, mucolytique** ****
- **Antiseptique pulmonaire et urogénital** ***

Indications :
- Affections respiratoires : bronchite mucopurulente, pneumonie, toux grasse
- Affections urinaires : cystite, urétrite, prostatite

Utilisations :
- Voie buccale : +++
- Voie cutanée : + (pas d'utilisation prolongée)

Mon conseil : figurant dans la pharmacopée française, elle était largement utilisée dans les sirops (sirop de Tolu) comme puissant désinfectant. Son emploi est malheureusement tombé en désuétude.

BAUME DU PÉROU

Myroxylon balsamum, var. pereirae

Papilionacées **résine**

Origine : Amérique du Sud
Principes actifs (baume) :
- Sesquiterpénols : *péruviol*
- Esters (70 %) : *cinnamate et benzoate de benzyle*

Propriétés :
- **Antibactérienne pulmonaire** ****
- **Expectorante, mucolytique** ***
- Antiseptique cutanée, cicatrisante, antiprurigineuse, antiparasitaire

Indications :
- Affections respiratoires : bronchite, toux grasse
- Affections cutanées parasitaires : gale, pédiculose, teigne

Utilisations :
- Voie buccale : + (pas d'usage prolongé, risque d'irritation)
- Voie cutanée : ++ (pas d'usage prolongé, risque d'allergie)

Mon conseil : très utilisé en dermatologie autrefois et présent dans certains baumes *(Dermophile indien)*, son emploi reste relatif aujourd'hui.

BAY

Pimenta dioïca

Myrtacées **rameaux**

Origine : Brésil
Principes actifs :
- Phénols : ***eugénol (80 %)***, *chavicol (10 %)*

Propriétés :
- **Anti-infectieuse** *** :
  Antibactérienne à large spectre (actif sur les germes gram+ et gram -)
  Antivirale
  Antimycosique, antiparasitaire
- **Antalgique et cicatrisant dentaire** ***
- Tonique et stimulant sexuel **

Indications :
- Infections et douleurs dentaires (carie, odontalgie, amygdalite, abcès)
- Infections urinaires (cystites) et intestinales (colite, dysenterie)

– Affections virales : hépatite, zona, névrites
– Fatigue physique, sexuelle

Utilisations :
– Voie buccale : +++
– Voie cutanée : + (en dilution à 10 % avec une HV)

Mon conseil : très proche de l'HE de Girofle par sa concentration en *eugénol*, l'HE de Bay sera utilisée de la même manière (voir HE de Girofle).

⚠ Mise en garde : très irritante pour la peau, elle peut provoquer des brûlures au niveau des muqueuses. Elle doit être largement diluée.

BENJOIN DE SUMATRA

Styrax benzoe

Styracacées **résine**

Origine : Sumatra, Siam, Laos
Principes actifs :
– Acide : acide benzoïque ***(73 %)***
– Aldéhydes aromatiques : *vanilline (4 %)*
– Esters : *benzoate de benzyle (5 %)*
Propriétés :
– **Antibactérienne et cicatrisante cutanée** ***
– Antiseptique, anti-inflammatoire pulmonaire, anticatarrhale **
Indications :
– Affections cutanées : acné, eczéma, psoriasis, plaies, brûlures, engelures, ulcère, prurit, soins des peaux sèches, dermatoses diverses
– Affections respiratoires : asthme, bronchite, toux

Utilisations :
– Voie cutanée : +++

Mon conseil : l'HE Benjoin est très visqueuse et s'écoule difficilement par le codigoutte ; faites chauffer le flacon sous l'eau chaude, retirer le codigouttes et prélever l'HE au compte-goutte capillaire. Diluée l'HE avec HV Macadamia en application cutanée ou en massage pour les diverses affections citées plus haut.

BERGAMOTE

Citrus Bergamia

Rutacées **zestes expressés**

Origine : Italie

Principes actifs :
- Monoterpènes : *limonène*
- Esters : ***acétate de linalyle (29 %)***
- Alcools : *linalol*
- Furocoumarines : ***bergaptène***

Propriétés :
- **Calmante et sédative du système nerveux central** ***
- Antispasmodique, digestive, carminative **

Indications :
- Anxiété, stress, agitation, insomnie
- Difficulté d'endormissement chez l'enfant
- Digestion difficile, inappétence, aérophagie

Utilisations :
- Voie buccale : +++
- Voie cutanée : + (voir mise en garde)
- Diffusion : +++

Mon conseil : la finesse de sa fragrance exalte un parfum très agréable en diffusion atmosphérique ; c'est une HE idéale pour le système nerveux (stress).
- Stress, insomnie : 3 gouttes d'HE de Bergamote au niveau du plexus solaire, du poignet (face interne) et de la voûte plantaire.
- Insomnie de l'enfant : 2 gouttes d'HE de Bergamote + 5 gouttes d'HV de noisette en onction sur le ventre et la nuque.
- Digestion difficile : 2 gouttes sur 1 cp neutre sous la langue plusieurs fois par jour.

Mise en garde : pas d'exposition solaire après une application cutanée (risque de brûlures graves), l'HE de Bergamote étant très photosensibilisante (présence de *furocoumarines*). D'autre part, à l'état pur, elle peut occasionner une irritation cutanée (dermocaustique). Il est donc préférable avant de l'appliquer sur la peau, de la diluer (à 20 %) avec une HV.

BOIS DE HÔ
ou BOIS DE SHIU

Cinnamomum camphora s.b linalol

Lauracées **bois**

Origine : Chine
Principes actifs :
- Monoterpénols : ***linalol (98 %)***

Propriétés :
- **Antibactérienne** ****
- Anti virale et stimulante immunitaire ***
- Régénératrice tissulaire ***
- Tonique, stimulante, aphrodisiaque **

Indications :
- Affections respiratoires : bronchite, grippe, rhino-pharyngite de l'enfant
- Affections uro-génitales : cystite, vaginite, vulvite
- Affections dermatologiques : acné, escarre, rides
- Fatigue, surmenage, dépression

Utilisations :
- Voie cutanée : +++

Mon conseil : très proche de l'HE Bois de rose, il ne faut pas confondre l'HE Bois de Hô avec le Camphrier et le Ravintsara qui portent le même nom latin. La différence réside dans la proportion très forte en *linalol* (comme le Bois de rose) qui lui confère des propriétés antibactériennes très utiles chez l'enfant en raison de sa parfaite innocuité au niveau cutané.
- Infections diverses : mélanger 50 % d'HE Bois de Hô avec de l'HV Macadamia et appliquer 4 gouttes localement en fonction de l'infection (urinaire : bas-ventre, pulmonaire : thorax et dos) en massage plusieurs fois par jour.
- Antirides : 2 gouttes d'HE Bois de Hô + 2 gouttes d'HE Rose de Damas dans la crème de jour quotidiennement pour prévenir l'apparition des rides et stimuler la régénération cutanée.

BOIS DE ROSE

Aniba rosaeodora

Lauracées **bois**

Origine : Brésil

Principes actifs :

- Monoterpénols : ***linalol (95 %)***, *α-terpinéol*

Propriétés :

- **Antibactérienne** ****
- Antivirale et immunostimulante **
- Tonique musculaire, régénératrice cellulaire**
- Draineur lymphatique **
- Anti-inflammatoire cutanée (calme les piqûres d'insecte) **

Indications :

- Infections pédiatriques ORL, et broncho-pulmonaires (rhinopharyngite, bronchite, grippe)
- Infections urinaires et gynécologiques (cystites, vaginites, leucorrhée, vulvite)
- Fatigue nerveuse, surmenage, dépression

Utilisations :

- Voie buccale : ++
- Voie cutanée : +++
- Diffusion : ++

Mon conseil : étant donnée son odeur très douce et sa forte proportion en *linalol,* l'HE de Bois de rose est idéale pour les enfants ; avec l'HE de Ravintsara elle agit sur un grand nombre de pathologies anti-infectieuses infantiles. Non irritante pour la peau, elle s'utilise en massage uniquement.

- Bronchite (enfant, bébé) : 1 goutte d'HE de Bois de rose + 1 goutte d'HE de Ravintsara + 1 goutte de Niaouli, 3 fois par jour sur le thorax et le dos.
- Croûtes de lait du bébé : 2 gouttes d'HE de Bois de rose + 1 goutte d'HE de Tea-tree dans 1 cuillère à dessert d'HV de Germe de blé, en massage léger.
- Fatigue physique : 10 gouttes d'HE de Bois de rose + 10 gouttes de Romarin 1,8 cinéole + 10 gouttes de Ravintsara dans 1 cuillère à soupe d'HV de Macadamia. En massage le matin sur les reins.
- Drainage lymphatique : 10 gouttes d'HE de Bois de rose + 5 gouttes de Laurier noble + 10 gouttes de Palma rosa dans 1 cuillère à soupe d'HV de Macadamia. En massage quelques gouttes sur les zones concernées.
- Dépression, surmenage : 2 gouttes d'HE de Bois de rose + 1 goutte d'HE de Néroli, en massage 3 fois par jour sur le plexus solaire.

- Infections diverses (respiratoires, buccales, urinaires) :
  Voie buccale : 2 gouttes d'HE Bois de rose sur 1 cp neutre, 3 fois par jour.
  Voie cutanée : 3 gouttes d'HE Bois de rose + 2 gouttes d'HV Noisette en onction sur le bas-ventre.
- Peaux atones et fatiguées, fragiles, irritées : quelques gouttes d'HE Bois de rose sur la peau, matin et soir sur la peau nettoyée.

BOIS DE SIAM ou PÉMOU

Fokiena hodginsii

Cupressacées **écorce**

Origine : Vietnam
Principes actifs :
- Alcools : ***transnérolidol (24 %), fokiénol (24 %)***

Propriétés :
- **Tonique sexuelle et nerveuse** ***

Indications :
- Fatigue générale et sexuelle chez l'homme

Utilisations :
- Voie buccale : + (sur le conseil d'un thérapeute)
- Voie cutanée : +++

Mon conseil : quelques gouttes (en dilution à 20 % avec une HV) en massage sur le plexus solaire et la voûte plantaire.
- Fatigue sexuelle masculine : 2 gouttes d'HE Bois de siam + 1 goutte d'HE Gingembre + 1 goutte d'HE Cannelle en massage dans le bas de la colonne vertébrale 2 fois par jour pendant 1 semaine.

Mise en garde : à déconseiller chez la femme en raison de son action hormonale mâle.

BOLDO

Pneumus boldus

Monimiacées **feuilles**

Origine : Amérique du Sud
Principes actifs :
- Monoterpènes : *paracymène (28,5 %)*
- Oxydes : ***ascaridole (20 %),*** *1,8 cinéole (10 %)*

Propriétés :
- **Fongicide** ***
- Antiparasitaire (ascaricide) **
- Draineur hépatique

Indications :
- Candidose vaginale
- Parasitoses intestinales
- Insuffisance hépatobiliaire

Utilisations :
- Voie cutanée : +++

Mon conseil : l'HE de Boldo ne sert qu'en application sur la peau. Éviter de consommer par voie buccale en raison d'effets toxiques graves sur le foie et les reins. Au-delà de 0,3 gr, l'HE de Boldo provoque des vomissements et de la diarrhée.

Mise en garde : à déconseiller chez la femme enceinte et les enfants en raison de la neurotoxicité et de l'hépatotoxicité des dioxydes (*ascaridole*). Ne pas dépasser 4 semaines de traitement.

BORNÉOL

Dryobalanops camphora

Diptérocarpacées **écorce (arbre âgé)**

Origine : Bornéo, Sumatra
Principes actifs :
- Monoterpénols : ***bornéol***
- Cétones : ***camphre***

Propriétés :
- **Antiseptique, antivirale** ***
- **Stimulante immunitaire** ***
- Tonique cardiaque, physique et sexuel **

Indications :
- Infections pulmonaires, pneumonie, tuberculose
- Fatigue, impuissance, frigidité

Utilisations :
- Voie buccale : ++
- Voie cutanée : ++
- Diffusion : +

Mon conseil : comme pour le Camphrier, l'HE doit être mise en vente après rectification car il faut séparer les camphres jaunes et bruns, particulièrement toxiques et cancérigènes, du camphre blanc, utilisable après élimination du *safrol*, molécule elle aussi toxique. L'HE de Bornéol est très rare et difficile à trouver en raison des massacres écologiques perpétrés dans les forêts de Malaisie et de Bornéo. On retiendra l'action immunostimulante du *bornéol* très précieuse dans les pathologies respiratoires.

⚠ **Mise en garde : ne pas confondre avec l'HE Camphrier (*Cinnamomum camphora*), qui est lui, toxique.**

BROOMBUSH TEA-TREE

Melaleuca uncinata

Myrtacées — **feuilles**

Origine : Australie

Principes actifs :
- Monoterpénols : *α-terpinéol, 4-terpinéol*
- Sesquiterpénols : *eudesmol*
- Oxydes : ***1,8 cinéole***

Propriétés :
- **Expectorante, mucolytique** ***
- Anti-infectieuse (antibactérienne, antiparasitaire) **

Indications :
- Affections respiratoires (bronchite, sinusite, asthme, pneumonie)
- Affections parasitaires (ascaris, ténia bovin)

Utilisations :
- Voie buccale : +++
- Voie cutanée : +++
- Diffusion : +++

Mon conseil : il s'agit d'un Mélaleuca peu connu, mais dont l'utilisation est intéressante.

BOULEAU

Betula alla

ou BOULEAU JAUNE

Betula alleghaniensis

Bétulacées **écorce**

Origine : Canada
Principes actifs :
- Esters : ***salicylate de méthyle (99 %)***

Propriétés :
- **Antispasmodique** ****
- Antalgique, vulnéraire, anti-inflammatoire, antirhumatismale ***

Indications :
- Affections rhumatismales (arthrite, arthrose, tendinite...)
- Crampes et contractions musculaires
- Céphalées

Utilisations :
- Voie cutanée : +++

Mon conseil : identique à l'HE de Gaulthérie par sa composition et ses propriétés, on l'utilisera de la même manière en usage externe (pure ou diluée):
- Rhumatismes : 3 gouttes d'HE de Bouleau en onction au niveau de la zone douloureuse, 3 fois par jour.
- Contractions, traumatismes musculaires : 5 gouttes d'HE de Bouleau + 5 gouttes d'HE d'Eucalyptus citronné + 1 cuillère à soupe de HV de Macadamia.

BUCCHU

Agathosma betulina

Rutacées **feuilles**

Origine : Afrique du Sud
Principes actifs :
- Cétophénols : ***diosphénols (23 %)***
- Cétones : ***iso-menthone (25 %), pulégone (20 %)***

Propriétés :
- **Expectorante, mucolytique** ***
- Diurétique ***

Indications :
- Bronchite asthmatiforme
- Troubles urinaires bénins, lithiase rénale

Utilisations :
- Voie buccale : +++
- Voie cutanée : ++

Mise en garde : en raison de la présence de cétones neurotoxiques, l'HE de Bucchu est contre-indiquée pendant la grossesse et chez les enfants.

BUPLÈVRE LIGNEUX

Bupleureum fructicosum

Apiacées **rameaux fructifiées**

Origine : France
Principes actifs :
- Monoterpènes : *pinènes*
- Esters : *3-méthylbutanoate de 3-méthylbutyle*

Propriétés :
- Anti-inflammatoire ***
- Stimulante hépato-digestive, détoxicante, eupeptique **

Indications :
- Problèmes musculaires
- Affections digestives (digestion lente et difficile, intoxication alimentaire)

Utilisations :
- Voie buccale : +++
- Voie cutanée : +++

Mon conseil : peu utilisée, cette HE revêt une double action intéressante ; quelques gouttes en massage sur la partie douloureuse ou sur le plexus solaire (mauvaise digestion).

CABREUVA

Myrocarpus fastigiatus

Légumineuses **bois**

Origine : Amérique du Sud
Principes actifs :
- Sesquiterpénols : ***trans –nérolidol (80 %)***, *farnésol*
- Sesquiterpènes : *bisabolènes*

Propriétés :
- **Stimulant physique et sexuel** (*hormone like* agissant sur l'axe hypophyso-testiculaire) ***

Indications :
- Voie buccale : +++
- Voie cutanée : +++

Indications :
- Fatigue physique et sexuelle

Mon conseil : 2 gouttes sur un cp neutre tous les matins.

Mise en garde : à ne pas utiliser chez la femme en raison d'une action hormonale mâle.

CADE ou OXYCÈDRE

Juniperus oxycedrus

Cupressacées **bois**

Origine : France
Principes actifs :
- Sesquiterpènes : α-*cédrène (22 %)*
- Phénols (10 %)
- Sesquiterpénols (7 %)

Propriétés :
- Parasiticide
- Antiseptique

Indications :
- Soins du cuir chevelu (pellicules, psoriasis, séborrhée)
- Soins de la peau (dermatoses, gale, psoriasis, eczéma)

Utilisations :
- Voie cutanée : +++

Mon conseil : par distillation sèche et lente du bois des vieux arbres, on obtient une HE visqueuse appelée ***huile de cade*** (chauffez le flacon codigoutte sous un filet d'eau chaude pour en faciliter l'écoulement).
- Éclat et brillance du cheveu : 2 gouttes dans une dose de shampooing.
- État pelliculaire : 2 gouttes d'HE Cade + 2 gouttes d'HE Cèdre dans 1 c à soupe d'HV Macadamia, frictionner le cuir chevelu pendant 5 mn et faire un shampooing doux après.

CAJEPUT MELALEUQUE BLANC

Melaleuca cajeputii

Myrtacées **feuilles**

Origine : Vietnam
Principes actifs :
- Alcools : α-***terpinéol***, *linalol*
- Oxydes : ***1,8-cinéole***

Propriétés :
- **Mucolytique, expectorante** ***
- **Anti-infectieuse (antivirale** ***)
- Protectrice cutanée (radio-protectrice) ***
- Décongestionnante veineuse **

Indications :
- Infections bronchiques, toux grasse
- Herpès, zona, varicelle
- Brûlures cutanées (rayons anticancéreux)
- Varices, hémorroïdes

Utilisations :
- Voie orale : ++
- Voie cutanée : +++
- Diffusion : +++

Mon conseil : proche de l'HE de Niaouli, son action est surtout axée sur les pathologies virales cutanées.
- Bronchite : 10 gouttes d'HE de Cajeput + 10 gouttes d'HV Macadamia en friction sur la poitrine en cas de bronchite.
- Zona, herpès : 2 gouttes toutes les heures dès l'apparition des symptômes (démangeaisons et brûlures).
- Prévention de brûlures aux rayons (traitement anticancéreux) : 2 gouttes d'HE Cajeput + 2 gouttes d'HE Niaouli sur la zone à irradier, 30 mn avant la séance.
- Composition pour diffuseur (antiseptique et adoucissante) : HE Cajeput + HE Cèdre + HE Lavande + HE Marjolaine.

⚠ **Mise en garde : à utiliser avec prudence pendant la grossesse (déconseillée au cours des 3 premiers mois).**

CALAMENT ou PETIT CALAMENT DE MONTAGNE

Calamintha nepeta

Lamiacées **sommités fleuries**

Origine : Europe du Sud
Principes actifs :
- Monoterpènes : α-*pinène*
- Monoterpénones : ***pulégone (60 %)***

Propriétés :
- Stimule la fonction hépatique et digestive ***
- Anti-infectieuse, antimycosique (candidose, aspergillose) ***
- Action *hormone lice* contre l'hyperthyroïdie **

Indications :
- Mycoses (candidose, aspergillose)
- Troubles de la digestion (digestion lente, colite spasmodique)
- Affections hépatobiliaires (insuffisance hépatique)
- Hyperthyroïdie

Utilisations :
- Voie buccale : +++
- Voie cutanée : ++

Mon conseil : peu connue, d'arôme agréable, cette HE est utilisée surtout comme tonique digestif (1 goutte sur 1 cp neutre après les repas).

Mise en garde : ne pas utiliser pendant la grossesse et chez les enfants, en raison de la présence de cétones (neurotoxiques et abortives).

CALAMENT SYLVESTRE CALAMENT OFFICINAL ou CALAMENT DE MONTAGNE

Calamintha sylvatica

Lamiacées **sommités fleuries**

Origine : Europe
Principes actifs :
- Monoterpénones : ***pulégone (25 %)***, *pipéritone (12 %), menthone, isomenthone*

Propriétés :
- **Expectorante, mucolytique** ***
- Antimycosique ***
- Tonique digestif et hépatique **

Indications :
- Hypersécrétion (bronchite, sinusite)
- Mycoses cutanées
- Troubles digestifs

Mon conseil : plus douce que la précédente (moins de cétones), avec une action mucolytique marquée.

CALAMUS ou ACORE VRAI ou ROSEAU ODORANT

Acorus calamus

Aracées **rhizomes**

Origine : Inde
Principes actifs :
- Phénols méthyl-éthers : ***asarone (90 %)***

Propriétés :
- **Stimulante digestive (apéritive, carminative, stomachique)** ***
- Antispasmodique digestive ***
- Anti-inflammatoire (sphère digestive et rénale) ***

Indications :
- Affections digestives : gastrite, digestion difficile
- Affections intestinales : colite, entérocolite, crampes intestinales

Utilisation :
- Voie buccale : +++

Mon conseil : l'HE Calamus dont l'amertume est puissante, est entièrement axée sur la sphère digestive.
- Problèmes digestifs : 1 goutte d'HE de Calamus sur 1 cp neutre après chaque repas (on peut ajouter 1 goutte d'HE de Genévrier).

⚠ **Mise en garde : ne pas utiliser pendant la grossesse et chez l'enfant (HE neurotoxique et abortive).**

CAMOMILLE ALLEMANDE ou MATRICAIRE

Chamomilla recutica

Astéracées **fleurs**

Origine : Egypte
Principes actifs :
- Sesquiterpènes : ***chamazulène (3 %), β-farnésène (25 %)***
- Sesquiterpénols : α-***bisabolol***
- Oxydes sesquiterpéniques : ***oxyde de bisabolol A***

Propriétés :
- **Anti-inflammatoire puissante** ****
- Antiallergique, cicatrisante, calme les démangeaisons ***
- Antispasmodique ***
- Œstrogène like et emménagogue *

Indications :
- Ulcère gastroduodénal et dermique
- Dermatoses : prurit, acné, allergie, eczéma, plaies infectées
- Aménorrhées et dysménorrhée

Utilisations :
- Voie buccale : ++
- Voie cutanée : +++

Mon conseil : de couleur bleu foncée en raison de la présence de ses *azulènes*, c'est surtout un anti-inflammatoire de terrain aussi bien utilisé sur le plan digestif (ulcères), urologique (cystite) ou cutanée (eczéma, ulcère).
- Ulcère gastrique : 1 goutte d'HE Matricaire + 3 gouttes d'HE de Citron sur 1 cp neutre après chaque repas.
- Règles difficiles, douloureuses : 1 goutte d'HE Matricaire + 1 goutte d'HE de Sauge sclarée sur 1 cp neutre, 3 fois par jour.

CAMOMILLE ROMAINE ou CAMOMILLE NOBLE

Chamaemelum nobile

Astéracées **fleurs**

Origine : France
Principes actifs :
- Esters : ***angélates d'isobutyle (35 %)***
- Cétones terpéniques : ***pinocarvone (10 %)***

Propriétés :
- **Sédative et calmante nerveuse, pré-anesthésiante** ****
- Calmante cutanée *** (anti-inflammatoire, antiprurigineuse, anti-allergique)
- Antiparasitaire ***

Indications :
- Stress, anxiété, choc nerveux, interventions chirurgicales, insomnie
- Couperose, peau sensible enflammée, aphte, eczéma
- Parasitoses intestinales (oxyure, ascaris, lamblia)

Utilisations :
- Voie buccale : ++
- Voie cutanée : +++

Mon conseil : HE précieuse, d'odeur fine et délicate, elle est d'un grand secours dans les irritations cutanées grâce à ses vertus calmantes. Il ne faut pas la confondre avec la précédente (HE Matricaire), d'odeur peu agréable, de couleur bleu foncée et très différente au niveau chimique et d'emploi.
- Anxiété, nervosité :
  Usage interne : 2 gouttes sur 1 cp neutre, 3 fois par jour
  Usage externe : 3 gouttes sur le plexus solaire
- Parasitoses (oxyures) : 2 gouttes sur 1 cp neutre 3 fois par jour

- Dentition douloureuse des enfants : 1 goutte sur le doigt et masser doucement sur les dents et les gencives.
- Migraines : massage des tempes avec 5 gouttes d'HE Camomille et 5 gouttes d'HE Menthe.
- Sinusite : 2 gouttes d'HE Camomille + 2 gouttes d'HE Lavande en onction 3 fois par jour au niveau des sinus (le long du nez, des tempes et du front).

CAMOMILLE SAUVAGE ou ORMÉNIE

Ormenis mixta

Astéracées **fleurs**

Origine : Maroc
Principes actifs :
- Alcools : ***alcool de santoline (33 %)***
- Monoterpènes : *α-pinène, farnésène*
- Oxydes terpéniques : *1,8 cinéole*

Propriétés :
- **Anti-infectieuse** *** (germes à colibacille)
- Tonique et rééquilibrante nerveuse **
- Aphrodisiaque **

Indications :
- Colite à colibacille
- Dépression nerveuse, baisse de moral

Utilisations :
- Voie buccale : +++
- Voie cutanée : ++

Mon conseil : 1 goutte sur 1 cp neutre, 3 fois par jour (colite), 1 goutte sur 1 cp neutre 2 fois par jour pendant 1 mois au minimum (passages dépressifs).

CAMPHRE DE BORNÉO

voir BORNEOL

CAMPHRIER ou LAURIER DU JAPON

Cinnamomum camphora

Lauracées
La distillation s'effectue à partir :

- Du **bois** pour donnez une HE surtout antirhumatismale. Celle-ci doit subir une rectification, car il faut séparer les camphres jaunes et bruns (toxiques et cancérigènes) du camphre blanc, utilisable après élimination du *safrol*, molécule aussi toxique.
- Des **feuilles** pour donner une HE de composition très différente à visée anti-infectieuse.

bois

Origine : Vietnam
Principes actifs :

- Cétones terpéniques : ***camphre (44 %)***
- Oxydes terpéniques : *1,8 cinéole (25 %)*
- Éthers oxydes : *safrole (6 %)*

Propriétés :

- **Anti-inflammatoire et antalgique** ***
- Tonique et stimulante générale et cardiorespiratoire **

Indications :

- Douleurs musculaires, rhumatismales, traumatiques
- Bronchite, toux grasse, essoufflement

Utilisations :

- Voie cutanée : +++

Mon conseil : 3 gouttes dans 1 cuillère à café de HV Macadamia en friction sur le thorax en cas de gène respiratoire et bronchique.

Mise en garde : formellement contre-indiquée chez les enfants et pendant la grossesse en raison de sa forte neurotoxicité (*camphre*).

Attention : ne pas confondre LE Camphrier et LE bois de Hô avec LE Ravintsara qui porte le même non latin (*cinnamomum camphora*) mais qui n'EST PAS du camphre.

feuilles

Principes actifs :
- Monoterpénols : ***linalol (90 %)***

Propriétés :
- **Anti-infectieuse** **** (antibactérienne, antifongique, antivirale)
- Tonique et stimulante générale **

Indications :
- Infections diverses (respiratoire, digestive, génitale)
- Fatigue générale

Utilisations :
- Voie buccale : ++
- Voie cutanée : +++

Mon conseil : plus facile d'emploi que la précédente en raison de son innocuité, cette HE sera idéale dans les infections respiratoires accompagnés d'une fatigue intense (quelques gouttes pures, en friction sur le thorax et les membres, plusieurs fois par jour).

CANNELLE DE CEYLAN

Cinnamomum zeylanicum

Lauracées

Origine : Sri Lanka
La Cannelle de Ceylan donne une HE de chémotype différent en fonction de la partie distillée :
- La distillation de l'**écorce** donne une HE riche en aldéhydes (*cinnamaldéhyde*).
- La distillation de la **feuille** donne une HE phénolée (*eugénol*).

écorce

Principes actifs :
- Aldéhydes : ***cinnamaldéhyde (70 %)***

Propriétés :
- **Anti-infectieuse puissante intestinale et urinaire (colibacilles)** ****
- Stimulante gastro-intestinale, antifermentaire ***

- Antifongique, vermifuge ***
- Tonique et stimulante immunitaire, sexuelle et respiratoire ***

Indications :

- Affections intestinales et tropicales : diarrhées, dysenterie, amibiases, colite infectieuse, ballonnements intestinaux, flatulences
- Affections urinaires : cystite, colibacillose, urétrite, vaginite
- Fatigue physique, sportive, somnolence, impuissance masculine

Utilisations :

- Voie buccale : +++
- Voie cutanée : + (en mélange à 5 % avec de l'HV de noisette)
- Diffusion : + (en mélange à 5 % avec des essences de zestes de citrus ou d'Orange zeste)

Mon conseil : sa puissance d'action (grâce à son noyau phénolé) en fait une HE de premier choix dans les infections intestinales lors de voyages dans les pays chauds toujours en association avec d'autres HE (ES de citron)

- Dysenterie importante (infection) : 1 goutte d'HE Cannelle + 1 goutte d'HE Sarriette + 1 goutte d'HE Estragon sur 1 cp neutre, toutes les 2 h, 6 fois le 1 er jour, puis 3 fois les jours suivants.
- Diarrhées (turista) : 1 goutte d'HE Cannelle + 1 goutte d'HE de Basilic sur 1 cp neutre, 4 fois par jour.
- Épuisement physique : 1 goutte d'HE Cannelle + 1 goutte d'HE Girofle sur 1 cp neutre (dans 1 cuillère à café d'HV noisette pour les estomacs fragiles).

Mise en garde : ne pas utiliser l'HE de Cannelle pure sur la peau, mais diluée en raison de sa **dermocausticité** (risque d'irritations cutanées). **Pas d'utilisation chez l'enfant de moins de 5 ans.**

feuilles

Principes actifs :

- Phénols : ***eugénol (80 %)***

Propriétés :

- **Anti-infectieuse puissante** *** (antibactérienne, antivirale, antifongique, antiparasitaire)
- **Immunostimulante** ***
- Vermifuge ***
- Stimulante générale **

Indications :

- Affections dentaires : stomatite, odontalgie
- Affections respiratoires : bronchite aiguë, rhinopharyngite
- Affections urogénitales : cystite, salpingite

Utilisations :
- Voie buccale : +++
- Voie cutanée : + (en mélange diluée à 5 % avec une HV)

Mon conseil : en raison de sa forte proportion en *eugénol*, elle se différencie de la précédente par son axe antibactérien sur le plan odontologique et respiratoire.

⚠ **Mise en garde : ne pas utiliser chez les jeunes enfants, et avec prudence sur la peau en raison de sa dermocausticité** (accentuée par sa forte proportion en phénols).

CANNELLE DE CHINE

Cinnamomum cassia

Lauracées **rameaux**

Origine : Chine
Semblable à la Cannelle de Ceylan (de meilleure qualité), l'HE de Cannelle de Chine s'utilise pareillement avec les mêmes précautions d'usage (dermocaustique).

CARDAMONE

Elettaria cardamomum

Zingibéracées **fruits**

Origine : Guatemala
Principes actifs :
- Esters : ***acétate de terpényle (30 %)***
- Oxydes : *1,8 cinéole (40 %)*

Propriétés :
- **Digestive, carminative, stomachique** ***
- **Fluidifiante bronchique, expectorante** ***

Indications :
- Problèmes digestifs : digestion difficile, ballonnements, spasmes, crampes intestinales, haleine fétide, colite spasmodique
- Affections bronchiques : toux grasses, écoulements nasaux...

Utilisations :
- Voie buccale : +++
- Voie cutanée : ++

Mon conseil : très bon remède contre la mauvaise haleine avec une goutte directement sur la langue. C'est aussi un excellent antispasmodique digestif pouvant compléter l'action de l'HE de Basilic.

CAROTTE

Daucus carota

Apiacées **semences**

Origine : France, Inde

Principes actifs :
- Sesquiterpénols : ***carotol*** *(Inde : 70 %, France : 30 %)*
- Sesquiterpènes : *daucène*

Propriétés :
- **Régénérante de la cellule hépatique******
- Stimulante et dépurative hépatorénal ***
- Régénère la couche basale de la peau et revitalise l'hypoderme ***
- Régularise le transit intestinal et les fonctions pancréatiques **

Indications :
- Affections hépatiques : cirrhose, hépatite, insuffisance hépatique
- Affections cutanées : eczéma, dartre, couperose, peau sèche, brûlures…

Utilisations :
- Voie buccale : ++
- Voie cutanée : +++

Mon conseil : c'est l'HE du convalescent, car son action de réparation fait naturellement suite à la phase aiguë de la maladie. D'odeur douce et peu prononcée, son absence de toxicité est recommandée pour les enfants. L'association avec l'HE de Géranium et l'HE de Ylang-ylang est idéale pour les problèmes cutanés.
- Peaux sèches : 10 gouttes d'HE de Carotte + 5 gouttes d'HE de Géranium + 5 gouttes d'HE d'Ylang-ylang dans 1 c à café d'HV Germe de blé + 1 c à soupe d'HV Amande douce ; appliquer 2 gouttes du mélange sur le visage matin et soir.
- Brûlures : 2 gouttes d'HE Carotte + 2 gouttes d'HE Lavande off. dans 2 c à café d'HV Millepertuis.

- Hépatite, cirrhose : toujours associer à HE Romarin *a.b v* (1 goutte de chaque sur 1 cp neutre à chaque repas).
- Couperose : 1 goutte d'HE Carotte dans votre crème de jour à chaque utilisation.

CARVI

Carum carvi

Apiacées **semences**

Origine : Europe
Principes actifs :
- Monoterpènes : ***limonène (40 %)***
- Cétones : ***carvone (50 %)***

Propriétés :
- **Oxygénant intestinal** ****
- Stimulant digestif, carminatif, antiputride intestinal ***
- Mucolytique, expectorant puissant ***

Indications :
- Aérophagie, flatulence, dyspepsies
- Bronchite, toux avec expectoration

Utilisations :
- Voie buccale : ++
- Voie cutanée : +

Mon conseil : surtout utilisée pour les problèmes de la sphère digestive et toujours en association. C'est l'HE de l'aérophagie.
- Aérophagie :
  Usage interne : 2 gouttes sur 1 cp neutre après chaque repas.
  Usage externe : 10 gouttes, en friction (dans le sens des aiguilles d'une montre), sur l'abdomen et l'estomac après les repas.
- Dyspepsies : en association avec HE Basilic, Menthe, Romarin *a.b.v* (1 goutte de chaque sur 1 cp neutre).
- Fermentation intestinale : en association avec HE Laurier, Thym *thymol* (1 goutte de chaque sur 1 cp neutre).

Mise en garde : ne pas utiliser chez les enfants et pendant la grossesse (cétone neurotoxique). Je conseille de l'utiliser modérément et toujours en association en raison d'une toxicité hépatique à haute dose.

CASCARILLE

Croton eluteria

Euphorbiacées **écorce**

Origine : Amérique du Sud, Bahamas
Principes actifs :
- Monoterpènes : *camphène, pinènes, limonène, p-cymène, limonène*
- Sesquiterpènes : *élèmène, cuparène, cascarillidiène*
- Cétones : *cascarillone*

Propriétés :
- Tonique digestif, apéritive, carminative ***
- Antalgique, antimigraineux **

Indications :
- Affections digestives : digestion difficile, nausée, vomissement, ballonnements
- Migraines, céphalées

Utilisations :
- Voie buccale : +++
- Voie cutanée : +++

Mon conseil : HE peu connue et d'utilisation peu courante, elle garde toutefois un intérêt contre les migraines digestives.

CATAIRE

Nepeta cataria

Lamiacées **parties aériennes fleuries**

Origine : France
Principes actifs :
- Monoterpénols (70 %) : *géraniol, nérol, citronnellol*
- Monoterpénals (12 %) : *géranial, néral*

Propriétés :
- **Calmante, sédative** ***
- Anti-inflammatoire **
- Antivirale **

Indications :
- Nervosité, dépression
- Herpès

Mon conseil : appelée aussi « Herbe à chat » en raison de l'état d'excitation qu'elle suscite chez les félins, l'HE est surtout utilisée pour calmer l'agitation et la douleur chez les humains.
- Insomnie, agitation : 2 gouttes sur 1 cp neutre, 3 fois par jour (réservé à l'adulte).

CÉDRAT

Citrus medica

Rutacées **zeste**

Origine : Inde
Principes actifs :
- Monoterpènes : *limonène*
- Aldéhydes : *citral*

Propriétés :
- **Stomachique** ***

Indications :
- Troubles digestifs
- Soins des peaux et cheveux gras

Diffusion :
- Voie buccale : +++
- Diffusion : +++

Mon conseil : cette essence résultant de l'expression à froid de l'écorce (zeste) du fruit (cédrat) du cédratier, dégage un arôme merveilleux qui est le résultat d'un mélange équilibré de notes florales et fruitées d'hespérides. Très utilisée en parfumerie et dans l'alimentaire, la médecine retiendra son action sur la sécrétion gastrique (3 gouttes sur 1 cp neutre après les repas).

Mise en garde : comme tous les citrus, il est déconseillé d'appliquer cette HE sur la peau en raison de son effet photosensibilisante (irritation cutanée au soleil).

CÈDRE DE L'ATLANTIQUE ou CÈDRE DE L'ATLAS

Cedrus atlantica

Abiétacées **bois**

Principes actifs :
- Sesquiterpénols : ***atlantol***
- Cétones : *atlantone*

Propriétés :
- **Réduction du tissu adipeux** ***
- Active la circulation artérielle et lymphatique **
- Antimycosique et antigraisseux capillaire **

Indications :
- Cellulite, rétention d'eau et de graisse au niveau cutané
- Problèmes artériels (athérosclérose)
- Ongles cassants, chute de cheveux, pellicules

Utilisations :
- Voie cutanée : +++

Mon conseil : surtout employé dans les pathologies du cuir chevelu (séborrhée, états pelliculaires, chute de cheveux...), à raison de quelques gouttes dans la dose de shampooing ou en association avec l'HE Lavande officinale et l'ES Mandarine.

Mise en garde :
- **Interdite chez les enfants et pendant la grossesse (neurotoxique).**
- **Ne pas utiliser pure, toujours en association pour un usage cutané et sur prescription médicale (IVP2).**
- **La survenue éventuelle de colique néphrétique a été observée (en interne). La vente directe au public est interdite.**

Remarque : ne pas confondre avec l'HE de Cèdre de Virginie qui est un genévrier.

CÈDRE DE L'HIMALAYA

Cedrus deodora

Abiétacées **bois**

De composition proche du Cèdre de l'Atlas, les propriétés et les indications sont identiques (**IVP 2** également).

CÉLERI

Apium graveolens

Apiacées **semences**

Origine : Inde

Principes actifs :

- Monoterpènes ***: limonène (50 à 80 %)***
- Sesquiterpènes : α et β-*sélinène*
- Phtalides : *sédanénolide*, ***dihydro-ligustilide***

Propriétés :

- **Draineur de la fonction hépatique et rénale** ****
- Tonique digestive, eupeptique, apéritive, carminative ***
- Rééquilibrante nerveuse : tonique nerveuse et sédative ***
- Antipigmentaire ***

Indications : à utiliser comme diurétique léger, pour nettoyer la sphère hépatobiliaire et rénale.

- Drainage des émonctoires (foie et rein) dans le cas d'une infection (après le traitement de celle-ci) pour éliminer les toxines accumulées, cystite, goutte
- Fatigue nerveuse, angoisse
- Taches pigmentaires (vieillesse, soleil…)

Utilisations :

- Voie buccale : +++
- Voie cutanée : +++

Mon conseil :

- Détoxification rénale : 1 goutte d'HE de Céleri + 1 goutte d'HE de Romarin ABV sur 1 cp neutre, pour nettoyer le foie et les reins après un traitement antibiotique.
- Au quotidien : 1 goutte d'HE Céleri dans une noisette de votre crème de jour et de nuit à chaque application.

CHANVRE

Cannabis sativa

Moracées **feuilles**

Origine : Inde, Manille, Nouvelle-Zélande
Principes actifs :
- Monoterpènes : α *et* β-*pinène (10 %), myrcène (8 %)*
- Sesquiterpènes : β-*caryophyllène (30 %),* α-*humulène (10 %)*

Propriétés :
- **Anti-inflammatoire** (pulmonaire, digestif) ***
- Relaxante musculaire, décongestionnante **

Indications :
- Inflammation des voies respiratoires et digestives
- Contractures musculaires, crampes

Utilisations :
- Voie buccale : +++
- Voie cutanée : +++

Mon conseil : d'odeur fraîche et herbacée, l'HE Chanvre est dépourvue d'élément psycho actif induit par le THC (*tétrahydrocannabinol*). En effet lors de la distillation, le THC n'est pas entraîné par la vapeur d'eau, il en reste quelques traces, mais elles sont insignifiantes ; n'en déplaisent aux amateurs de Marijuana.
Je préconise quelques gouttes en friction sur le thorax (toux d'origine inflammatoire) ou sur le muscle contracté.

CHÉNOPODE VERMIFUGE

Chenopdium ambrosioides

Chénopodiacées **parties aériennes**

Origine : États-Unis
Principes actifs :
- Oxydes terpéniques : ***ascaridole (60 %)***

Propriétés :
- **Anthelminthique puissant** **** (sur les ascaris, ankylostomes)

Indications :
- Parasitoses intestinales (ascaridose)

Utilisations :
- Voie buccale : +++

Mise en garde :
- **Interdite pendant la grossesse et chez les enfants en raison de sa neurotoxicité.**
- **Sa délivrance figurant sur la liste 2 de la pharmacopée et réservée aux professionnels ; elle est délivrée sur ordonnance, en association avec d'autres HE, sous forme de préparations magistrales (IVP3).**

CISTE LADANIFÈRE

Cistus lanadiferus

Cistacées **rameaux**

Origines : Espagne, Maroc, Portugal

Principes actifs :
- Monoterpènes : α-***pinène (50 %)***

Propriétés :
- **Anti-hémorragique puissante** ****
- Cicatrisante, antiride ***
- Antivirale, immunostimulante, antibactérienne ***
- Rééquilibrante nerveuse (apaise la nervosité, aide à trouver le sommeil) ***
- Action puissante contre l'inflammation des artères (antiartéritique) ***

Indications :
- Hémorragie de toute origine, épistaxis
- Coupure, acné, plaies infectées, crevasse des seins, escarres
- Maladies auto-immunes et virales (rectocolite hémorragique, sclérose en plaques, polyarthrite rhumatoïde, rougeole, varicelle, scarlatine, coqueluche)

Utilisations :
- Voie buccale : +
- Voie cutanée : +++

Mon conseil : c'est une HE de qualité rare et précieuse en cosmétologie.
- Saignement de nez (épistaxis) : 2 gouttes d'HE Ciste + 2 gouttes d'HE Géranium sur un coton à mettre dans le nez.

- Crevasses : 2 gouttes d'HE Ciste + 2 gouttes d'HE Lavande officinale dans une cuillère à café d'HV Germe de Blé, 3 fois par jour.
- Coupures : 1 goutte d'HE de Ciste directement sur la plaie.
- Antiride : 1 goutte d'HE de Ciste dans votre crème de jour (ou de nuit) ou votre masque (ne pas l'appliquer pure).
- Hémorroïdes : 20 gouttes d'HE Ciste + 40 gouttes d'HE Cyprès dans 2 cuillères à café d'HV Millepertuis en application externe (quelques gouttes sur les hémorroïdes, plusieurs fois par jour si nécessaire).
- Affections nerveuses et auto-immunes : 2 gouttes 2 fois par jour sur 1 cp neutre sous la langue.
- Polyarthrite rhumatoïde : 2 gouttes d'HE Ciste + 2 gouttes d'HE Basilic + 1 goutte d'HE Hélichryse, 2 à 3 fois par jour en application locale.
- Crevasses du mamelon pendant l'allaitement : 1 goutte d'HE Ciste + 2 gouttes d'HE Carotte + 3 gouttes d'HE Lavande officinale dans 1 cuillère à café d'HV Huile de germe de blé.

Remarque : attention aux falsifications avec l'HE de Térébenthine !

CITRON

Citrus limonum

Rutacées **zeste**

Origine : Italie, Espagne
Principes actifs :
- Monoterpènes : ***limonène (75 %)***

Propriétés :
- **Anti-infectieuse, antibactérienne, antiseptique, antivirale** ***
- **Régulatrice hépatique, anti-vomitive, tonique digestive, apéritive, carminative** ***
- **Antiseptique atmosphérique** ***
- **Stimulante générale et immunostimulante** ***
- **Fluidifiante et dépurative sanguine** ***

Indications :
- Affections digestives et hépatiques (nausées, indigestion, mal des transports, insuffisance hépatique)
- Assainissement contre les maladies contagieuses en diffusion atmosphérique
- Troubles circulatoires artério-veineux (phlébite, hémorroïdes, couperose...)

Utilisations :
- Voie buccale : +++
- Voie cutanée : en association avec de l'HV Macadamia (50 %)
- Diffusion : +++

Mon conseil : ce n'est pas une HE mais une essence obtenue par expression du zeste. Elle sera conservée au frais en raison de son instabilité (risque de décomposition à la chaleur par oxydation). L'essence de Citron fait partie des HE indispensables à la pharmacie familiale ; elle n'est pas toxique et constitue un remède idéal pour les jeunes enfants. C'est une essence de base qui peut être ajoutée dans tous les mélanges d'HE pour une meilleure tolérance hépato-digestive.
- Nausées, mal des transports : 1 goutte d'essence de Citron sur 1 cp neutre avant le départ, renouveler durant le trajet.
- Nausée de la femme enceinte : 2 gouttes sur 1 cp neutre avant de se lever, à renouveler plusieurs fois dans la journée si nécessaire.
- Insuffisance hépatique (nausée, migraines, somnolence après les repas) : 2 gouttes d'Essence de Citron + 1 goutte d'HE Menthe poivrée sur 1 cp neutre, 2 fois par jour après les repas.
- Enfants fatigués par des infections répétitives : 1 goutte d'essence de Citron + 1 goutte d'HE Ravintsara sur 1 cp neutre, 4 fois par jour.
- Antiseptique atmosphérique : pour désinfecter l'air (cabinets médicaux, crèches, milieux hospitaliers, chambre de malade) : 10 gouttes d'Essence de Citron + 5 gouttes d'Essence de Mandarine + 2 gouttes d'HE Cannelle + 2 gouttes d'HE Menthe à verser dans le diffuseur d'arôme.
- Infections cutanées (acné, furoncle, herpès, verrue) : 2 gouttes d'Essence de Citron + 2 gouttes d'HV Noisette sur la peau à soigner, 2 fois par jour.
- Au quotidien : 2 gouttes d'Essence de Citron tous les matins sur 1 /4 de sucre de canne à sucer, activeront toutes les fonctions digestives et hépatiques pour une véritable détoxication.

⚠ Mise en garde :
- **Ne jamais appliquer l'Essence de Citron pure sur la peau.**
  En raison de sa dermocausticité cutanée, elle sera toujours associée à de l'HV Millepertuis ou l'HV Noisette).
- **Ne jamais s'exposer au soleil après application cutanée diluée,** car comme tous les Citrus, l'Essence de Citron est **très photosensibilisante** (risque de brûlures cutanées).

CITRONNELLE DE CEYLAN

Cymbopogon nardus

Poacées **herbe**

Origine : Sri Lanka
Principes actifs :
- Alcools terpéniques : ***géraniol (18 %)***, *bornéol*
- Aldéhydes : *citronnellal*
- Phénols méthyl-éther : *méthylisoeugénol*

Propriétés :
- **Antispasmodique** ***
- **Anti-inflammatoire** ***
- **Insectifuge** ***
- Déodorant, antiseptique atmosphérique **

Indications :
- Rhumatismes, arthrites, tendinites, douleurs musculaires
- Piqûres et éloignement d'insectes
- Colite spasmodique, digestion difficile
- Antisepsie des locaux, désodorisant, transpiration excessive

Utilisations :
- Voie buccale : ++
- Voie cutanée : +++
- Diffusion : +++

Mon conseil :
- Piqûres d'insectes : 2 gouttes d'HE Citronnelle + 2 gouttes d'HE Lavande en application sur la peau.
- Éloignement d'insectes : 2 gouttes d'HE Citronnelle + 2 gouttes d'HE Géranium sur l'oreiller ou bien dans un diffuseur (à la tombée de la nuit).
- Douleurs rhumatismales : 3 gouttes d'HE Citronnelle + HE Gaulthérie + HE Romarin + Lemon-grass dans 1 cuillère à café de HV Macadamia.

CITRONNELLE DE JAVA

Cympobogon winterianus

Poacées **herbe**

Origine : Vietnam
Plus riche en ***citronnellal (40 %)***, cette variété possède les propriétés et les indications identiques à l'HE Citronnelle de Ceylan.

CLOCIMUM *(voir BASILIC A EUGENOL)*

COMBAVA ou CITRONNIER COMBAVA

Citrus hystrix

Rutacées

Origine : Madagascar

zeste

Principes actifs :
- Monoterpènes (55 %) : ***β-pinène, sabinène***
- Aldéhydes terpéniques : ***citronnellal (10 %)***

Propriétés :
- **Décongestionnant hépatique** ***
- Stomachique, tonique digestif ***

Indications :
- Congestion hépatique
- Digestion difficile

Utilisations :
- Voie buccale : +++
- Voie cutanée : **cette essence (et non une HE, car le zeste est expressé et non distillé), ne doit pas être appliquée sur la peau en raison de son caractère photosensibilisant comme tous les citrus**
- Diffusion : +++

Mon conseil : bon détoxiquant hépatique (2 gouttes sur 1 cp neutre tous les matins), l'ES de Combava se révèle un bon antiseptique atmosphérique pour désinfecter une chambre de malade (1 c à café dans le diffuseur aromatique).

feuilles

Principes actifs :
- Monoterpénals : ***citronnellal (80 %)***
- Monoterpénols : *linalol (3 %)*

Propriétés :
- Anti-inflammatoire ***
- Sédative ***

Indications :
- Rhumatismes (arthrite, arthrose)
- Nervosité, anxiété, stress, insomnie

Utilisations :
- Voie buccale : +++
- Voie cutanée : +++
- Diffusion : +++

Mon conseil : plus concentré en *citronnellal* (action anti-inflammatoire) que le zeste, l'HE Combava o.p.feuille possède en plus une propriété sédative, idéale pour des douleurs musculaires et névralgiques comme le torticoli (5 gouttes en massage sur la zone douloureuse).

COPAHU ou COPAÏBA

Copaifera officinalis

Césalpinacées **résine**

Origine : Brésil
Principes actifs :
- Sesquiterpènes : β-***caryophyllène*** *(50 %), α-copaène (15 %)*

Propriétés :
- **Anti-inflammatoire puissant** *** (à tous les niveaux)

Indications :
- Douleurs inflammatoires articulaires et musculaires
- Infections urinaires et broncho-pulmonaires

Utilisations :
- Voie cutanée : ++

Mon conseil : pour des douleurs articulaires aiguës je préconise l'utilisation du mélange suivant : 10 gouttes HE Copahu + 10 gouttes HE Gaulthérie dans 1 c à café de Baume de Copahu (celui-ci est extrait à partir du bois pour donner le Baume, la résine distillée donnant l'HE) ; appliquer le mélange 2 fois par jour sur les zones douloureuses.

CORIANDRE

Coriandrum sativum

Apiacées — **semences**

Origine : Europe

Principes actifs :
- Monoterpénols : ***linalol (80 %)***

Propriétés :
- **Tonique** et anti-inflammatoire digestive, stomachique, carminative ***
- **Tonique** cérébral, antidépressive, euphorisante ***

Indications :
- Affections digestives : dyspepsies, colite, crampes, ulcère lié au stress, flatulences, ballonnements
- Fatigue, énervement, stress

Utilisations :
- Voie buccale : +++
- Voie cutanée : ++

Mon conseil : HE **stimulante** (caractéristique essentielle), utile pour les fatigués et déprimés (effet euphorisant).
- Troubles digestifs : 2 gouttes d'HE Coriandre sur 1 cp neutre sous la langue après chaque repas.
- Troubles nerveux, fatigue : 4 gouttes d'HE Coriandre + 4 gouttes d'HV Macadamia en massage, 3 fois par jour sur la face interne des poignets et la nuque.

COSTUS

Aucklandia costus

Astéracées — **racines**

Origine : Inde, Chine

Principes actifs :
- Sesquiterpènes
- Alcools : *costol*
- Cétones : *α-ionone*
- Lactones : *costunolide, déhydrocostunolactone, alantolactone* (6 %)

Propriétés :
- Anti-infectieuse, antifongique **
- Expectorante, mucolytique **

Indications :
- Bronchite catarrhale, sinusite, rhume
- Toux grasse

Utilisations :
- Voie buccale : +++

Mon conseil : HE peu connue et peu utilisée, **fortement allergisante en usage cutané.**

CRISTE MARINE

Crithmum maritimum

Apiacées **parties aériennes fructifiées**

Origine : Corse
Principes actifs :
- Monoterpènes : ***γ-terpinène (46 %)***, *β-phéllandrène (15 %)*
- Ethers : *thymol méthyl éther (7 %), dillapiole (9 %)*

Propriétés :
- **Diurétique, anticellulitique** ***

Indications :
- Cellulite, adiposités, obésité

Utilisations :
- Voie cutanée : +++

Mon conseil : appliquer quelques gouttes (diluées dans une HV) en massage doux dans un premier temps puis assez énergique sur les régions visées en partant des extrémités pour les membres et de bas en haut pour le dos. À utiliser en cure sur une courte période.

CRYPTOMÈRE ou CÈDRE DU JAPON

Cryptomeria japonica

Taxodiacées **rameaux**

Origine : Ile de la Réunion
Principes actifs :
- Monoterpènes : *sabinène (8 %), α-pinène (12 %)*
- Diterpènes : *kaurènes (16 %)*

Propriétés :
- **Antibactérien atmosphérique** ***
- **Insecticide et larvicide** ***
- **Antalgique et décontractant musculaire** ***

Indications :
- Assainissement de l'air
- Répulsion d'insectes (moustiques, mouches…) et de parasites (poux)
- Courbatures musculaires, problèmes articulaires, tendinite, torticolis

Utilisations :
- Voie cutanée : +++
- Diffusion : +++

Mon conseil : arbre sacré du Japon poussant également sur l'île de la Réunion, cette HE rare serait aussi bénéfique sur les ulcères de l'estomac (à l'étude).
- Action anti-douleur : quelques gouttes en friction sur les parties concernées.
- Assainissement de l'air : 1 c à café dans un diffuseur aromatique ; laissez diffuser pendant ½ heure.
- Action répulsive (insectes, larves) : versez 1 c à café d'HE Cryptomère dans 100 ml de mélange hydro-alcoolique (3 c à soupe d'eau + 3 c à soupe d'alcool 90°). Remplissez un spray de cette solution et pulvérisez les endroits envahis d'insectes pendant quelques jours.
- Lutte contre les poux : versez 2 gouttes d'HE Cryptomère dans une dose de shampooing.

⚠ **Mise en garde : tenir hors de portée des enfants et à utiliser avec précaution sur une courte période.**

CUBÉBE ou POIVRE DE JAVA

Piper cubeba

Pipéracées **fruits**

Origine : Java, Sri Lanka
Principes actifs :
- Sesquiterpènes : *cubédène*
- Sesquiterpénols : *cubédol*

Propriétés :
- **Anti-inflammatoire** ***
- Tonique digestive et stimulante nerveuse *
- Anti-infectieuse, antibactérienne génito-urinaire *

Indications :
- Paresse digestive, colite
- Rhumatisme
- Infections urogénitales (cystite, vaginite, leucorrhée, urétrite, blennorragie)

Utilisations :
- Voie buccale : ++
- Voie cutanée : ++

Mon conseil : poivre caractéristique de la cuisine indonésienne, le cubèbe était utilisé dès l'Antiquité par les Chinois contre les problèmes respiratoires. L'HE est chaude, amère et piquante, peu utilisée.

Mise en garde : son usage prolongé peut entraîner excitation et diarrhée, de même que des brûlures sur la peau.

CUMIN

Cuminum cyminum

Apiacées **semences**

Origine : Egypte
Principes actifs :
- Aldéhyde : ***cuminaldéhyde (30 %)***
- Monoterpénals : *p-menthadiénals (35 %)*
- Monoterpènes : *γ-terpinène*

Propriétés :
- Sur l'appareil **digestif** : tonique et stimulante digestive, carminative, eupeptique, apéritive, stomachique ***
- Sur le **système nerveux** : calmante, stupéfiante, sédative ***

Indications :
- Affections digestives : aérophagie, aérocolie, dyspepsie, colite
- Insomnie, douleurs diverses, nervosité

Utilisations :
- Voie buccale : +++
- Voie cutanée : + (en mélange avec de l'HV, ne pas utiliser pure)

Mon conseil : très proche du coriandre (auquel il peut être remplacé), il sera principalement indiqué pour les problèmes digestifs accompagnés de flatulence. Étant donné sa saveur forte et peu exquise, on préfère utiliser l'HE de coriandre (en interne).
- Digestion difficile, ballonnements... : 1 goutte sur 1 cp neutre après chaque repas.
- Insomnie : 3 gouttes d'HE Cumin + 5 gouttes HV Macadamia, en massage derrière la nuque avant le coucher.

CURCUMA

Curcuma longa

Zingibéracées **rhizomes**

Origine : Inde

Principes actifs :
- Cétones : ***arturmérone (60 %,*** *turmérones)*

Propriétés :
- Action digestive : stimulante digestive, carminative, eupeptique **
- Action hépatique : stimulante hépatique, cholérétique **
- Antiparasitaire digestif **

Indications :
- Insuffisances digestive et hépatobiliaire, ballonnements, douleurs intestinales (colite)

Utilisations :
- Voie buccale : +++

Mon conseil : 1 goutte sur 1 cp neutre après les repas.

Mise en garde : ne pas utiliser pendant la grossesse et chez les enfants (présence de cétones neurotoxiques).

CYPRÈS ou CYPRÈS TOUJOURS VERT

Cupressus sempervirens

Cupressacées **rameaux**

Origine : France, Maroc
Principes actifs :
- Monoterpènes : α-***pinène (45 %), delta 3-carène (25 %)***
- Sesquiterpénols : *cédrol (7 %)*

Propriétés :
- **Action sur la circulation sanguine** : **décongestionnante veineuse et lymphatique, vasoconstrictrice** ****
- Action sur les bronches : antitussive (effet anti-inflammatoire et anti-spasmodique), mucolytique ***
- Action sur la prostate : décongestionnante prostatique **
- Action sur le système nerveux : rééquilibrante et neurotonique **

Indications :
- Hémorroïdes, varices, œdèmes des membres inférieurs (jambes et pieds gonflés)
- Toux spasmodiques, sèches ou coquelucheuses, trachéites
- Adénome prostatique, énurésie infantile, troubles de la ménopause
- Fatigue nerveuse

Utilisations :
- Voie buccale : +++
- Voie cutanée : +++
- Diffusion : +

Mon conseil : c'est une HE très polyvalente et d'association facile.
- Quinte de toux :
  Voie buccale :
  Enfant : 1 goutte d'HE Cyprès + 1 goutte d'essence de Citron sur 1 cp neutre en fonction des besoins.
  Adulte : 1 goutte d'HE Cyprès + 1 goutte d'HE Thym thymol sur 1 cp neutre en fonction des besoins.
  Voie cutanée : 10 gouttes d'HE Cyprès + 10 gouttes d'HE Lavande officinale + 10 gouttes d'HE Ravintsara dans 1 cuillère à soupe d'HV Macadamia, en massage sur la poitrine et le cou plusieurs fois par jour.
- Hémorroïdes : 20 gouttes d'HE Ciste + 40 gouttes d'HE Cyprès dans 1 cuillère à café d'HV Millepertuis, 3 fois par jour en onction.
- Varices :
  Voie buccale : 1 goutte d'HE Cyprès + 1 goutte d'HE Romarin *a.b.v* 1 cp neutre 3 fois par jour.

Voie cutanée : 40 gouttes d'HE Cyprès + 40 gouttes d'HE Lavandin dans 2 cuillères à soupe d'HV d'HV Macadamia en remontant des chevilles aux genoux matin et soir.

- Énurésie : 3 gouttes d'HE Cyprès + 3 gouttes d'HV Noisette en onction sur le bas-ventre.
- Prostatite : 2 gouttes d'HE Cyprès + 2 gouttes d'HE Menthe poivrée + 2 gouttes d'HE Tea-tree en onction sur le bas-ventre.
- Fatigue nerveuse (ou dû à une déficience alimentaire) : 1 goutte d'HE Cyprès + 1 goutte d'HE Menthe poivrée sur 1 cp neutre, 3 fois par jour.

DAVANA

Artemisia pallens

Astéracées **parties aériennes**

Origine : Inde

Principes actifs :
- Cétones : *davanone (32 %)*

Propriétés :
- Expectorante, mucolytique **
- Anxiolytique (à très faible dose) **
- Vermifuge **

Indications :
- Affections pulmonaires catarrhales (écoulements bronchiques, toux grasse)
- Fatigue nerveuse, anxiété

Utilisations :
- Voie buccale : ++
- Voie cutanée : +++

Mon conseil : son taux de cétones étant élevé, elle s'utilise en petite quantité et toujours en dilution.
- Fatigue dépressive : quelques gouttes (diluées à 50 % avec une HV) en application sur le plexus, la face interne des poignets et la plante des pieds plusieurs fois par jour.

Mise en garde : ne pas utiliser pendant la grossesse et chez les enfants (cétones très neurotoxiques et abortives).

DOUGLAS (Sapin de) ou PIN D'OREGON

Pseudotsuga menziesii

Abiétacées **aiguilles**

Origine : France
Principes actifs :
- Monoterpènes α *et* β ***pinène (70 %)***
- Alcools (10 %) : *bornéol, géraniol*
- Esters (6 %) : *acétate de bornyle*

Propriétés :
- **Antiseptique** ***
- Expectorante, fluidifiante bronchique **

Indications :
- Désinfection, assainissement des locaux
- Infections respiratoires

Utilisations :
- Voie cutanée : ++
- Diffusion : +++

Mon conseil : 1 c à café d'HE Douglas à verser dans un diffuseur aromatique pour désinfecter une chambre de malade (30 mn de diffusion).

ÉLÉMI *(de Manille)*

Canarium luzonicum

Burseracées **résine**

Origine : Philippines
Principes actifs :
- Monoterpènes : ***limonène (52 %)***, α***-phellandrène (15 %)***
- Sesquiterpènes : élémènes
- Sesquiterpénols : élémol

Propriétés :
- **Cicatrisante** ***
- Stimule la sécrétion gastrique **
- Antiseptique, antiamibienne **
- Décongestionnante

Indications :
- Ulcère, ulcère variqueux, plaies, abcès, cicatrices, inflammations cutanées
- Dyspepsies, diarrhée, amibiase, entérocolite spasmodique, crampes intestinales

Utilisations :
- Voie cutanée : +++

Mon conseil : HE sans prétention, d'odeur agréable (fraîche, épicée, légèrement citronnée) et utile dans les affections bronchiques (quelques gouttes en friction).
- Pour les problèmes digestifs : en massage au niveau du plexus solaire diluée à 30 % dans HV Macadamia.
- Pour les problèmes cutanés : en application, diluée à 30 % dans HV Millepertuis.

ENCENS ou OLIBAN

Boswellia carterii

Burséracées **gomme, résine**

Origine : Somalie

Principes actifs :
- Monoterpènes : α-*pinène, limonène,* β-*myrcène*
- Sesquiterpènes : β-*caryophyllène*

Propriétés :
- **Immunostimulante** ***
- Antidépressive, favorise la méditation **
- Cicatrisante, antifongique **

Indications :
- Baisse de l'immunité (cancer, sida, leucémie)
- Dépression nerveuse
- Plaie, ulcères, mycoses cutanées

Utilisations :
- Voie buccale : ++
- Voie cutanée : +++
- Diffusion : +++

Mon conseil : d'odeur caractéristique favorisant la relaxation, elle demeure très utile lors d'épidémies virales (grippe, rhume).
- Renforcement de l'immunité, mycose buccale, dépression : 2 gouttes d'HE Encens sur 1 cp neutre sous la langue 2 fois par jour.
- Méditations : en diffusion atmosphérique, ou en massage (3 gouttes d'HE Encens + 2 gouttes HV Macadamia) sur le plexus solaire ou le long de la colonne vertébrale.

ÉPINETTE NOIRE

Picea mariana

Abiétacées **aiguilles**

Origine : Canada
Principes actifs :
- Monoterpènes (50 %)
- Esters : ***acétate de bornyle (35 %)***

Propriétés :
- **Tonique générale, *Cortisone-like*** ***
- Anti-infectieuse ***
- Antispasmodique

Indications :
- Bronchite, toux grasse
- Fatigue profonde, épuisement (« coups de pompe »)

Utilisations :
- Voie buccale +++
- Voie cutanée : +++
- Diffusion : +++

Mon conseil : son action hormonale permet une application directe de cette HE au niveau des reins (surrénales) et qui en fait sa caractéristique principale.
- Bronchite :
  Voie buccale : 2 gouttes d'HE Epinette sur 1 cp neutre, 3 fois par jour
  Voie cutanée : 2 gouttes d'HE Epinette + 2 gouttes HV Macadamia en massage sur le thorax, 2 fois par jour.
- Fatigue profonde au lever matinal : 2 gouttes d'HE Epinette + 2 gouttes d'HE Pin sylvestre + 5 gouttes d'HV Macadamia en massage au niveau du plexus solaire et des reins le matin ou bien 2 gouttes HE Epinette directement sur chaque zone surrénale (au-dessus des reins).

ERIOCÉPHALE

Eriocephalus punctulatus

Astéracées **parties aériennes fleuries**

Origine : Afrique du Sud
Principes actifs :
- Esters : *méthyle propanoate de méthylbuthle, isobutanoate d'isobutyle*

Propriétés :
- **Antispasmodique** ****
- Anti-inflammatoire, antalgique **

Indications :
- Anxiété, stress, nervosité, dépression
- Sciatiques, névralgies, torticolis

Utilisations :
- Voie buccale : ++
- Voie cutanée : +++

Mon conseil : HE peu connue mais très intéressante dans les dystonies neurovégétatives (stress, anxiété).
- Appréhension : 1 goutte d'HE Eriocéphale + 1 goutte ES Mandarine + 1 goutte d'HE Cumin sur 1 cp neutre, 3 à 4 fois dans la journée. On peut également utiliser ce mélange en massage dilué à 5 % dans une HV.
- Anxiété : 1 goutte d'HE Eriocéphale + 1 goutte d'HE Davana + 1 goutte d'HE Mélisse officinale sur 1 cp neutre, 2 à 3 fois dans la journée, ou en massage dilué à 5 % dans une HV.

ESTRAGON

Artémisia dracunculus

Astéracées **parties aériennes**

Origine : Europe
Principes actifs :
- Éthers : ***méthylchavicol (80 %)***

Propriétés :
- **Puissante antispasmodique** ****
- Carminative, digestive, stomachique ***
- Antiallergique **

Indications :
- Colite spasmodique, hoquet, spasmes digestifs, nausées, vomissement, mal des transports
- Crampes musculaires, douleurs de règles, spasmophilie
- Allergie, asthme

Utilisations :
- Voie buccale : +++
- Voie cutanée : + (diluée à 50 %)

Mon conseil : c'est l'HE la plus remarquable pour traiter toutes les douleurs d'origine spasmodiques et surtout le hoquet.
- Affections digestives : 2 gouttes d'HE Estragon sur 1 cp neutre après chaque repas.
- Crampes musculaires, douleurs de règles : 5 gouttes d'HE Estragon + 5 gouttes HV Noisette en massage sur la zone douloureuse ou le bas-ventre.
- Hoquet : 1 goutte à absorber en sublinguale : poser 1 goutte sur le dos de la main et happer avec la langue. Ensuite, procéder à une friction sur le plexus solaire avec 3 ou 4 gouttes. Le résultat est immédiat.

EUCALYPTUS

Il existe plus de 600 espèces et de variétés d'Eucalyptus, dont certaines qui sont aromatiques produisent des essences spécifiques. La réputation curative de la sphère broncho-pulmonaire attribuée à cet arbre repose sur la présence d'un oxyde le *1,8 cinéole* anciennement appelé *eucalyptol,* mais dont est dépourvu le *citriodora.* Nous étudierons 7 espèces les plus intéressantes, classées par ordre d'importance thérapeutique :

1. EUCALYPUS GLOBULEUX ou GOMMIER BLEU

Eucalyptus globulus

Myrtacées **feuilles**

Origine : Espagne, Portugal, Amérique du Sud, Chine, Australie.
C'est le plus connu des Eucalyptus, d'odeur forte, très caractéristique, c'est une HE précieuse aux nombreuses propriétés.

Principes actifs :
- Oxydes terpéniques : ***1,8 cinéole*** (ou ***eucalyptol) (70 %)***
- Monoterpènes : *α-pinène (10 %)*
- Sesquiterpinols : *globulol (6 %)*

Propriétés : HE spécifique des voies respiratoires basses (sphère broncho-pulmonaire).
- Expectorante, décongestionnante pulmonaire et mucolytique
- Antiseptique respiratoire, antibactérienne (staphylocoque doré)
- Facilite les échanges gazeux au niveau des alvéoles pulmonaires
- Antifongique (candida)

Indications :
- Bronchite, inflammation des muqueuses pulmonaires à caractère hypersécrétant et surinfecté
- Bronchite asthmatiforme, grippes
- Dermite candidosique et bactérienne

Utilisations :
- Voie cutanée : +++
- Diffusion : + (à faible dose ou en association)

Mon conseil : éviter d'acheter l'HE Eucalyptus *globulus* originaire de Chine car elle a été rectifiée (redistillation de l'HE); elle ne contient que de l'*α-pinène* et du *1,8 cinéole*, toutes les autres molécules actives présentes à l'état de traces ont été supprimées. Elles ont ainsi perdu leur richesse olfactive ainsi qu'une partie de leur efficacité et sont déconseillées pour l'utilisation médicale.
- Bronchite, grippe : frictionner la poitrine et le dos avec 1/3 d'HE Eucalyptus *globulus* + 2/3 d'HE Ravintsara, matin et soir.
- Affection cutanée : 3 gouttes d'HE Eucalyptus *globulus* + 3 gouttes d'HV Noisette en application, 2 fois par jour.
- Désinfection de l'air ambiant : dans un diffuseur mettre 1/3 HE Eucalyptus *globulus* + 1/3 d'HE Eucalyptus *radiata* + 1/3 d'HE Eucalyptus mentholé, à diffuser pendant 20 mn.

2. EUCALYPTUS RADIÉ

Eucalyptus radiata

Myrtacées **feuilles**

Origine : Australie
Moins connu que l'Eucalyptus globuleux, l'Eucalyptus radié d'odeur plus fine possède une spécificité biochimique intéressante.

Principes actifs :
- Oxydes : ***1,8 cinéole (70 %)***
- Monoterpénols : α-***terpinéol (13 %)***

Propriétés : HE spécifique des voies respiratoires hautes (contrairement à l'Eucalyptus globuleux), c'est-à-dire de la sphère rhino-pharyngée.
- Expectorante, fluidifiante et décongestionnante rhinopharyngés ***
- Antivirale, stimulante immunitaire ****
- Antibactérienne, anti-inflammatoire **

Indications :
- Rhinopharyngite, rhinite, sinusite, otite
- Grippe, rhume, épidémie virale

Utilisations :
- Voie buccale : +
- Voie cutanée : +++
- Diffusion : +++

Mon conseil : c'est l'HE d'Eucalyptus la plus fine et la plus agréable à respirer, moins entêtante que l'HE Eucalyptus globulus, elle convient très bien aux enfants qui en général l'apprécient. C'est un excellent antiviral proche du Ravintsara que l'on peut substituer.
- Sinusite, grippe, rhume : 10 gouttes d'HE Eucalyptus radié + 10 gouttes d'HE Romarin officinal *1,8 cinéole* + 10 gouttes d'HE Ravintsara dans 1 c à soupe d'HV Macadamia. On utilise 2 gouttes du mélange en onction, de chaque côté du nez, des tempes et au-dessus des sourcils.
- Rhino-pharyngite de l'enfant : frictionnez la poitrine avec le mélange d'HE Eucalyptus radié et d'HE Ravintsara (quelques gouttes à parties égales). Pour les tout-petits (2 à 6 ans) rajoutez 1 c à café d'HV Macadamia.
- Otite : 2 gouttes d'HE Eucalyptus radié + 2 gouttes d'HE Niaouli en onction de la base de l'oreille au maxillaire inférieur, 4 fois par jour pendant 1 semaine.
- Préventions d'épidémies virales contagieuses : friction du thorax, du dos et de la plante des pieds avec 5 gouttes d'HE Eucalyptus radié.
- En diffusion (rhume, grippe) : versez dans votre diffuseur d'arôme 1 c à café d'HE Eucalyptus radié et 1 c à café d'HE Sapin de Sibérie, laissez diffuser pendant 20 mn, 3 fois par jour.

3. EUCALYPTUS CITRONNÉ

Eucalyptus citriodora

Myrtacées **feuilles**

Origine : Chine
Très riche en aldéhyde, cet Eucalyptus n'est pas du tout indiqué comme les précédents pour les affections respiratoires puisqu'il ne renferme pas de *1,8 cinéole*.

Principes actifs :
- Aldéhydes : ***citronnellal (80 %)***

Propriétés :
- **Anti-inflammatoire puissante** ****
- Antalgique, apaisante cutané ***

Indications :
- Affections inflammatoires (rhumatismales, génito-urinaires, ORL) : arthrites, tendinites, sciatiques, torticolis, cystite, vaginites, sinusites, otites…
- Piqûres de moustiques (et éloignement), démangeaison, zona

Utilisations :
- Voie buccale : ++
- Voie cutanée : +++
- Diffusion : +++

Mon conseil : c'est une HE remarquable pour soulager rapidement un foyer inflammatoire important dans beaucoup de pathologies.
- Torticolis, raideur de la nuque : 10 gouttes d'HE Eucalyptus citronné + 15 gouttes d'HE Ravintsara + 5 gouttes d'HE Camomille romaine dans 2 c à dessert d'EL Millepertuis, en massage des muscles dorsaux, puis cervicaux.
- Arthrite, rhumatismes : 4 gouttes d'HE Eucalyptus citronné en onction directe sur les zones douloureuses.
- Tendinite : 3 gouttes d'HE Eucalyptus citronné + 3 gouttes d'HE Hélichryse, 4 fois par jour le long de la zone douloureuse.
- Piqûres d'insectes : quelques gouttes d'HE Eucalyptus citronné directement sur la piqûre réduit instantanément l'inflammation et les démangeaisons.

4. EUCALYPTUS MENTHOLÉ

Eucalyptus dives

Myrtacées **feuilles**

Origine : Australie
Principes actifs :
- Monoterpénones : ***pipéritone (45 %)***
- Monoterpènes : *α-phellandrène (30 %)*

Propriétés :
- Mucolytique, fluidifiante bronchique ***
- Anti-infectieuse, (pulmonaire, urinaire et rénale) **

Indications :
- Bronchite, sinusite, otite
- Toux grasses

Utilisations :
- Voie buccale : ++ (sur avis d'un aromatologue)
- Voie cutanée : +++
- Diffusion : + (en association)

Mon conseil : l'HE Eucalyptus mentholé est très active contre les sécrétions respiratoires (bronchiques et ORL) ; elle doit toujours être diluée.
- Infections :
  Voie buccale : 1 goutte d'HE Eucalyptus mentholée dans 1 c à café de miel, sous la langue 3 fois par jour.
  Voie cutanée : 2 gouttes d'HE Eucalyptus mentholé + 2 gouttes HV Macadamia, en friction sur le thorax (infection respiratoire) ou sur le bas-ventre (infections urinaires et rénales).
- Désinfection hivernale (grippe, rhume, rhinite, expectorations…) : dans un diffuseur d'arôme placez 2 ml d'Eucalyptus mentholé + 5 ml d'Eucalyptus radié et laissez diffuser pendant 30 mn.

Mise en garde : en raison de la faible proportion de cétones neurotoxiques elle sera réservée aux adultes et aux enfants à partir de 6 ans (usage externe).

5. EUCALYPTUS POLYBRACTÉE ou EUCALYPTUS À FLEURS MULTIPLES ou EUCALYPTUS CUMIN

Eucalypus polybractea cryptonifera

Myrtacées **feuilles**

Origine : Corse

Principes actifs :

- Cétones : ***cryptone (40 %)***
- Monoterpènes : *p-cymène (30 %)*
- Oxydes terpéniques : *1,8-cinéole (10 %)*

Propriétés :

- **Mucolytique, expectorante** ***
- **Anti-infectieuse, antivirale, antibactérienne** ***
- Antiamibienne **

Indications :

- Affections respiratoires virales (bronchite, pneumonie, rhinopharyngites), sécrétions bronchiques et ORL
- Affections rénales et gynécologiques d'ordres virales : urétrite, prostatite, varicocèle, condylome, cystite

Utilisations :

- Voie buccale : ++
- Voie cutanée : +++

Mon conseil : très ciblée sur les affections virales, l'HE Eucalyptus polybractée sera très utile dans les pathologies hivernales ; on l'emploiera en mélange avec HV Macadamia sur le thorax (bronchite) ou en association par voie buccale avec l'HE Ravensare aromatique.

⚠ **Mise en garde : pas d'utilisation chez l'enfant de moins de 6 ans et pendant la grossesse (neurotoxique et abortive).**

6. EUCALYPTUS SMITHII

Eucalyptus smithii

Myrtacées **feuilles**

Origine : Afrique du sud
Principes actifs :
- Oxydes : ***1,8 cinéole (75 %)***
- Monoterpènes : *α-pinène, p-cymène, limonène*

Propriétés :
- **Anti-infectieuse, antibactérienne, antivirale** ***
- **Mucolytique, expectorante, décongestionnante respiratoire** ***

Indications :
- Affections respiratoires : sinusite, grippe, bronchite, toux, rhino-pharyngite, otite, rhume

Utilisations :
- Voie buccale : +++
- Voie cutanée : +++
- Diffusion : ++++

Mon conseil : l'HE Eucalyptus smithii est considérée comme la plus douce des HE d'Eucalyptus, ce qui rend son emploi facile, notamment auprès des personnes sensibles (enfants). Proche de l'Eucalyptus radié par sa composition, on peut aisément remplacer ce dernier par l'Eucalyptus smithii.

FAGARA

Fagara schinifolia

Rutacées **fruits**

Origine : Chine, Japon
Principes actifs :
- Phénols méthyl-éthers : ***méthyle chavicol (90 %)***
- Coumarines : *bergaptène*

Propriétés :
- **Antispasmodique** ***

Indications :
- Spasmophilie, colite spasmodique, crampes musculaires et intestinales

Utilisations :
- Voie buccale : +++
- Voie cutanée : ++ (voir mise en garde)

Mon conseil : proche de l'HE Basilic, mais moins riche en composés biochimiques, l'HE Fagara est relativement peu utilisée.

⚠ **Mise en garde : pas d'exposition solaire après une application cutanée, en raison de la présence de *bergaptène* (substance photosensibilisante, risque de brûlures cutanées).**

FENOUIL DOUX ▸ semences
FENOUIL AMER ▸ rameaux fructifiées

Foeniculum vulgare

Apiacées

Origine : Espagne
Principes actifs :
- Phénols méthyl-éthers : ***trans-anéthole* (*70 %*** Fenouil doux, ***32 %*** Fenouil amer)
- Cétones : *fenchone (10 %)*

Propriétés :
- ***œstrogène-like*, emménagogue, galactagogue** ***
- **Antispasmodique digestive, stomachique, carminative, apéritive** ***

Indications :
- Règles difficiles et douloureuses (aménorrhées, dysménorrhées)
- Allaitement difficile
- Problèmes digestifs : ulcère (cicatrisante), gastralgie, colite, flatulences, aérophagie, dyspepsies

Utilisations : IVP I (vente réservée aux pharmaciens)
- Voie buccale : +++
- Voie cutanée : +

Mon conseil : d'accès difficile car soumis à la réglementation des substances anisées, cette HE reste très intéressante pour les jeunes mamans qui allaitent (ainsi que le bébé). On ne pourra utiliser les conseils suivants que sur prescription médicale :

- Allaitement : 2 gouttes d'HE Fenouil sur 1 cp neutre matin et soir.
- Problèmes digestifs (nausée, colite, hoquet...) : 2 gouttes sur 1 cp neutre après chaque repas.

Mise en garde : ne pas administrer aux enfants et aux femmes enceintes, en raison de la neurotoxicité de l'*anéthole*.

GAÏAC

Guajacum officinale

Zygophyllacées **résine du bois**

Origine : Amérique du Sud, Antilles

Principes actifs :
- Phénols : ***gaïacol (30 %)***

Propriétés :
- Anti-infectieuse (anti-syphilitique) ***
- Antalgique **

Indications :
- Syphilis
- Rhumatismes

Utilisations :
- Voie buccale : +
- Voie cutanée : ++

Mon conseil : j'ai mentionné cette HE, à titre indicatif car la syphilis est peu répandue de nos jours et soignée en milieu hospitalier.

GALANGA DES INDES

Alpinia galanga

ou GALANGA DE CHINE

Alpinia officinarum

Zingibéracées — **rhizomes**

Origine : Inde, Chine
Principes actifs :
- Monoterpènes : *α-pinène, camphène, sabinène*
- Esters : ***cinnamate de méthyle (48 %)***
- Oxyde : ***1,8 cinéole (30 %)***

Propriétés :
- **Stomachique, carminative** ***
- **Antispasmodique** ***
- Expectorante **

Indications :
- Insuffisance digestive, colite spasmodique
- Bronchite catarrhale, asthme

Utilisations :
- Voie buccale : +++
- Voie cutanée : +++

Mon conseil : peu connue, cette HE d'odeur fraîche et boisée proche du gingembre par son action sur la sphère digestive entre dans la composition du curry (comme la caramone et le curcuma).

GALBANUM ou FÉRULE GOMMEUSE

Ferula galbaniflua

Apiacées — **gomme résine**

Origine : Iran
Principes actifs :
- Monoterpènes : ***β-pinène (59 %)***, *delta 3 carène (13 %), α-pinène (10 %)*
- Sesquiterpénols
- Phtalides (odeur marquée)

Propriétés :
- **Tonique et stimulante** ****
- Anti-infectieuse ***
- Emménagogue **

Indications :
- Asthénie, fatigue
- Affections cutanées : abcès, ulcères, infections, cicatrisation
- Dysménorrhées

Utilisations :
- Voie buccale : ++
- Voie cutanée : +++

Mon conseil : très utilisée en parfumerie pour son odeur caractéristique (verte et terreuse), on l'emploie surtout en friction dans les cas de fatigue (plexus solaire) ou en massage dans les problèmes de règles (bas du ventre).

GATTILIER ou POIVRE DES MOINES

Vitex agnus castus

Verbénacées **baies**

Origine : Balkans

Principes actifs :
- Oxydes terpéniques : ***1,8 cinéole***
- Sesquiterpènes : β-*caryophyllène*

Propriétés :
- **Emménagogue, régulatrice hormonale** ****
- Calmante, anaphrodisiaque **

Indications :
- Syndrome prémenstruel, oligoménorrhée
- Affections gynécologiques par hyperfolliculine
- Nervosité, hypersexualité

Utilisations :
- Voie buccale : ++ (sur les conseils d'un thérapeute)
- Voie cutanée : +++

Mon conseil : l'HE Gattilier est entièrement tournée vers des fonctions hormonales puissantes (anti-œstrogène et anti-androgène). Par prudence, on choisira la voie externe (quelques gouttes sur le bas du ventre pour des douleurs menstruelles par exemple).

GAULTHÉRIE ou GAULTHÉRIE COUCHÉE ou WINTERGREEN

Gaultheria procumbens

Ericacées **feuilles**

Origine : Chine
Principes actifs :
- Esters : ***salicylate de méthyle (99 %)***

Propriétés :
- **Anti-inflammatoire, antalgique, vulnéraire** ****
- Antispasmodique ***

Indications :
- Affections inflammatoires : tendinite, arthrite, entorse, torticolis…
- Affections musculaires : crampes, contractures, spasmes…
- Douleurs diverses : arthrose, céphalées, rhumatismes…

Utilisations :
- Voie cutanée : +++ (en dilution si possible avec une HV)

Mon conseil : c'est un remarquable anti-inflammatoire très apprécié des sportifs, et son odeur caractéristique du *salicylate de méthyle*, évoque immédiatement les lotions et baumes utilisés sur les lieux d'entraînement. Attention, cette HE est souvent reconstituée avec du *salicylate de méthyle* de synthèse !
- Douleurs rhumatismales, entorses : 10 gouttes d'HE Gaulthérie + 10 gouttes d'HE Romarin *1,8 cinéole* + 5 gouttes d'HE Laurier noble dans 1 c à soupe d'HV Macadamia. Quelques gouttes en massage des parties douloureuses.
- Tendinite : 2 gouttes d'HE Gaulthérie + 2 gouttes d'HE Eucalyptus citronné avec 5 gouttes d'HV macadamia, en massage 3 fois par jour.
- Arthrose : 3 gouttes d'HE Gaulthérie + 2 gouttes d'HE Hélichryse + 5 gouttes d'HV Macadamia, plusieurs fois par jour en onctions localement.
- Torticolis : c'est l'HE idéale car elle réchauffe, combat l'inflammation et calme la douleur, trois actions indispensable dans un torticolis ; à utiliser pure ou en association avec l'HE Eucalyptus citronné (en massage 3 à 4 fois par jour).

GAYAC (BOIS DE)

Bulnesia sarmienti

Zygophyllacées **bois**

Origine : Amérique du Sud
Principes actifs :
- Sesquiterpénols : ***bulnésol (45 %), guaïol (28 %),*** *eudesmol*

Propriétés :
- **Décongestionnante veineuse et lymphatique** ***
- Stimulante **
- Anti-inflammatoire **

Indications :
- Troubles veineux (varices, hémorroïdes, jambes lourdes)
- Fatigue

Utilisations :
- Voie buccale : ++
- Voie cutanée : +++

Mon conseil : d'odeur chaude et boisée rappelant celle de la rose, l'HE Gayac a tendance à se solidifier à température ambiante, et s'écoule difficilement par le codigoutte, aussi faut-il le réchauffer sous un filet d'eau chaude avant de pouvoir l'utiliser (quelques gouttes en friction sur les jambes ou le thorax).

GENÉVRIER ou GENÉVRIER ÉRIGÉ

Juniperus communis

Cupressacées
L'HE est extraite, soit à partir des **rameaux**, soit à partir des **baies**; dans ces deux cas, la biochimie et l'utilisation sont très différentes.

rameaux

Origine : France
Principes actifs :
- Monoterpènes : ***α-pinène (70 %),*** *sabinène (25 %)*
- Sesquiterpènes : *thuyopsène*

Propriétés :
- Antalgique, anti-inflammatoire ***

Indications :
- Douleurs rhumatismales (arthrite, arthrose)
- Sciatique

Utilisations :
- Voie cutanée : +++

Mon conseil : pas aussi exceptionnelle que l'HE de baies pures, elle demeure intéressante toujours en association avec les HE correspondantes
- Douleurs arthrosiques : 10 gouttes d'HE Genévrier (rameaux) + 10 gouttes d'HE Gaulthérie dans 1 c à soupe d'HV Millepertuis; quelques gouttes en onctions sur les articulations douloureuses.
- Vin antirhumatismal : faire macérer 50 gr de baies de genévrier avec 5 gouttes d'HE Genévrier (rameaux) dans 1 litre de vin. Après 3 semaines, filtrer et boire un verre matin et soir de ce vin médicinal.

baies

Principes actifs :
- Monoterpènes : ***α-pinène (40 %)***, *sabinène (15 %)*
- Sesquiterpènes : ***4-terpinéol (6 %)***

Propriétés :
- **Anti-lithiasique, diurétique, purificateur du filtre rénal** ****
- Tonique digestif puissante, stimulante pancréatique ***

Indications :
- Insuffisance hépato-pancréatique, digestion difficile
- Lithiase biliaire, calculs rénaux

Utilisations :
- Voie buccale : +++

Mon conseil : HE rare et exceptionnelle car elle réclame une cueillette manuelle des baies mûres et une distillation prolongée. Contrairement à la précédente, celle-ci s'utilise surtout en interne. C'est une HE remarquable pour nettoyer les canaux biliaires et pancréatiques en agissant sur les canaux évacuateurs.
- Digestion difficile : 2 gouttes d'HE Genévrier (baies) + 1 goutte d'HE Menthe poivrée sur 1 cp neutre après chaque repas.
- Insuffisance hépato-pancréatique : 2 gouttes d'HE Genévrier + 2 gouttes d'HE Romarin officinal *a.b v* sur 1 cp neutre, 3 fois par jour.
- Calculs rénaux et biliaires : 1 goutte d'HE Genévrier + 1 goutte d'HE Verveine odorante + 1 goutte d'HE Coriandre + 1 goutte d'HE Basilic sur 1 cp neutre, matin, midi et soir pendant 1 semaine.

GENÉVRIER DE VIRGINIE ou CÈDRE DE VIRGINIE

Juniperus virginiana

Cupressacées **bois**

Origine : États-Unis
Se méfier de l'appellation « Cèdre » et ne pas confondre avec le Cèdre de l'Atlas (sur prescription). Je préfère l'appellation « Genévrier » en raison de l'origine latine (*Juniperus*) ainsi que de la famille (Cupressacées).

Principes actifs :
- Sesquiterpènes : *cédrènes, thujopsène*
- Sesquiterpénols : ***cédrol (30 %)***

Propriétés :
- **Décongestionnante veineuse et lymphatique** ***
- Tonique veineuse et circulatoire ***

Indications :
- Varices, hémorroïdes, jambes lourdes
- Œdèmes lymphatiques, cellulite

Utilisations :
- Voie cutanée : +++

Mon conseil : pour les soins corporels. Réchauffer le flacon entre les mains ou sous un filet d'eau tiède en cas de cristallisation de cet HE à température ambiante.
- Jambes lourdes, œdèmes : 10 gouttes d'HE Genévrier de Virginie + 10 gouttes d'HE Romarin *1,8 cinéole* + 10 gouttes Cyprès dans 2 c à soupe d'HV Macadamia. Quelques gouttes en onction sur la voûte plantaire, la cheville et les jambes.
- Effet minceur : 10 gouttes d'HE Genévrier dans 1 c à soupe d'HV Macadamia.
- Bain contre la cellulite : 2 gouttes d'HE Genévrier + 3 gouttes d'HE Cyprès dans 20 gouttes de dispersant (Solubéol*). Verser ce mélange dans un bain chaud.

GENEVRIER SABINE

voir SABINE

GÉRANIUM ODORANT ou GÉRANIUM ROSAT ou GÉRANIUM BOURBON

Pelargonium graveolens

Géraniacées **feuilles**

Origine : Chine, Réunion, Egypte
Principes actifs :
- Monoterpénols : ***citronnellol (40 %)***, *géraniol (6 %, linalol (3 %)*
- Esters : ***formiates de citronnellyle (15 %)***

Propriétés :
- **Hémostatique cutanée** ****
- Antibactérienne, antifongique cutanée ***
- Tonique, régénérante, antiseptique et astringente cutanée ***
- Insectifuge (éloignement des moustiques) ***

Indications :
- Dermatoses infectieuses, acné, impétigo, mycoses, piqûres d'insecte
- Plaies, coupures sanguinolentes, épistaxis

Utilisations :
- Voie cutanée : +++
- Diffusion : ++

Mon conseil : l'HE provenant de chine (Géranium rosat) est la moins chère, celle provenant de la Réunion (Géranium Bourbon) est la plus coûteuse et de qualité supérieure. Son efficacité thérapeutique est surtout marquée en voie cutanée.
- Dermatoses diverses (acné, mycose...) : 2 gouttes d'HE Géranium rosat + 2 gouttes HE Lavande officinale + 2 gouttes d'HV Macadamia en onction, 2 fois par jour pendant 15 jours.
- Épistaxis : voir HE Ciste
- Éloignement des moustiques : introduire à partie égales l'HE Géranium et l'HE Citronnelle de Java dans un diffuseur d'arôme et vous aurez une nuit tranquille avec une senteur agréable.
- Soins dermatologiques :
  . Peaux grasses : 7 gouttes d'HE Géranium rosat + 3 gouttes d'HE Ciste + 10 gouttes d'Oranger amer (feuilles) dans 1 c à soupe d'HV Macadamia ; appliquer quelques gouttes en onction du visage, matin et soir.
  . Peaux sèches : voir HE carotte
  . Tonique corporel : 10 gouttes d'HE Géranium rosat + 10 gouttes HE Romarin off. *1,8 cinéole* + 5 gouttes HE Ylang-Ylang dans 2 c à soupe d'HV Macadamia ; quelques gouttes en massage du corps matin et soir.

GINGEMBRE

Zingiber officinale

Zingibéracées **rhizomes**

Origine : Sri Lanka
Principes actifs :
- Sesquiterpènes : ***zingibérène (30 %)***, *γ-bisabolène(7 %), acurcumène (8 %)*

Propriétés :
- **Tonique digestive, stomachique, carminative** ***
- **Tonique sexuelle, aphrodisiaque** ***
- Antalgique, anti-inflammatoire **

Indications :
- Aérophagie, flatulence, inappétence, dyspepsie, constipation
- Impuissance, fatigue sexuelle
- Rhumatismes (arthrite, arthrose)

Utilisations :
- Voie buccale : +++
- Voie cutanée : + (en dilution à 20 % avec une HV)

Mon conseil : d'un arôme et d'un goût puissant et chaud, cette HE peu connue est idéale pour dynamiser l'appareil digestif et sexuel ; notons son action antirhumatismale intéressante.
- Problèmes digestifs : 2 gouttes d'HE Gingembre + 1 goutte d'HE Genévrier (baies) sur 1 cp neutre après les repas.
- Fatigue sexuelle : 1 goutte d'HE Gingembre + 1 goutte d'HE Cannelle sur 1 cp neutre 2 fois par jour.

GIROFLE (CLOU DE)

Eugenia cariophyllata

Myrtacées **boutons floraux**

Origine : Madagascar, Sri Lanka
Principes actifs :
- Phénol : ***eugénol (80 %)***
- Esters : *acétates d'eugényle*

Propriétés :
- **Anti-infectieuse puissante** **** (bactéricide à large spectre, virucide, fongicide, parasiticide)

- Tonique utérine (favorise la dilatation des muscles utérins pour préparer l'accouchement) ***
- Antalgique dentaire ***
- Stimulante générale (immunitaire, nerveuse, intellectuelle, sexuelle)

Indications :
- Infections et douleurs dentaires (abcès, caries)
- Infections intestinales (colite virale et bactérienne)
- Infections urinaires (cystite)
- Fatigue nerveuse, sexuelle
- Préparation à l'accouchement (effet ocytocique)

Utilisations :
- Voie buccale : +++ (pas d'utilisation prolongée)
- Voie cutanée : + (en dilution à 20 %)

Mon conseil : d'odeur chaude et de saveur brûlante, cette HE remarquable pour sa puissance d'action doit être utilisée avec précaution en raison de la présence de *phénols*. Très bonne association synergétique avec l'HE de Cannelle et l'ES de Citron.
- Maux de dents, début d'infection : 1 goutte d'HE Girofle + 1 goutte d'HE Gaulthérie sur un coton à mettre contre la dent.
- Poussée dentaire du nourrisson : 2 gouttes d'HE Girofle dans 1 c à café d'HV Noisette (ou HV Olive) ; appliquer 2 gouttes de ce mélange sur le bout du petit doigt et masser les gencives du bébé.
- Préparation à l'accouchement (3 semaines avant) : 1 goutte d'HE Girofle + 1 goutte d'HE Citron sur 1 cp neutre, **2 fois par jour** les 15 premiers jours, puis **3 fois par jour** la dernière semaine.
- Fatigue, épuisement : 1 goutte d'HE Girofle + 1 goutte d'HE Ravintsara sur 1 cp neutre 3 fois par jour.

GRANDE CAMOMILLE ou PARTHENELLE

Chrysanthemum parthenum

Astéracées **sommités fleuries**

Origine : France

Principes actifs :
- Esters : *acétate de bornyle, acétate de chrysanthényle*
- Cétones : ***camphre (40 %)***

Propriétés :
- **Tonique digestive, carminative, laxative** ***
- Emménagogue **

Indications :
- Affections digestives : dyspepsies, ballonnements, constipation, colite
- Règles difficiles

Utilisations :
- Voie buccale : +++
- Voie cutanée : +++

Mon conseil : en massage (quelques gouttes sur le bas-ventre en cas d'absence de règles) ou sur 1 cp neutre après les repas (2 gouttes en cas de troubles digestifs).

⚠ Mise en garde : la présence de *camphre,* interdit son utilisation chez les enfants et pendant la grossesse.

GURJUM

Dipterocarpus turbinatus

Diptérocarpacées **résine**

Origine : Inde, Malaisie
Principes actifs :
- Sesquiterpènes : ***β-caryophyllène, α-gurjunène (90 %)***

Propriétés :
- Anti-inflammatoire générale ***
- Antiseptique intestinale **

Utilisations :
- Voie buccale : ++
- Voie cutanée : ++

Indications :
- Affections inflammatoires : urogénitales (cystite, vaginite), broncho-pulmonaires (toux d'irritation), cutanées (dermatoses), intestinales (colite)

Mon conseil : d'un intérêt relatif cette HE d'un parfum boisé tenace et doux est surtout utilisée en parfumerie (fixatif de parfum).

HÉLICHRYSE ITALIENNE ou IMMORTELLE

Helichrysum italicum

Astéracées **sommités fleuries**

Origine : Corse
Principes actifs :
- Esters : ***acétate de néryle (75 %)***
- Cétones : ***diones (12 %)***
- Sesquiterpènes : *curcumène (10 %)*

Propriétés :
- **Anti-hématomes (anticoagulante, fluidifiante sanguine)** ****
- Antiplébitique (facilite la circulation artérielle et capillaire)
- Anti- inflammatoire (*curcumène)* ***
- Antispasmodique ***
- Anticatarrhale, mucolytique

Indications :
- Contusions, hématomes, œdèmes, bosses…
- Affections circulatoires : varicosités, couperose, acné rosacée, extrémités froides (syndrome de Raynaud)
- Affections inflammatoires : phlébite, coronarite, artérite, arthrite, polyarthrite
- Bronchite, rhinite, rhinopharyngite

Utilisations :
- Voie buccale : ++
- Voie cutanée : +++

Mon conseil : connue depuis l'Antiquité grecque (*hélios* = soleil, *chrysos* = or), les fleurs de cette HE exceptionnelle ressemblent à de « petits soleils de couleur or » qui ne se fanent pas d'où le nom d'Immortelle. L'hélichryse italienne est une HE précieuse et indispensable dans la trousse familiale en raison de son action remarquable en puissance et en rapidité sur les hématomes (incomparable par rapport à l'arnica). Malgré son prix élevé, l'investissement en vaut la peine pour ce produit miraculeux.
- Contusions, hématomes (bleus), œdème (entorse) : quelques gouttes en application directe sur la peau, en massage pénétrant et répétés. Un mélange efficace est à préconiser : 20 gouttes d'HE Hélichryse + 20 gouttes d'HE Lavande dans 1 c à café d'HV Millepertuis.
- Varicosités, syndrome de Raynaud (pieds et mains froids) : 7 gouttes d'HE Hélichryse + 10 gouttes d'HE Romarin officinale 1,8 cinéole + 7 gouttes d'HE Lavandin dans 1 c à soupe d'HV Millepertuis.

- Entorse : 3 gouttes d'HE Hélichryse + 3 gouttes d'HE Menthe poivrée en massage plusieurs fois par jour.
- Couperose : 2 gouttes d'HE Hélichryse + 1 goutte d'HE Ciste dans votre pot de crème pour le visage.
- Phlébite (en complément d'un traitement médical) : 10 gouttes d'HE Hélichryse + 20 gouttes d'HE Eucalyptus citronné + 20 gouttes d'HE Basilic dans 1 c à soupe d'HV Macadamia.
- Arthrite (épicondylite, tendinite) : 2 gouttes d'HE Hélichryse + 2 gouttes d'HE Eucalyptus citronné, en application locale 2 fois par jour.

HERNANDIA

Hernandia voyronii

Hernandiacées **écorce**

Origine : Madagascar
Principes actifs :
- Aldéhydes

Propriétés :
- **Décongestionnante prostatique** ***
- Anti-infectieuse, antibactérienne, antivirale, antiparasitaire **
- Anti-inflammatoire **
- Stimulante nerveuse et pancréatique **

Indications :
- Affections prostatiques : adénome, troubles de la miction, prostatite
- Hépatite et entérocolite virale, ictère, insuffisance pancréatique

Utilisations :
- Voie buccale : +++
- Voie cutanée : +

Mon conseil : HE peu connue et toujours à l'étude, on retiendra son action intéressante au niveau prostatique.

Mise en garde :
- **Ne pas utiliser sur la peau (dermocaustique)**
- **Déconseillée chez la femme en raison de son action *hormon-like***

HOUBLON

Humulus lupulus

Cannabinacées — **cônes (fleurs)**

Origine : Balkans
Principes actifs :
- Monoterpènes : β-*myrcène*
- Sesquiterpènes : α-*humulène,* β-*caryophyllène*
- Esters : *décénoate de méthyle*

Propriétés :
- **Sédative, antispasmodique nerveuse** ***
- Action hormonale (œstrogène-like) ***

Indications :
- Nervosité, insomnie, tachycardie
- Excitation sexuelle masculine (priapisme)

Utilisations :
- Voie cutanée : +++

Mon conseil : quelques gouttes sur le plexus solaire pour calmer le stress, la nervosité… Ou l'excitation sexuelle masculine (action anaphrodisiaque, sous réserve).

Mise en garde : ne pas utiliser chez les personnes atteintes de pathologies cancéreuses hormonodépendantes en raison de son action *œstrogen-like*.

HYSOPE À RAMEAUX COUCHÉS ou HYSOPE DES MONTAGNES

Hyssopus montana var. decumbens

Lamiacées — **sommités fleuries**

Origine : France
Principes actifs :
- Monoterpénols : *linalol (35 %)*
- Oxydes : *1,8 cinéole (25 %)*
- Monoterpènes : *limonène*
- Cétones : *isopinocamphones (2 %)*

Propriétés :
- **Anti-infectieux ORL et broncho-pulmonaire** ***
- Mucolytique **
- Tonique nerveux et physique **

Indications :
- Infections ORL et broncho-pulmonaire (rhinopharyngite, sinusite, bronchite)
- Infections infantiles (bronchiolite, rhinite, bronchite)
- Fatigue infantile, dépression nerveuse

Utilisations :
- Voie buccale : +++
- Voie cutanée : ++

Mon conseil : cette variété d'Hysope est plus adaptée aux enfants (taux de cétones très faible donc peu toxique) par rapport à sa grande sœur l'Hysope officinale (voir paragraphe suivant).
- Bronchite, rhinopharyngite de l'enfant : 1 goutte d'HE Hysope à rameaux couchés + 1 goutte d'HE Thym *s.b linalol* + 1 goutte d'HE Ravintsara dans 1 cuillère à café d'HV Macadamia ; appliquer ce mélange en onction sur la poitrine et le dos de l'enfant, 3 fois par jour.
- Fatigue de l'enfant (due à des infections répétées) : 1 goutte d'HE Hysope à rameaux couchés + 1 goutte Ravintsara + 1 goutte d'HE Menthe poivrée + 1 goutte d'HE Romarin *s.b 1,8 cinéole*, dans un verre de sirop d'érable ; boire 1 c à café tous les matins de ce mélange.

HYSOPE OFFICINALE

Hyssopus officinalis var. officinalis

Lamiacées — **sommités fleuries**

Origine : Balkans

Principes actifs :
- Cétones : ***isopinocamphone (35 %), pinocamphones (10 %)***
- Monoterpènes : *β-pinène (20 %)*

Propriétés :
- **Mucolytique puissante** ***
- Anti-infectieuse (bactéricide, virucide) ***
- Antiasthmatique **

Indications :
- Bronchite chronique, toux grasse, asthme, pneumonie, emphysème
- Rhinopharyngite, sinusite

Utilisations : IVP2
- Voie buccale : +++ (sur prescription)
- Voie cutanée : +++

⚠ Mise en garde : la présence de la forte présence de cétones neurotoxiques peuvent induire des crises d'épilepsies. Elle est donc contre-indiquée chez l'enfant et pendant la grossesse et utilisée à faible dose chez l'adulte. Sa vente est réservée au pharmacien en mélange sur prescription médicale (IVP2).

INULE ODORANTE

Inula graveolens

Astéracées **herbe fleurie**

Origine : Corse
Principes actifs :
- Esters : ***acétate de bornyle***
- Alcools : ***bornéol***
- Lactones

Propriétés :
- **Mucolytique très puissante** ****
- Expectorante **
- Antispasmodique, antitussive **
- Régulatrice cardiaque (calmante et tonique) **

Indications :
- Sécrétions bronchiques, sinusite, laryngite, bronchite chronique
- Toux spasmodiques, trachéite

Utilisations :
- Voie buccale : ++ (réservée au praticien)
- Voie cutanée : +++
- Diffusion : par un appareil aérosol

Mon conseil : sa puissance d'action est remarquable sur la production de mucus dans les affections respiratoires, particulièrement la redoutable mucoviscidose. Le « choc à l'Inule » est le résultat d'une évacuation brutale, mais bénéfique des encombrements bronchiques qui peut arriver avec des séances d'aérosols à l'Inule.
- Toux grasses, expectorations : 5 gouttes d'HE Inule + 10 gouttes d'HE Myrte + 50 gouttes d'HE Ravintsara + 10 gouttes d'HE Romarin

verbénone + 30 gouttes d'HE Eucalyptus radiée dans 1 c à café d'HV d'Amande douce. Massage du thorax avec 10 gouttes du mélange, 3 fois par jour.
- Quintes de toux : 2 gouttes d'HE Inule + 3 gouttes de cyprès en friction sur le thorax.

JATAMANSI

voir NARD DE L'HIMALAYA

JASMIN

Jasminum officinale

Oléacées **fleurs**

Origine : Inde
Principes actifs :
- Alcools : *linalol, muurolol*
- Esters : *acétate de benzyle, benzoate d'héxényle*

Propriétés :
- Antispasmodique, emménagogue **
- Calmante nerveuse *
- Expectorante *

Utilisations :
- Voie cutanée : +++

Mon conseil : très utilisée dans la composition de parfums, l'HE Jasmin demeure la plus coûteuse (30 euros le ml).
- Huile de détente : 2 gouttes d'HE Jasmin dans un flacon de 50 ml d'HV Macadamia suffisent pour obtenir une huile de massage délicatement parfumée.

KATAFRAY

Cedrelopsis grevei

Ptaeroxylacéées **écorce**

Origine : Madagascar
Principes actifs :
- Sesquiterpènes : ***ishwarane (30 %), α-copaène (6 %)***

Propriétés :
- **Antalgique, anti-inflammatoire** ****
- Tonique et stimulante ***

Indications :
- Affections rhumatismales : arthrites, polyarthrite, lombalgies…
- Douleurs diverses : migraines, maux de gorge…
- Fatigue, épuisement

Utilisations :
- Voie cutanée : +++
- Diffusion : ++ (en association avec d'autres HE)

Mon conseil : ayant découvert cet HE au cours d'un voyage à Madagascar j'ai pu constater sa remarquable efficacité dans les problèmes articulaires ; dommage qu'elle soit peu connue des thérapeutes !
- Douleurs rhumatismales : quelques gouttes en onction sur la zone concernée.
- Fatigue : en massage le long de la colonne vertébrale.

Mise en garde : à utiliser avec prudence pour les peaux sensibles et allergiques (dilution avec une HV 20 %).

KHELLA

Ammi visnaga

Apiacées **semences immatures**

Origine : Maroc
Principes actifs :
- Alcool : *linalol*
- Esters
- Furocoumarines

Propriétés :
- **Antispasmodique** de type papavérinique (décontractante) ***

Indications :
- Colite néphrétique, crise d'asthme

Utilisations :
- Voie buccale : +++
- Voie cutanée : **exceptionnellement** en raison de la présence de furocoumarines photosensibilisante au soleil et de risque d'allergie

> **Mon conseil** : très utile dans les lithiases urinaires et d'efficacité remarquable dans les coliques néphrétiques car c'est un très bon calmant des spasmes nerveux. On l'utilise surtout en association avec les HE de Lavande, Marjolaine, Oranger PGB. Très bonne association avec l'HE Hysope dans les crises d'asthme (sur prescription médicale).

⚠ Mise en garde :
- **L'utilisation prolongée peut entraîner des migraines et des nausées.**
- **Pas d'exposition au soleil après application cutanée (photosensibilisation).**
- **À déconseiller pendant les 3 premiers mois de grossesse.**

LANTANE

Lantana camara

Verbénacées — **sommités fleuries**

Origine : Madagascar

Principes actifs :
- Monoterpènes (25 %)
- Sesquiterpènes (18 %)
- Sesquiterpénones : ***davanone (12 %)***

Propriétés :
- **Expectorante, mucolytique** ***
- Antivirale **
- Cicatrisante **
- Emménagogue **

Indications :
- Bronchite, asthme
- Ulcère variqueux
- Règles difficiles

Utilisations :
- Voie cutanée : +++ (sous forme diluée avec une HV)

Mon conseil : HE sans prétention, on retiendra son usage externe dans les affections respiratoires avec écoulements muco-purulents.

Mise en garde : en raison de la présence de cétones neurotoxiques, cette HE est contre-indiquée pendant la grossesse et chez les enfants.

LASER DE FRANCE

Laserpitium gallicum

Apiacées **sommités grainées**

Origine : France
Principes actifs :
- Monoterpènes : *limonène*
- Coumarines

Propriétés :
- **Antidépresseur** ****
- Anti-inflammatoire urinaire, hépatique et vasculaire **

Indications :
- Dépression nerveuse
- États inflammatoires : urinaire (cystite), vasculaire (artérite), cutanée (dermite)

Utilisations :
- Voie buccale : +++
- Voie cutanée : + (ne pas s'exposer au soleil)

Mon conseil : cette HE rare, difficile à trouver, est une alternative pour diminuer ou stopper (d'une manière progressive), les traitements médicamenteux contre la dépression (2 gouttes sur 1 cp neutre 2 fois par jour pendant 2 mois).

⚠ Mise en garde : à utiliser avec précaution sur la peau, en raison de la présence de coumarines qui provoquent des brûlures cutanées en cas d'exposition au soleil (photosensibilisation).

LAURIER DU JAPON

voir CAMPHRIER

LAURIER NOBLE ou LAURIER SAUCE

Laurus nobilis

Lauracées **feuilles**

Origine : France, Maroc, Balkans, Portugal

Principes actifs :
- Monoterpénols : ***linalol (15 %), α-terpinéol (5 %)***
- Oydes : ***1,8 cinéole (40 %)***
- Lactones : ***costunolide***
- Esters : *acétate de terpényle*

Propriétés :
- **Antibactérienne et antivirale puissante** ***
- **Antiputride intestinale, anti-dégénérescente** ***
- **Mucolytique et expectorante** ***
- **Antalgique puissante** ***
- Rééquilibrante nerveuse, stimulante cérébrale**

Indications :
- Infections cutanées : abcès, acné, furoncle, escarres
- Infections respiratoires : bronchite, sinusite, grippe
- Infections et douleur dentaire : aphte, gingivite, stomatite
- Affections digestives : colite, flatulence, dyspepsie, putréfactions intestinales
- Affections rhumatismales : arthrite, névralgie
- Anxiété, trac, timidité
- Fatigue intellectuelle et de convalescence des maladies chroniques

Utilisations :
- Voie buccale : +++
- Voie cutanée : ++ (avec une HV sinon risque d'allergie cutanée)

Mon conseil : ses nombreuses propriétés en font une HE incontournable qu'il faut posséder dans son armoire à pharmacie. Notons que l'HE de Laurier noble **agit en profondeur** sur des pathologies chroniques et des terrains de dégénérescence. Cette particularité se retrouve dans ses racines, réputées imputrescibles une fois l'arbre coupé.
- Acné surinfectée : 5 gouttes d'HE Laurier + 10 gouttes d'HE Lavande aspic + 5 gouttes d'HE Tea-tree dans 1 c à café d'HV Macadamia. Appliquer 1 à 2 gouttes sur les boutons d'acné.
- Aphtes : 2 gouttes d'HE Laurier + 2 gouttes d'HV Noisette sur l'aphte.
- Brûlures : 4 gouttes d'HE Laurier dans 2 c à café d'HV millepertuis, en onction sur la partie à traiter.
- Escarres, ulcères : 2 gouttes d'HE Laurier + 3 gouttes d'HE Lavande vraie dans 1 c à soupe d'HV Millepertuis en onction plusieurs fois par jour.
- Stress, angoisse, troubles du sommeil de l'enfant : 2 gouttes d'HE Laurier dans 1 c à café d'HV Amande douce en massage sur le plexus solaire et les poignets.
- Douleurs rhumatismales : → voir HE Gaulthérie.
- Gingivite : 1 goutte d'HE Laurier + 1 goutte d'HE Tea-tree + 2 gouttes d'HV Millepertuis, en massage sur les gencives.
- Putréfaction intestinale (haleine fétide, fermentations) : 1 goutte d'HE Laurier + 1 goutte d'HE Carvi + 1 goutte d'HE Menthe + 1 goutte d'HE Thym *s.b Thymol* + 1 goutte d'HE Romarin *ABV* sur 1 cp neutre après chaque repas.

LAVANDES

Lavande, *Lavandula,* vient de *Lavare,* laver en latin car les Anciens aromatisaient leurs bains avec les fleurs pour donner une odeur agréable à l'eau dans laquelle ils se lavaient, les « lavandières » l'utilisaient également dans les lavoirs et pour parfumer le linge lavé. Sous ce terme, il existe trois espèces authentiques de lavandes ainsi que le lavandin ; ce sont par ordre d'importance :
- **La lavande vraie** (à l'état sauvage) ou **la lavande officinale** (à l'état cultivé) ; la première, la plus appréciée, au parfum le plus fin, pousse à plus de 1000 m, la seconde est cultivée à 800 m d'altitude.
- **La lavande aspic**, pousse sur des sols pierreux de faible altitude et fournit une HE qualifiée d'urgence en aromathérapie.
- **La lavande stoechade** pousse sur des collines bordant la mer (sol riche en silice); d'odeur peu agréable elle demeure néanmoins intéressante en aromathérapie.

- **Le lavandin** qui est le résultat d'une hybridation des trois lavandes citées plus haut, grâce aux abeilles qui transportent le pollen d'une espèce à l'autre ; à l'échelon industriel les techniques de bouturage ont conduit à l'élaboration de lavandins issus de trois clones :
  . Le clone *abrialis*
  . Le clone *super*
  . Le clone *grosso*

En aromathérapie, les clones *abrialis* et *super* sont les plus utilisés, le clone *grosso* (rendement très fort et le plus cultivé) donne une HE de qualité médiocre. Regardez bien sur l'étiquette l'origine du lavandin acheté !
Ces quatre lavandes ont en commun de pousser au soleil dans le midi de la France, mais donnent chacune une HE très différente avec une spécificité biochimique et des propriétés thérapeutiques propres à chacune. Je vous propose de bien les distinguer en les étudiants séparément par ordre d'importance thérapeutique :

1. LAVANDE OFFICINALE

Lavandula officinales

LAVANDE VRAIE

Lavandula vera

Lamiacées **fleurs**

Origine : Alpes de Haute Provence
Principes actifs :
- Alcools : ***linalol (40 %)***
- Esters : ***acétate de linalyle (50 %)***

Propriétés :
- Antispasmodique puissante, calmante, sédative, décontractante musculaire hypotensive ***
- Anti-inflammatoire, antalgique ***
- Cicatrisante et régénératrice cutanée

Indications :
- Stress, anxiété, troubles du sommeil, angoisse
- Crampes, spasmes nerveux (plexus solaire), courbatures
- Brûlures, escarres, ulcère variqueux, plaies, dermatoses (acné, eczéma, psoriasis, prurits)
- Répulsif anti-poux

Utilisations :
- Voie cutanée : +++
- Diffusion : + (en association)

Mon conseil : c'est l'HE royale en aromathérapie, qu'il faut avoir en permanence dans son armoire à pharmacie. En raison de sa grande polyvalence d'action et de son innocuité parfaite elle sert à tout et d'emploi aisé pour les jeunes enfants. On emploiera surtout la voie transcutanée qui agit plus efficacement que la voie buccale. La Lavande sauvage rare et de qualité très supérieure (car non cultivée) mais d'un coût plus élevé sera privilégiée pour des affections cutanées sévères (ulcère variqueux, plaies cicatrisant difficilement...).

- Stress, troubles du sommeil de l'enfant : 1 à 2 gouttes d'HE Lavande officinale pure ou mélangée à de l'HV Amande douce, en massage sur le plexus solaire et les poignets.
- Brûlures : 4 gouttes d'HE Lavande officinale dans 2 c à café de d'HV millepertuis en application toutes les 10 mn sur les lésions la première heure.
- Éloignement des poux : quelques gouttes sur les cheveux (derrière la nuque) avant le départ à l'école de l'enfant évitera (après traitement) de rattraper des poux.

2. LAVANDE ASPIC

Lavandula spica

Lamiacées **fleurs**

Principes actifs :
- Alcools : *linalol*
- Oxyde : ***1,8 cinéole (30 %)***
- Cétones : *Camphre*

Propriétés :
- **Antalgique, anti-inflammatoire, antinévralgique** ****
- Anti-infectieuse : antivirale ***, antifongique ***, bactéricide (staph. doré) **
- Anti-catarrhale, expectorante ***
- Tonique générale et stimulante immunitaire ***

Indications :
- Affections pulmonaires : bronchite virale, laryngite, otite, rhinite, sinusite, trachéite, toux quinteuse
- Affections cutanées : brûlures sévères, mycoses, acné, piqûres d'animaux (guêpe, méduses, abeilles, scorpion, moustique, puce...)
- Affections rhumatismales : rhumatismes, crampes, polyarthrite rhumatoïde

Utilisations :
- Voie buccale : +
- Voie cutanée : +++

Mon conseil : c'est une HE indispensable pour les brûlures importantes et les piqûres d'insectes grâce à ses propriétés antalgiques et anti-inflammatoires. Elle convient très bien aux enfants en raison de sa bonne tolérance cutanée (pure ou diluée). Indispensable dans sa trousse de secours.

- Piqûres de guêpe, brûlures : 2 gouttes d'HE Lavande aspic en application directe sur la peau toutes les 5 mn pendant 1/2 heure, l'effet calmant est quasi instantané.
- Douleurs des poussées dentaires des nourrissons : 5 gouttes d'HE Lavande aspic + 5 gouttes d'HE Romarin officinal *s.b 1,8 cinéole* dans 2 c à café d'HV Macadamia. Appliquer 2 gouttes du mélange en onction sur la joue du bébé (et non la gencive !!).
- Céphalées frontales : 5 gouttes d'HE Lavande aspic + 5 gouttes d'HE Gaulthérie + 3 gouttes d'HE Menthe poivrée dans 2 c à café d'HV Macadamia. Appliquer 2 gouttes du mélange au niveau de la barre douloureuse, en onction.
- Acné surinfectée : → voir HE Laurier noble.
- Affections buccales (ulcérations, aphtes, candidose) : 2 gouttes d'HE Lavande aspic sur un cp neutre, 3 fois par jour.

3. LAVANDE STOECHADE

Lavandula stoechas

Lamiacées **fleurs**

Origine : Portugal

Principes actifs :

- Monoterpènes : *α-pinène*
- Cétones : *fenchone (35 %), camphre (25 %)*

Propriétés :

- **Mucolytique, anti-catarrhale** ***
- Antibactérienne sur le *Pseudomonas œruginosa* (bacille pyocyanique) ***

Indications :

- Otite séreuse et bactérienne
- Sinusite, bronchite

Utilisations :

- Voie buccale : ++
- Voie cutanée : +++

Mon conseil : de composition très différente des autres lavandes, celle-ci sera utilisée chez les adultes uniquement et interdite chez la femme enceinte du fait de la présence de cétones neurotoxiques. L'HE Lavande stoechade est particulièrement active sur les germes pyocyaniques (abcès cutanée, pulmonaire…) où les antibiotiques sont parfois résistants, et offre donc une alternative intéressante.

4. LAVANDIN ABRIAL

Lavandula hybrida clone abrialis

LAVANDIN SUPER

Lavandula hybrida clone super

Lamiacées **fleurs**

Origine : France

Principes actifs :

- Alcools : *linalol (30 %)*
- Esters : ***acétate de linalyle (40 %)***
- Cétones : *camphre (5 %)*

Propriétés :

- **Antispasmodique puissante, décontractante musculaire, relaxante, calmante, sédative** ***
- Antalgique, anti-inflammatoire ***

Indications :

- Crampes, contractures musculaires, spasmes nerveux
- Anxiété, nervosité, insomnie
- Affections cutanées (plaies, escarres, ulcères, brûlures, dermatoses allergiques et infectieuses)

Utilisations :

- Voie buccale : +
- Voie cutanée : +++
- Diffusion : ++ (15 mn)

Mon conseil : c'est l'HE du sportif, car très ciblée sur les problèmes de contractions musculaires et nerveuses.

- Crampes musculaires : 5 gouttes d'HE Lavandin + 2 gouttes d'HE Bois de Rose + 2 gouttes d'HE Romarin officinal *1,8 cinéole* dans 1 c à café d'HV Macadamia. Appliquer quelques gouttes du mélange en massage sur la zone douloureuse.
- Préparation sportive : quelques gouttes en friction avec de l'HE Romarin officinale *1,8 cinéole* dans 1 c à café de baume de Copaïba.
- Préparation au sommeil : en diffusion 15 mn avant le coucher dans la chambre.

LÉDON DU GROENLAND ou THÉ DU LABRADOR

Ledum groenlandicum

Ericacées **parties aériennes**

Origine : Canada
Principes actifs :
- Monoterpènes : α *et* β*-pinène, sabinène*
- Sesquiterpènes : α *sélinène, sélinadiène*
- Cétones : *germacrone*

Propriétés :
- **Draineur et décongestionnante hépatique, régénératrice hépatocellulaire** ***
- Stimulante digestive, carminative, stomachique **

Indications :
- Affections hépatiques : intoxications, hépatites virales, insuffisance hépatique, cirrhose ***
- Affections rénales : intoxications néphrétiques, néphrite microbienne, congestions et adénomes prostatiques ***
- Affections nerveuses : insomnie, nervosité, dépression, stress, spasmes nerveux **

Utilisations :
- Voie buccale : +++
- Voie cutanée : ++

Mon conseil : rare et exceptionnelle, le Lédon du Groenland donne des résultats thérapeutiques étonnants qui en font une HE de très grande valeur. Difficile d'utilisation tant son action est complexe et irrationnelle.
- Drainage hépatique : 2 gouttes tous les matins sur 1 cp neutre pendant 3 semaines.
- Intoxications hépato-rénales : 3 gouttes d'HE Ledon du Groenland sur 1 cp neutre 3 fois par jour.
- Spasmes nerveux : 4 gouttes d'HE Ledon du Groenland en massage sur le plexus solaire.

LEMON GRASS

Cymbopogon flexuosus

LEMON GRASS DES INDES ou VERVEINE DES INDES

Cymbopogon citratus

Poacées **herbe**

Origine : Guatemala (Lemon grass)
Indes (Lemon grass des Indes ou verveine des Indes)

Principes actifs :
- Aldéhydes (*citrals* en majorité) : ***nérals (30 %), géranials (45 %)***

Propriétés :
- **Vasodilatatrice cutanée** ***
- **Sédative** ***
- Anti-inflammatoire **
- Stimulante digestive **
- Assainissante atmosphérique (stimulante et rafraîchissante) **

Indications :
- Cellulite
- Rééquilibrante nerveuse
- Piqûres d'insectes
- Digestion difficile
- Mauvaises odeurs

Utilisations :
- Voie buccale : +
- Voie cutanée : +++
- Diffusion : +++

Mon conseil : souvent vendue pour de la verveine odorante qui est beaucoup plus fine, rare et très chère, l'HE Lemon grass se différencie par une odeur citronnée un peu terreuse très caractéristique. Nous verrons plus loin que l'HE Verveine a des qualités très supérieures à l'HE Lemon grass.
- Cellulite, « peau d'orange » : 1 c à café d'HE Lemon grass + 1 c à café d'HE Romarin 1,8 cinéole dans 6 c à soupe d'HV Macadamia. Appliquer cette lotion en massage local sur les nodosités cellulitiques.
- Mauvaises odeurs : 1 c à café d'HE Lemongrass + 1 c à café d'HE Menthe dans un diffuseur aromatique.
- Nervosité, insomnie : 1 goutte d'HE Lemongrass + 1 goutte HE Lavande vraie + 1 goutte HE Marjolaine en massage sur le plexus solaire.

LENTISQUE PISTACHIER

Pistacia lentiscus

Anacardiacées **rameaux**

Origine : Maroc
Principes actifs :
- Monoterpènes : *α-pinène, β-myrcène*
- Sesquiterpènes : *cadinène, péellandrène*

Propriétés :
- **Décongestionnante veineuse et lymphatique** ***
- **Décongestionnante prostatique** ***
- Décongestionnant des sinus et des bronches ***

Indications :
- Affections veineuses : varices, hémorroïdes, stase veineuse, jambes lourdes
- Prostatite, adénomes prostatiques
- Sinusite, bronchite (décongestionnant)

Utilisations :
- Voie buccale : +
- Voie cutanée : +++

Mon conseil : très utilisée dans le drainage lymphatique cette HE donne des résultats étonnants dans les troubles de la circulation veineuse. On retrouvera cette HE en association avec d'autres dans de nombreuses applications thérapeutiques (→ voir Traitements et formules aromatiques).

LEPTOSPERME CITRONNÉ ou TEA TREE CITRONNÉ

Leptospermum citratum

Myrtacées **feuilles**

Origine : Australie
Principes actifs :
- Aldéhydes terpéniques : ***citrals (45 %), citronnellal (35 %)***

Propriétés :
- **Sédative** ***
- **Anti-inflammatoire** ***

- **Répulsive** ***
- Eupeptique **

Indications :

- Anxiété, stress, agitation, dépression
- Dyspepsie, nausée, ballonnement, entérocolite

Utilisations :

- Voie buccale : +
- Voie cutanée : +++

Mon conseil : d'odeur agréable, utile dans les périodes de stress lié à des problèmes digestifs (quelques gouttes au niveau du plexus solaire).

Mise en garde : éviter les expositions solaires prolongées après application (photosensibilisation modéré).

LIMETIER, LIMETTE, CITRON VERT ou ZESTES DE LIME ACIDE

Citrus aurantifolia

Rutacées **zeste**

Origine : Amérique du Sud, Mexique

Principes actifs :

- Monoterpènes : ***limonène (60 %)***
- Aldéhydes : ***néral, géranial***

Propriétés :

- **Anti-inflammatoire** ***
- Sédative **
- Antispasmodique **

Indications :

- Entérocolites inflammatoires et spasmodiques
- Anxiété, stress

Utilisations :

- Voie buccale : +++
- Voie cutanée : ++ (en dilution avec une HV)

Mon conseil : petit citron appelé « lime », l'essence (et non l'HE), obtenue par expression des zestes est très utile dans les colites spasmodiques (2 gouttes sur 1 cp neutre plusieurs fois par jour).

Mise en garde : risque de photosensibilisation cutanée après exposition solaire.

LINALOE

Bursera delpechiana

Burséracées **bois, graines**

Origine : Mexique
Principes actifs :
- Alcools : ***linalol (40 %)***
- Esters : *acétate de linalyle et de géranyle (60 %)*

Propriétés :
- **Antispasmodique** ***
- Rééquilibrante nerveuse **
- Anti-infectieuse **

Indications :
- Affections de type spasmodique (colite, spasme digestif, crampes digestives et musculaires)
- Anxiété, nervosité, stress

Utilisations :
- Voie buccale : +++
- Voie cutanée : +++
- Diffusion : +++

Mon conseil : d'odeur agréable ressemblant à un mélange de citron et de jasmin, cette HE est bien tolérée par les enfants.
- Spasmes digestifs, nervosité de l'enfant : quelques gouttes en massage au niveau du plexus solaire (action directe à ce niveau).

LITSÉE CITRONNÉE

Litsea citrata

Lauracées **baies**

Origine : Vietnam
Principes actifs :
- Aldéhydes *(citrals)* : ***néral (34 %), géranial (40 %)***

Propriétés :
- **Calmante, sédative** ***
- **Anti-inflammatoire** ***

Indications :
- Angoisse, insomnie, agitation, dépression nerveuse
- Tendinite, arthrite, névrite

Utilisations :
- Voie buccale : +++
- Voie cutanée : + (en dilution à 10 % dans une HV)
- Diffusion : +++

Mon conseil : d'odeur citronnée agréable, on évitera l'utilisation pure en raison de sa dermocausticitée; en diffusion, on l'associera à l'Essence de Mandarine pour créer une ambiance relaxante.
- Troubles nerveux : 2 gouttes d'HE Litsée citronnée dans 1 c à café HV Macadamia en massage sur le plexus solaire et la face interne des poignets, 2 fois par jour.
- Affections tendineuses ligamentaires : en dilution à 10 % maximum avec une HV pour une application locale sur les zones douloureuses enflammées.

LIVÈCHE ou ACHE DES MONTAGNES

Levisticum officinalis

Apiacées **racines**

Origine : France
Principe actifs :
- Phtalides : ***butylidène phtalide(30 %), ligustilides (25 %)***

Propriétés :
- **Action antitoxique au niveau hépatique et rénal** **** (draineuse hépatique, diurétique et dépurative rénale)
- Antipsoriasique ***

Indications :
- Intoxications alimentaires, chimiques, médicamenteuses
- Affections rénales : rétentions, infections et insuffisance rénales
- Psoriasis

Utilisations :
- Voie buccale : +++
- Voie cutanée : + (en mélange à 10 % avec de l'HV)

Mon conseil : d'odeur très forte (rappellant le céleri), voir rebutante, l'HE Livèche est indispensable dans les problèmes urologiques ; réservée aux adultes, elle ne doit pas être utilisée de façon prolongée. Grâce aux *phtalides* qu'elle contient, c'est une HE majeure dans le drainage des émonctoires.
- Infections génito-urinaires : mélange à partie égale (préparé par le pharmacien) d'HE Livèche + HE Sarriette + HE Sauge officinale. Prendre 2 gouttes du mélange sur un cp neutre matin et soir pendant 1 semaine.
- Intoxication : 1 goutte d'HE Livèche + 1 goutte d'HE Romarin officinale *a.b v* + 1 goutte d'HE Carotte sur 1 cp neutre toutes les 2 h après ingestion du poison (aliment avarié, médicament, produit chimique, etc.).

⚠ **Mise en garde : son utilisation prolongée par voie cutanée n'est pas souhaitable en raison d'une possible pigmentation de la peau, notamment lors de l'exposition au soleil.**

MAGNOLIA

Michelia alba

Magnoliacées **fleurs**

Origine : Chine

Principes actifs :
- Monoterpénols : ***linalol (72 %)***
- Sesquiterpènes (10 %)

Propriétés :
- Calmant nerveux

Indications :
- Stress, anxiété, besoin de détente

Utilisations :
- Voie cutanée : +++
- Diffusion : +++

Mon conseil : surtout utilisée en parfumerie pour sa magnifique fragrance florale et vanillée en tant que note de cœur (parfum, eaux de toilette).
- Stress : quelques gouttes (diluée avec HV Macadamia à 10 %) au niveau du plexus solaire et de la face interne des poignets.

MAMMEA

Mammea longifolia

Guttifères **boutons floraux**

Origine : Madagascar

Principes actifs :
- Monoterpènes : α *et* β *pinènes*
- Sesquiterpènes : α-*copaène*
- Monoterpénols : *linalol*
- Sesquiterpénols : *élémol*

Propriétés :
- Tonique digestive ***
- Carminative ***

Indications :
- Dyspepsies

Utilisations :
- Voie buccale : +++
- Voie cutanée : +++

Mon conseil : la majorité des Guttifères sécrètent du latex, certaines de ces plantes tropicales sont toxiques (flèches empoisonnées en Amérique du sud), beaucoup sont traditionnellement utilisées en médecine, mais peu ont réellement été étudiées ou évaluées.

MANDARINE

Citrus reticulata

Lamiacées **zeste**

Origine : Italie
Principes actifs :
- Monoterpènes : ***limonène (90 %)***
- Furocoumarines

Propriétés :
- Relaxante, calmante, sédative ***
- Tonique digestive, carminative **

Indications :
- Insomnie de l'enfant, angoisse, stress, agitation
- Dyspepsie, aérophagie, hoquet

Utilisations :
- Voie buccale : +++
- Diffusion : +++

Mon conseil : l'essence de Mandarine, très appréciée des enfants du fait de son parfum doux et apaisant est très utilisée en diffusion atmosphérique. Comme tous les citrus, elle est **dermocaustique** et **photosensibilisante** (présence de furocoumarines) provoquant des irritations cutanées à l'état pur ; on évitera donc la voie cutanée.
- Enfants nerveux, agités, dormant mal : 1 goutte d'Essence de Mandarine + 1 goutte d'Essence de Citron sur un cp neutre, 2 à 3 fois par jour.
- Nervosité, insomnie : quelques gouttes dans un diffuseur aromatique pendant 20 mn, le soir au coucher.

MANDRAVASAROTRA ou SARO

Cinnamosma fragrans

Cannelacées **feuilles**

Origine : Madagascar
Principes actifs :
- Oxydes : ***1,8 cinéole***
- Alcools : *linalol, terpinéol*

Propriétés :

- **Antivirale** ****
- **Mucolytique, fluidifiante bronchique** ***
- **Immunostimulante, tonique nerveux** ***
- Antibactérienne respiratoire, dentaire, cutanée **

Indications :

- Affections virales et bactériennes des voies respiratoires : syndrome grippal (frissons, fièvre, courbatures), rhume, angine, otite, sinusite, bronchite...
- Fatigue générale

Utilisations :

- Voie buccale : +++
- Voie cutanée : +++
- Diffusion : +++

> **Mon conseil :** comme l'HE de Ravintsara (de composition et de propriétés très proches), l'HE de Saro a une action immunitaire et antivirale remarquable ; par sa grande polyvalence d'utilisation et son innocuité, elle reste indispensable en aromathérapie si on ne dispose pas d'HE de Ravintsara qui reste la référence en matière d'immunité (voir les applications thérapeutiques de cette HE). On peut l'utiliser pure en friction et par voie buccale pour toutes les affections (citées plus haut) chez l'adulte et les enfants (toujours diluée).

MANUKA

Leptospermum scoparium

Myrtacées — **rameaux**

Origine : Australie

Principes actifs :

- Sesquiterpènes : ***(Z)-calaménène (15 %)***
- Cétones : ***iso et leptospermone (22 %)***

Propriétés :

- **Anti-infectieuse puissante** **** (antivirale, antibactérienne, antifongique)
- Antiseptique atmosphérique ***
- Anti-histaminique ***
- Éloigne les insectes ***

Indications :

- Infections respiratoires : bronchite, rhumes, sinusite, toux catarrhale

- Affections cutanées : abcès, plaie, acné, pied d'athlète, échauffement de la peau (coup de soleil, brûlure, ampoules), allergies, piqûres d'insectes
- Affections buccales : mauvaise haleine, gingivite, amygdalite
- Désinfection de l'air (chambre de malade, épidémies virales)

Utilisations :
- Voie cutanée : +++
- Diffusion : +++

Mon conseil : plus puissante que l'HE Tea tree (sur certains germes), l'HE Manuka plus rare est appréciée en massage (odeur douce et agréable).
- Affections respiratoires : en friction sur le thorax et en inhalations (pure).
- Affections cutanées : en applications pures.
- Affections buccales : en bains de bouche (diluée dans du Disper® et de l'eau, voir chap III).

MARJOLAINE ou MARJOLAINE À COQUILLES ou MARJOLAINE DES JARDINS

Organum majorana

Lamiacées — **sommités fleuries**

Origine : Égypte, France.
Principes actifs :
- Alcools : ***terpinéol-4 (25 %)***, *cis et trans thuyanol-4 (10 %), linalol (3 %)*
- Monoterpènes (40 %) : α *et* β*-terpinène, sabinène, p-cymène*

Propriétés :
- **Neurotonique, rééquilibrante nerveuse (sédative et calmante), anaphrodisiaque, antispasmodique nerveuse** ****
- Stimulante gastrique, régulatrice de l'appétit **
- Anti-infectieuse ORL

Indications :
- Affections d'origine nerveuse :
  Psychiques : angoisses, agitations, stress, insomnie, irritabilité.
  Digestives : gastrite, ulcère, dyspepsie, aérophagie, colite.
  Cardiovasculaires : palpitations, hypertension, arythmie.
  Sexuelles : éréthisme génital, obsession
  Respiratoires : dyspnée, toux spasmodiques

– Infections ORL : très ciblée sur les rhinites et les sinusites, les otites répétitives chez l'enfant

Utilisations :
– Voie buccale : +++
– Voie cutanée : ++

Mon conseil : cette HE s'adresse à toutes les affections d'origine nerveuse en rééquilibrant par un effet calmant (nervosité) ou tonique (fatigue dépressive, abattement). L'HE de Marjolaine est capitale dans ces pathologies psychosomatiques et ne doit pas être oubliée. Elle peut être utilisée seule (2 gouttes sur 1 cp neutre 3 fois par jour ou en massage) ou associée à d'autres HE :
– Nervosité, neurasthénie : 2 gouttes d'HE Marjolaine + 2 gouttes d'HE Ravensare aromatique en massage sur le plexus solaire.
– Maux d'estomac (gastralgie, digestions difficiles, crampes) : 1 goutte d'HE Marjolaine + 1 goutte d'HE Aneth + 1 goutte d'HE Basilic sur 1 cp neutre, 3 fois par jour après les repas.
– Rhume, sinusite : 1 goutte d'HE Marjolaine + 1 goutte d'HE Ravintsara sur 1 cp neutre en alternance avec 1 goutte d'HE Romarin *1,8 cinéole* + 1 goutte d'Essence de Citron plusieurs fois par jour.

MASSOÏA

Cryptocaria massoia

Lauracées **écorce**

Origine : Indonésie
Principes actifs :
– Lactones : ***massoïa lactone (65 %)***
Propriétés :
– Anti-infectieuse respiratoire et digestive ***
– Mucolytique
Indications :
– Bronchite catarrhale, sinusite, rhinopharyngite
– Diarrhées infectieuse, entérocolite

Utilisations :
– Voie buccale : +++

Mon conseil : on utilisera la voie buccale exclusivement, la voie cutanée est formellement déconseillée en raison du caractère très allergisant de cette HE.

En raison d'une possible neurotoxicité à partir d'une certaine dose, la voie orale sera utilisée sur les conseils d'un thérapeute expérimenté.

MATRICAIRE ou CAMOMILLE ALLEMANDE

Chamomilla recutita

Astéracées **fleurs**

Origine : Europe
Principes actifs :
- Sesquiterpènes : ***chamazulène (3 %)***
- Sesquiterpinols : ***bisabolol (8 %)***
- Oxydes : ***bisabololoxyde A (23 %)***

Propriétés :
- **Anti-inflammatoire** ***
- Antispasmodique **

Indications :
- Dermatologiques : plaies, eczéma, prurit, ulcère, dermatoses diverses
- Urologiques : inflammations des voies urinaires (cystite)
- Digestives : gastralgies, ulcère gastroduodénal, dyspepsies
- Dysménorrhées, aménorrhées (effet *œstrogen-like*)

Utilisations :
- Voie buccale : ++
- Voie cutanée : +++

Mon conseil : d'une belle couleur bleue due à son pigment (*chamazulène*), l'HE Matricaire anti-inflammatoire de terrain principalement, est surtout employée en association avec d'autres HE (voir chap. Remèdes et formules).

MÉLÈZE

Larix decidua

Abiétacées **aiguilles**

Origine : France
Principes actifs :
- Monoterpènes : ***α-pinène***, *β-pinène, limonène*
- Esters : *acétate de bornyle*

Propriétés :
- **Tonique nerveuse** ***
- Antiseptique et anti-infectieuse **

Indications :
- Fatigue nerveuse
- Bronchite, pneumonie

Utilisations :
- Voie buccale : ++
- Voie cutanée : +++
- Diffusion : +++

Mon conseil : en diffusion (pour désinfecter une chambre de malade) ou en friction énergique (contre une fatigue).

MÉLISSE

Melissa officinalis

Lamiacées **parties aériennes**

Origine : Europe
Principes actifs :
- Aldéhydes : ***néral (15 %), géranial (15 %), citronnellal (5 %)***
- Sesquiterpènes (40 %)
- Monoterpénols (8 %)
- Monoterpènes (10 %)

Propriétés :
- **Sédative cardiaque, calmante, hypnotique, hypotensive** ***
- Anti-inflammatoire ***
- Digestive, cholérétique **

Indications :

- Palpitations cardiaques, insomnie, spasmophilie, nervosité, excitabilité
- Indigestion, nausées (grossesse), crampes d'estomac

Utilisations :

- Voie buccale : +++
- Voie cutanée : +

Mon conseil : l'HE de Mélisse est précieuse car son rendement est faible à la distillation ; c'est donc avec parcimonie qu'on l'utilisera (quelques gouttes suffisent). C'est l'HE des troubles nerveux car elle rééquilibre le système neurovégétatif.

- Crise de nerfs : 1 goutte d'HE Mélisse + 1 goutte d'HE Lavande officinale + 1 goutte d'HE Menthe verte sur 1 cp neutre au moment du repas ; à renouveler 2 à 4 fois dans la journée.
- Insomnie : 1 goutte HE Mélisse + 1 goutte d'HE Mandarine + 1 goutte d'HE Valériane officinale sur 1 cp neutre à chaque repas.

Remarque : étant précieuse, l'HE Mélisse est souvent falsifiée et confondue avec l'HE Verveine des Indes (ou Lemon grass).

MENTHES

Il existe une vingtaine d'espèces de menthes, la plupart issue d'hybrides dont nous retiendrons les HE les plus intéressantes sur le plan thérapeutique (classées par ordre d'intérêt) :

- **Menthe poivrée** : hybride issue de *Mentha aquatica* et *Mentha spicata* ; originaire du Mitcham, elle fournit une HE très puissante qui est la plus utilisée en aromathérapie en raison de sa composition biochimique complexe et variée qui contribue à sa grande polyvalence d'action.
- **Menthe bergamote** (ou citronnée) : peu connue, son HE présente une spécificité thérapeutique axée sur les troubles hépatiques et sexuels.
- **Menthe pouliot** : d'odeur douce cette variété de menthe donne une HE riche en cétones *(pulégone)* active sur la sphère broncho-pulmonaire et réservée aux adultes en raison de sa neurotoxicitée et son action abortive.
- **Menthe des champs** : espèce polymorphe, il existe de nombreuses variétés auxquelles s'ajoutent des hybrides. D'odeur moins fine que la

Menthe poivrée, elle renferme beaucoup plus de *menthols* que celle-ci. C'est pour cette raison que l'extraction de ce dernier se fait à partir de la Menthe des champs.

- **Menthe verte** : utile pour ses propriétés anti-inflammatoires et mucolytiques dans les problèmes respiratoires cette variété intéressante moins riche en *menthol* que les autres est moins utilisée.
- **Menthe à longues feuilles** : appelée aussi Menthe des bois ou Menthe sylvestre, elle se distingue par une activité mucolytique marquée.
- **Menthe suave** : la moins connue de la famille, elle comprend deux chémotypes principaux intéressants au niveau thérapeutique :
  . La Menthe suave à *menthofurane*
  . La Menthe suave à *dihydrocarvone*

1. MENTHE POIVRÉE

Mentha piperita

Lamiacées — **sommités fleuries**

Origine : France

Principes actifs :

- Alcools : ***menthol (45 %)***
- Cétones : ***menthone (30 %)***

Propriétés :

- **Tonique et stimulante** *** :
  Digestive : carminative, stomachique
  Hépatique : anti-vomitive, reconstituant hépatocellulaire, cholagogue, cholérétique
  Pancréatique
  Nerveuse : anti-asthénique
  Cardiaque : hypertensive, vasoconstrictive
- **Antalgique, anesthésiante** ***
  Anti-inflammatoire **
  Anti-infectieux et immunostimulant (bactéricide, virucide, fongicide, vermicide)

Indications :

- Hépato-digestives : indigestion, dyspepsie, nausées, vomissements, mal des transports, aérophagie, flatulence, inappétences, hépatite virale
- Céphalées, migraines, tendinite
- Douleurs d'origines nerveuses : névralgie, sciatique, névrite, zona, gingivite
- Fatigue physique et nerveuse

- Infections ORL (accompagnées d'inflammations) : rhinite, sinusite, otite, laryngite
- Cutanées : eczéma, urticaire

Utilisations :
- Voie buccale : +++
- Voie cutanée : ++ (très localisée)
- Diffusion : + (en faible quantité)

Mon conseil : indispensable dans sa trousse familiale en raison de sa grande polyvalence d'action, l'HE Menthe poivrée à une action originale qui fait baisser la température au point d'application (« effet froid ») donnant ainsi un effet vasoconstricteur au niveau des vaisseaux (soulagement des migraines) et un effet anti-inflammatoire au niveau cutané (eczéma) et ligamentaire (tendinite). Renfermant des cétones, elle doit être employée avec précaution et en petite quantité (inférieure à 5 %) si on l'associe à d'autres HE (voie buccale ou cutanée). En usage pur, il faut l'appliquer sur des zones limitées (front, lobe de l'oreille, tempes, nez) sous peine d'être transformé en glaçon ! C'est donc une HE puissante, qu'il faut manipuler sous contrôle étant donné qu'elle supplante très vite les autres HE.
- Nausée avec spasmes : 1 goutte d'HE Menthe poivrée + 1 goutte d'ES citron sur 1 cp neutre à chaque nausée.
- Maux de tête : 1 goutte d'HE Menthe poivrée sur le front et les tempes (attention les yeux).
- Fatigue, épuisement : 1 goutte d'HE Menthe poivrée + 1 goutte d'HE Ravensare aromatique sur un cp neutre.
- Somnolence en voiture : imprégner un mouchoir avec quelques gouttes d'HE Menthe poivrée et mettez le dans la ventilation de la voiture, pour rester éveiller sur les longs trajets. On peut également utiliser 1 ou 2 gouttes en onction sur le front.
- Mauvaise haleine : 1 goutte d'HE Menthe + 1 goutte d'HE Persil sur 1 cp neutre avant le rendez-vous ou après les repas (ne pas dépasser la dose).
- Douleur dentaire : quelques gouttes pour calmer les douleurs, l'effet est rapide et durable.

⚠ **Mise en garde : déconseillée aux enfants de moins de 5 ans (par voie buccale), et pas d'application cutanée sur des zones étendues.**

2. MENTHE BERGAMOTE ou MENTHE CITRONNÉE

Mentha citrata

Lamiacées — **parties aériennes**

Origine : Inde
Principes actifs :
- Alcools : ***linalol (25 %),*** *α-terpinéol*
- Esters : *acétate de linalyle (60 %)*

Propriétés :
- **Tonique sexuelle masculine, aphrodisiaque** ***
- Équilibrante nerveuse, antispasmodique **
- Tonique digestive, hépatique et pancréatique **

Indications :
- Insuffisances hépato-pancréatiques, aérophagie, dyspepsie, nausées, flatulence, vomissements
- Fatigue sexuelle masculine, impuissance, fatigue nerveuse

Utilisations :
- Voie buccale : +++

Mon conseil :
- Fatigue sexuelle : 1 goutte d'HE Menthe bergamote + 1 goutte d'HE Gingembre + 1 goutte d'HE Girofle sur un cp neutre matin et soir.

3. MENTHE POULIOT

Mentha pulegium

Lamiacées — **parties aériennes**

Origine : Maroc
Principes actifs :
- Cétones : ***pulégone (85 %)***, *menthone*
- **Propriétés :**
- **Mucolytique, anti-catarrhale** ***

Indications :
- Bronchite avec sécrétions, bronchite asthmatiforme

Utilisations :
- Voie buccale : +++

Mon conseil : la présence de cétones neurotoxiques et abortive exige l'avis du thérapeute.

4. MENTHE DES CHAMPS

Mentha arvensis

Lamiacées **parties aériennes**

Origine : Chine

Principes actifs :
- Alcools : ***menthol (70 %)***
- Cétones : *menthone (30 %)*

Propriétés :
- Stimulante digestive, hépatique et nerveuse ***
- Antalgique, anesthésiante ***
- Vasoconstrictive, hypertensive ***
- Anti-infectieuse (antibactérienne) **

Indications :
- Névralgies, migraines, céphalées, sciatiques, douleurs dentaires, zona, herpès
- Nausées, vomissements, dyspepsies, indigestion
- Angine, sinusite, laryngite

Utilisations :
- Voie buccale : +++
- Voie cutanée : +++
- Diffusion : ++

Mon conseil : sans avoir la notoriété et la puissance d'action de la Menthe poivrée, l'HE Menthe des champs rend de nombreux services pour des symptômes courants :
- Nausées, vomissements, mauvaise haleine : 1 goutte en sublingual
- Sinusite, rhinite, céphalées, choc : 1 goutte sur la zone sensible.

Mise en garde : ne pas administrer chez le bébé de moins de 30 mois (toxicité par contact local) pouvant provoquer un spasme laryngé fatal. Très riche en menthol (90 %), elle est très irritante pour la peau et les muqueuses.

5. MENTHE VERTE

Mentha spicata

Lamiacées **feuilles et sommités fleuries**

Origine : Europe
Principes actifs :
- Monoterpènes : *myrcène, limonène (20 %)*
- Monoterpénones : ***carvone (60 %)***
- Oxydes : *1,8 cinéole*

Propriétés :
- Anti-inflammatoire ***
- Mucolytique ***
- Cholagogue, cholérétique ***

Indications :
- Bronchite, écoulement purulent des voies respiratoires
- Digestions difficiles, insuffisance biliaire

Utilisations :
- Voie buccale : +++
- Voie cutanée : ++

Mise en garde : ne pas administrer chez les enfants et pendant la grossesse.

6. MENTHE À LONGUES FEUILLES ou MENTHE SYLVESTRE ou MENTHE DES BOIS

Mentha longifolia

Lamiacées **parties aériennes fleuries**

Origine : Europe de l'Ouest
Principes actifs :
- Oxydes terpéniques : *pipéritonoxide (20 %), pipériténonoxide (60 %)*

Propriétés :
- **Expectorante** ***
- Anti-infectieuse (antibactérienne, antifongique, antiparasitaire) **
- Tonique cardiaque et splénique **

Indications :
- Affections catarrhales respiratoires, congestions pulmonaires
- Fatigue cardiaque
- Psoriasis, candidose

Utilisations :
- Voie buccale : +++
- Voie cutanée : ++

Mon conseil : en massage local ou sur 1 cp neutre cette menthe est intéressante pour les affections cardio-respiratoires.

Mise en garde :
- **Ne pas administrer pendant la grossesse et chez les enfants (neuro-toxique, abortive).**
- **Perte de l'orientation en cas de surdosage.**

7. MENTHE SUAVE

Mentha suaveolens

Lamiacées **sommités fleuries**

Origine : Europe de l'Ouest

a. MENTHE SUAVE à menthofurane

Mentha suavolens s.b menthofurane

Principes actifs :
- Oxydes : ***menthofurane (50 %)***

Propriétés :
- Anti-infectieuse, bactéricide, antifongique ***
- Régulatrice cardiaque, sédative ***

Indications :
- Bronchite, sinusite, candidose digestive
- Spasmophilie, tachycardie, stress

Utilisations :
- Voie buccale : +++
- Voie cutanée : +++

Mon conseil : seule menthe ayant une action calmante nerveuse à l'inverse des autres, ce qui en fait sa particularité (quelques gouttes sur 1 cp neutre).

b. MENTHE SUAVE à dihydrocarvone

Mentha suavolens s.b dihydrocar vone

Principes actifs :
- Monoterpones : ***dihydrocarvone (45 %)***

Propriétés :
- **Expectorante, mucolytique** ***
- Stimule la fonction hépatique **

Indications :
- Infections des voies respiratoires avec écoulement, bronchite purulente
- Affections hépato-biliaires

Utilisations :
- Voie buccale : +++
- Voie cutanée : +++

Mon conseil : actvité mucolytique puissante contre tout écoulement ORL et pulmonaire, à utiliser avec prudence (voir mise en garde).

⚠ **Mise en garde : pas d'utilisation pendant la grossesse et chez les enfants en raison de la présence de cétones neurotoxiques et abortives.**

MILLEPERTUIS

Hypericum perforatum

Hypéricacées — **parties aériennes fleuries**

Origine : France
Principes actifs :
- Sesquiterpènes : ***germacrène (20 %)***, *β-caryophyllène*
- Monoterpènes : *α-pinène (15 %)*
- Hydrocarbures : *méthyloctane (20 %), nonane*

Propriétés :
- **Anti-inflammatoire** (sur les muqueuses) ***

Indications :
- Inflammations des muqueuses buccales (stomatite), gastroduodénales (ulcère), intestinales (colite), rénales (pyélonéphrite), vaginales (vaginite, endométrite), utérines

Utilisations :
- Voie buccale : +++
- Voie cutanée : ++ (interdite chez les sujets allergiques)

Mon conseil : très utile dans les états inflammatoires, l'HE Millepertuis sera utilisée en association avec des HE anti-infectieuses (voir Formules et remèdes aromathérapiques).

Mise en garde : risque d'allergie par voie cutanée.

MONARDE FISTULEUSE

Monarda fistulosa

Lamiacées — **sommités fleuries**

Origine : France (Normandie)
Principes actifs :
- Monoterpénols : ***géraniol (90 %)***

Propriétés :
- **Anti-infectieuse** *** (antibactérienne à large spectre, antivirale, antifongique)
- Tonique général ** (peau, utérus, système nerveux)

Indications :
- Affections grippales : rhume, grippe, bronchite, sinusite, otite
- Affections urogénitales : cystites, urétrites, vaginites
- Affections cutanées :
  Mycoses : gynécologiques, unguéales, muguet, pied d'athlète, lichen, pityriasis
  Dermites : eczéma, impétigo
- Fatigue

Utilisations :
- Voie cutanée : +++

> **Mon conseil :** d'odeur proche du géranium, l'HE Monarde fistuleuse peu connue et peu utilisée seule, se retrouve malgré tout dans de nombreuses formules aromathérapiques à visée dermatologique (voir 2 e partie de l'ouvrage).

MUSCADE (NOIX DE)

Myristica fragrans

Myristicacées **noix**

Origine : Indonésie
Principes actifs :
- Monoterpènes : *pinènes, sabinène, terpinènes*
- Alcools : *4-terpinéol*
- Phénols méthyl-éthers : *myristicine*
- Ether-oxydes : *safrole*

Propriétés :
- **Tonique général : physique, nerveux, digestif (carminatif, digestif), utérotonique** ****
- Antalgique, analgésique dentaire ***
- Favorise l'accouchement, emménagogue **

Indications :
- Fatigue générale
- Affections intestinales : diarrhées, colite, digestion difficile
- Rhumatismes, entorse, courbatures, douleur dentaire

Utilisations :
- Voie buccale : +++
- Voie cutanée : ++ (en dilution)
- Diffusion (en mélange)

Mon conseil : d'odeur épicée nous transportant sur la route des Indes, l'HE Muscade s'associe très bien avec une autre épice l'HE Girofle pour les problèmes dentaires. C'est l'HE tonique par excellence.

- Digestion lente :
  Usage interne : 1 goutte d'HE Muscade sur 1 cp neutre 2 à 3 fois par jour.
  Usage externe : 5 à 10 gouttes sur l'abdomen après les repas.
- Fatigue : 5 à 10 gouttes sur le plexus solaire, la nuque et la colonne vertébrale, matin et soir en friction.

Mise en garde :

- **L'HE Noix de Muscade prise en excès provoque un effet stupéfiant (hallucinations) en raison de la présence de *myristicine*.**
- **Déconseillée aux femmes enceintes (sauf à l'accouchement) et aux enfants de moins de 6 ans.**

MYOPORUM

Myoporum crassifolium

Myoporacées **bois**

Origine : Nouvelle-Calédonie

Principes actifs :

- Sesquiterpènes : *crassifolone, dihydrocrassifolone*
- Sesquiterpénols : *épi-α-bisabolol*
- Oxydes : *bisaboloxydes*

Propriétés :

- Antiparasitaire (paludisme)
- Antifongique
- Anti-infectieux (antivirale, antibactérienne)

Indications :

- Paludisme
- Mycoses

Utilisations :

- Voie buccale : +++
- Voie cutanée : +++

Mon conseil : actuellement étudiée en Nouvelle-Calédonie dans le cadre d'un programme de recherche ambitieux, j'ai cité cette HE promise à un bel avenir, en raison des ses propriétés intéressantes.

MYRRHE AMÈRE

Commiphora myrrha

Burséracées **gomme résine**

Origine : Somalie

Principes actifs :
- Sesquiterpènes : ***élémènes (29 %)***, *α-copaène (10 %)*
- Sesquiterpènes furaniques : *curzérène*

Propriétés :
- **Anti-inflammatoire, antisclérosante** ***
- **Anti-infectieuse, antivirale** ***
- **Cicatrisante cutanée** ***

Indications :
- Arthrose, douleurs articulaires
- Diarrhées, dysenteries
- Affections cutanées : plaies atones, ulcères, escarre, abcès, furoncle, coup de soleil, eczéma
- Affections buccales et dentaires : gingivite, stomatite, aphtose

Utilisations :
- Voie buccale (diluée en gargarisme uniquement)
- Voie cutanée : +++
- Diffusion : +++

Mon conseil : riche en sesquiterpènes, l'HE Myrrhe restaure les articulations arthrosiques et demeures très utile en cas de raideurs et de douleurs articulaires lors d'arthrose. Pour les soins bucco-dentaires, on l'utilisera à forte dilution (10 gouttes dans un verre d'eau) ou bien le bain de bouche à la Myrrhe (Weleda®).
- Douleurs arthrosiques : 5 gouttes d'HE Myrrhe + 10 gouttes d'HE Gaulthérie dans 1 c à soupe d'EL Millepertuis. Quelques gouttes en massage des zones douloureuses matin et soir.

⚠ **Mise en garde : à déconseiller pendant les 3 premiers mois de grossesse.**

MYRRHE DOUCE

Commiphora erythraea

Burséracées **gomme résine**

Origine : Somalie
Principes actifs :
- Sesquiterpènes : *élémènes, copaène*
- Sesquiterpènes et sesquiterpénones furaniques

Propriétés :
- **Anti-inflammatoire (muqueuses respiratoires surtout)** ***
- **Anti-infectieuse, antivirale, antiparasitaire** ***

Indications :
- États inflammatoires, irritations : pulmonaire (toux), cutanée (ulcère, cicatrisation difficile), intestinale (colite)

Utilisations :
- Voie buccale : +++
- Voie cutanée : +++

Mon conseil : moins connue que la précédente, elle n'est pas sans intérêt dans les inflammations chroniques.

MYRTE

Myrtus communis

On distingue deux chémotypes d'HE très différentes au niveau des propriétés :
- L'une à *cinéole*, c'est l'HE de Myrte verte
- L'autre à *acétate de myrtényle*, c'est l'HE de Myrte rouge

1. MYRTE VERTE

Myrtus communis s.b.1,8 cinéole

Myrtacées **feuilles**

Origine : Corse

Principes actifs :
- Monoterpènes : *α-pinène (25 %)*
- Oxydes : ***1,8 cinéole (45 %)***
- Esters : *acétate de linalyle, de myrtényle, de géranyle*

Propriétés :
- **Expectorante, anticatarrhale, antitussive** ***
- **Préparatrice du sommeil** ***

Indications :
- Infections broncho-pulmonaires avec encombrement muqueux, asthme, bronchite chronique, sinusite
- Toux quinteuse, toux du fumeur
- Insomnie

Utilisations :
- Voie buccale : ++
- Voie cutanée : +++
- Diffusion : ++

Mon conseil : d'odeur fine et puissante, non toxique, c'est une HE complexe, de grande valeur, active surtout sur la sphère respiratoire, mais on lui prête de grandes vertus sur le plan cutané (tonique et astringente).
- Toux sèche : 1 goutte d'HE Myrte + 1 goutte d'HE Cyprès sur 1 cp neutre, à renouveler plusieurs fois si nécessaire.
- Insomnie : 2 gouttes d'HE Myrte + 2 gouttes HE Ravensare aromatique en massage sur le plexus solaire avant le coucher.

2. MYRTE ROUGE

Myrtus communis s.b.acétate de myrtényle

Myrtacées **feuilles**

Origine : Corse

Principes actifs :
- Esters : ***acétate de myrtényle (21 %)***
- Oxydes : ***1,8 cinéole (45 %)***

Propriétés :
- **Décongestionnante veineuse et lymphatique** ***
- Antispasmodique **

Indications :
- Hémorroïdes, varices
- Colite, spasmes digestifs, dysménorrhées

Utilisations :
- Voie buccale : ++
- Voie cutanée : +++
- Diffusion : +++

Mon conseil : très différente de la précédente, c'est surtout un bon draineur circulatoire utile pour les jambes lourdes en association avec l'HE Cyprès.
- Affections veineuses et lymphatiques : quelques gouttes en friction sur les jambes.
- Spasmes digestifs : quelques gouttes en massage sur le plexus solaire.
- Purification de l'air : 1 c à café dans un diffuseur aromatique.

NARD DE L'HIMALAYA JATAMANSI

Nardostachys jatamansi

Valérianacées **racines**

Origine : Népal, Inde
Principes actifs :
- Sesquiterpénols : *valérianol, nardol*
- Sesquiterpénones : *valéranone, nardostachone*
- Acide : *acide jatamanshinique*

Propriétés :
- **Calmante et relaxante** ***

Indications :
- Nervosité, tachycardie, insomnie

Utilisations :
- Voie buccale : +
- Voie cutanée : +++

Mon conseil : cette HE rare au nom évocateur est très utile chez les sujets nerveux et anxieux, quelques gouttes en massage au niveau du plexus solaire.

NÉROLI

voir Oranger bigaradier fleurs

NIAOULI

Melaleuca quinquenervia

Myrtacées **feuilles**

Origine : Madagascar
Principes actifs :
- Sesquiterpènes : ***viridiflorol (10 %)***
- Oxydes : ***1,8 cinéole (50 %)***
- Alcools : α-***terpinéol (15 %)***

Propriétés :
- **Anti-infectieuse : antibactérienne, antivirale, antifongique** ****
- Anticatarrhale, expectorante ***
- Radioprotectrice cutanée *** (action contre les nécroses tissulaires)

Indications
- Infections (bactériennes ou virales) :
  respiratoires avec encombrement muqueux : bronchite, rhume, sinusite, rhinopharyngite
  gynécologiques : leucorrhées, herpès génital, condylome acuminé, vulvovaginite
  cutanées : herpès, zona, varicelle, psoriasis, acné, piqûres de moustique, plaies, furoncle, mycose
- Prévention des brûlures (par radiothérapie)

Utilisations :
- Voie buccale : ++
- Voie cutanée : +++ (en dilution car dermocaustique à l'état pur pour les peaux sensibles)

Mon conseil : ses nombreuses propriétés en font une HE de grande qualité qu'il faut avoir dans son armoire à pharmacie. On trouve cette HE dans de nombreuses préparations pharmaceutiques sous le nom de « goménol ». D'odeur peu agréable (due à son composé soufré), elle est souvent reconstituée et il faut exiger le label HECT ou HEBBD lors de son achat.
- Otite : 5 gouttes d'HE Niaouli + 10 gouttes d'HE Lavande officinale + 10 gouttes d'HE Ravintsara dans 1 c à soupe d'EL Millepertuis. Quelques gouttes en massage du contour du pavillon de l'oreille.
- Grippe : friction à partie égale d'HE Niaouli et d'HE Ravintsara sur le thorax et le dos 4 fois par jour.
- Asthme : massage du dos avec l'HE Niaouli pure (5 gouttes).
- Herpès, zona : 1 goutte d'HE Niaouli + 1 goutte d'HE Lavande vraie + 2 gouttes d'HE Ravintsara, toutes les 2 heures dès les premières poussées.

Mise en garde : à utiliser avec prudence chez le jeune enfant.

NIGELLE DE DAMAS

Nigella damascena

Renonculacées **graines**

Origine : Syrie
Principes actifs :
- Sesquiterpènes : β-*élémène*, β-*sélinène*
- Composés azotés : *damascénone*
- Alcaloïdes : *damascénine*

Propriétés :
- **Anti-allergique** ***
- Anti-inflammatoire **

Indications :
- Asthme, rhume des foins, allergie

Utilisations :
- Voie buccale : ++
- Voie cutanée : +++

Mon conseil : appelée « cheveux de Vénus » la Nigelle de Damas dégage une forte odeur aromatique quand on écrase ses graines (enveloppées du coin d'un mouchoir) à proximité des narines pour décongestionner celles-ci en cas de rhume des foins. L'effet étant immédiat, l'ayant pratiqué au cours d'un voyage au Maroc. L'HE est à appliquer en onction sur la peau.

OIGNON

Allium cepa

Liliacées **bulbe**

Origine : Europe
Principes actifs :
- Composés soufrés : *disulfure d'allyle, disulfure de propyle*

Propriétés :
- **Antiseptique, anti-infectieuse** ***
- Expectorante **
- Diurétique **
- Anticholestérol **

Indications :
- Infections : intestinale (colite infectieuse), cutanée (abcès), respiratoire (bronchite catarrhale), génito-urinaire (cystite, vaginite)
- Hypercholestérolémie

Utilisations :
- Voie buccale : +++

Mon conseil : comme l'HE Ail, celle-ci est difficilement supportable en raison de son odeur sulfureuse. Elle nécessite une grande dilution sans provoquer de vomissements. Il est difficile de s'en procurer en pharmacie tant son stockage est problématique à cause de l'odeur qui se dégage à travers le flacon.

⚠ **Mise en garde : ne pas utiliser sur la peau car cette HE est dermocaustique.**

OLIBAN

voir ENCENS

OPOPONAX VÉRITABLE

Opoponax chironium

Apiacées — **racines**

Origine : Perse, Brésil, Bassin méditerranéen

Principes actifs :
- Sesquiterpénones
- Phtalides

Propriétés :
- **Draineur hépato-rénal puissant** ***

Indications :
- Affections dermatologiques (dermatoses, acné, furonculose...)
- Affections hépato-rénales (insuffisance intoxication)

Utilisations :
- Voie buccale : ++
- Voie cutanée : +++

Mon conseil : peu connue, l'HE Opoponax est un excellent dépuratif pour une toxicité alimentaire ou infectieuse.

Mise en garde : peu connue, à utiliser avec précaution.

ORANGER BIGARADIER

Citrus aurantium

Rutacées
Dénommé Bigaradier du nom provençal *Bigarado (Bigarré),* l'Oranger amer contient une essence dans chacun de ses organes. Suivant la partie de la plante distillée, l'HE obtenue porte un nom différent ; ainsi :
- La distillation de la **feuille** (et des **jeunes fruits** appelés « petits grains ») donnera : l'HE de **Petit grain bigarade**
- La distillation de la **fleur** donnera : l'HE de **Néroli**
- L'expression du **zeste** donnera : l'ES d'**Oranger amer**

1. PETIT GRAIN BIGARADE

feuilles

Origine : Paraguay
Principes actifs :
- Alcools : ***linalol (30 %)***
- Esters : ***acétate de linalyle (50 %)***

Propriétés :
- **Calmante nerveuse** ***
- Antispasmodique ***
- Anti-infectieuse, anti-inflammatoire, tonique et régénérante cutanée **

Indications :
- Nervosité, stress, insomnie, palpitations
- Spasmophilie, spasmes respiratoires (toux), gynécologiques (douleurs menstruelles), digestifs (nausées)...
- Acné, peaux grasses, furoncles

Utilisations :
- Voie buccale : +++
- Voie cutanée : +++
- Diffusion : ++

Mon conseil : de saveur amère l'HE Petit grain bigarade est connue de tout temps grâce, à sa richesse en esters (propriétés apaisantes) et sa richesse en alcools (propriétés dermatologiques).
- Stress, troubles de l'endormissement : 5 gouttes d'HE PGB + 3 gouttes d'HE Géranium + 10 gouttes d'HE Lavande officinale dans 1 c à soupe d'HV Amande douce ; quelques gouttes en massage du plexus solaire et de la voûte plantaire.
- Spasmophilie, palpitations, tachycardie : 10 gouttes d'HE PGB + 5 gouttes d'HE Ravensare aromatique + 5 gouttes d'HE Lavande officinale dans 1 c à soupe d'HV Amande douce ; 1 à 2 gouttes en massage du sternum et du plexus solaire.
- Angoisse, fatigue nerveuse, insomnie : 1 goutte d'HE PGB + 1 goutte d'HE Basilic sur 1 cp neutre, le soir au coucher.
- Acné, furoncle, dartre : 1 goutte d'HE PGB + 1 goutte d'HE Géranium en application locale.
- Diffusion atmosphérique (stress, insomnie, nervosité des enfants, détente) : 1 c à café d'HE PGB dans le diffuseur ; laisser diffuser pendant 20 mn environ.

2. NÉROLI

fleurs

Origine : Tunisie
Principes actifs :
- Alcools : ***linalol (30 %), nérolidol (5 %)***
- Monoterpènes (35 %) : *α et β pinène, limonène*
- Esters (15 %) : *acétates de linalyle, de néryle, de géranyle*

Propriétés :
- **Rééquilibrante nerveuse** (tonique et anti-stress), antidépressive, apaisante ***

Indications :
- Fatigue, dépression nerveuse, nervosité, stress, anxiété

Utilisations :
- Voie buccale : +
- Voie cutanée : +++
- Diffusion : ++

Mon conseil : c'est une HE rare et précieuse qui possède une action apaisante et rééquilibrante remarquable chez les personnes hypersensibles. Son parfum délicat caractéristique des fleurs et son coût élevé en font une HE recherchée mais malheureusement souvent falsifiée avec l'HE de feuilles d'Oranger ! Exigez le label H.E.B.B.D ou H.E.C.T. On l'utilisera à doses minimes, pure ou diluée.

- Anxiété, nervosité : 1 goutte d'HE Néroli + 3 gouttes d'HE Camomille romaine + 10 d'HE Lavande officinale dans 1 c à soupe d'HV Amande douce. Quelques gouttes en massage du plexus solaire et de la voûte plantaire.
- Nervosité, stress : 1 goutte + 1 goutte d'HE Lavande officinale, en massage du plexus solaire.
- Bien être générale : 1 goutte d'HE Néroli sur les poignets et la nuque.
- Digestion difficile : 2 gouttes sur le ventre.

3. ORANGE AMÈRE

zeste

Origine : Côte d'Ivoire
Principes actifs :
- Monoterpènes : ***limonène (90 %)***
- Coumarines et furocoumarines

Propriétés :
- **Tonique digestive, apéritive** ***
- Calmante, sédative **

Indications :
- Dyspepsies, atonie digestive
- Anxiété, nervosité

Utilisations :
- Voie buccale : +++
- Voie cutanée : **à déconseiller car photosensibilisante au soleil (présence de furocoumarines)**
- Diffusion : +++

Mon conseil : cette essence (et non pas HE, car elle est obtenue à partir de l'expression du zeste et non d'une distillation), d'arôme et de saveur agréables, est particulièrement adaptée pour les enfants. Sur un sucre pour les digestions difficiles ou en diffusion atmosphérique pour une ambiance détendue, on peut mettre aussi 1 ou 2 gouttes d'Essence d'Orange amère sur un mouchoir ou sur l'oreiller d'un enfant pour un effet calmant et sédatif.

ORANGE DOUCE

citrus sinensis

Rutacées **zeste**

Origine : Italie
Principes actifs :
- Monoterpènes : ***limonène (49 %)***
- Coumarines et furocoumarines

Propriétés :
- Calmante, sédative **
- Antiseptique atmosphérique **

Indications :
- Anxiété, nervosité
- Désinfection atmosphérique

Utilisations :
- Voie buccale : +++
- Voie cutanée : **à éviter en raison d'une photosensibilisation au soleil (présence de furocoumarines)**
- Diffusion atmosphérique : +++

Mon conseil : d'odeur agréable et fraîche, bon marché, moins titré en *limonènes* que l'Essence de bigaradier, l'Essence d'Orange douce est idéale en diffusion atmosphérique pour assainir des locaux ou détendre une atmosphère.

ORIGAN COMPACT

Origanum compactum

Lamiacées **sommités fleuries**

Origine : Maroc
Principes actifs :
- Phénols : ***carvacrol (35 %), thymol (25 %)***
- Monoterpènes : *paracymène, γ-terpinène, pinènes, myrcène*

Propriétés :
- **Anti-infectieuse puissante à large spectre d'action** **** :
  Bactéricide
  Fongicide
  Virucide et immunostimulante
  Parasiticide

Mycobactéricide
Tonique et stimulante générale ***

Indications :

- Infections de toutes sortes :
  Respiratoires : bronchites, angine, sinusite, rhinite…
  Digestives : dysenteries, amibiase, entérocolites
  Cutanées : acnés, mycoses, gale, teigne, abcès…
  Urinaires : cystites, néphrites
  Tropicaux : paludismes, typhus
- Fatigue nerveuse, épuisement

Utilisations :

- Voies buccale : +++
- Voie cutanée : + **(en dilution à 20 % avec une HV, car dermocaustique)**

Mon conseil : aux propriétés multiples, l'HE d'Origan a le défaut de ses innombrables qualités : on a tendance à l'utiliser comme « bonne à tout faire » au détriment d'autres HE plus sélectives et plus efficaces. Malgré cela, elle reste très pratique en dépannage ou lors de déplacements à l'étranger. Pour toutes les affections citées, je préconise son utilisation pure sur un cp neutre ou en capsules (vendu en pharmacie).

- Cystite : 4 capsules 3 fois par jour pendant 24 H, puis 2 capsules 3 fois par jour pendant 8 jours.
- Bronchite, angine : 3 capsules 2 fois par jour, pendant 10 jours.
- Fatigue : 2 capsules tous les matins.

Mise en garde :

- **Ne jamais utiliser pure par voie cutanée car dermocaustique.**
- **Respectez les posologies car toxique pour le foie à dose forte.**
- **À éviter pendant la grossesse et chez les enfants.**

ORMÉNIE

voir CAMOMILLE SAUVAGE

PALMAROSA ou GÉRANIUM DES INDES

Cymbopogon martinii

Poacées **herbe**

Origine : Maroc
Principes actifs :
- Alcools : ***géraniol (80 %)***
- Esters : *acétate de géranyle (8 %), formiate de géranyle (10 %)*

Propriétés :
- **Anti-infectieuse à large spectre** *** (antibactérienne, antivirale, antifongique)
- **Drainante lymphatique, stimulante cellulaire, cicatrisante** ***
- Tonique utérine, cardiaque et nerveuse **

Indications :
- Affections de terrain :
  Dermatologiques : acné, eczéma, escarres, mycoses, plaies, crevasses (seins, commissures des lèvres), impétigo, lichen plan.
  Urogénitales : cystites, urétrites, vaginites, salpingites
  Respiratoires : sinusite, otite, bronchite
- Affections lymphatiques : cellulite, drainage lymphatique
- Préparation à l'accouchement

Utilisations :
- Voies buccale : ++
- Voie cutanée : +++
- Diffusion : +++

Mon conseil : d'une très bonne tolérance cutanée et d'odeur douce et fleurie, l'HE de Palmarosa est idéale pour tous les problèmes dermatologiques. D'une flagrance proche de l'HE Géranium et de l'HE Rose de Damas, on l'utilise souvent pour falsifier ces dernières.
- Eczéma : 1 goutte d'HE Palmarosa + 1 goutte d'HE Lavande vraie + 1 goutte d'HE Thym *thuyanol* dans 1/2 c à café HV Calophylle ; en onction sur les parties atteintes, 2 fois par jour.
- Cystite : 2 gouttes d'HE Palmarosa + 2 gouttes d'HE Bois de rose + 2 gouttes d'HE Thym *thuyanol*, en massage du bas-ventre et le bas du dos, 3 fois par jour.
- Infections diverses : quelques gouttes sur l'organe atteint, plusieurs fois par jour ; sur le cou (pharyngite), les sinus (sinusites), autour de l'oreille (sinusite), peau (eczéma), bas ventre (flatulence, entérite).
- Accouchement (préparation) : 5 gouttes d'HE Palmarosa + 5 gouttes d'HV Noisette, en massage du bas du dos.

– Drainage lymphatique : 10 gouttes d'HE Palmarosa + 5 gouttes d'HE Laurier noble + 10 gouttes d'HE Bois de Rose dans 2 c à dessert d'HV Macadamia.

PAMPLEMOUSSE

Citrus paradisi

Rutacées **zeste**

Origine : Israël
Principes actifs :
- Monoterpènes : ***limonène (95 %)***
- Coumarines et furocoumarines

Propriétés :
- **Antiseptique atmosphérique** ****
- Dépurative rénale (diurétique) et hépatique **
- Astringente cutanée, antichute capillaire **

Indications :
- Désinfection et rafraîchissement des locaux
- Dépurative rénale et hépatique
- Peaux grasses, chute de cheveux

Utilisations :
- Voie buccale : +++
- Voie cutanée : **à utiliser en dilution à 20 % en raison de la présence de coumarines photosensibilisantes à l'exposition solaire**
- Diffusion : +++

Mon conseil : essence (obtenue par expression et non-distillation) rafraîchissante qui convient très bien l'été en diffusion.

Mises en garde : ne pas s'exposer au soleil après une application cutanée (même diluée).

PATCHOULI

Pogostemon cablin

Lamiacées **parties aériennes**

Origine : Indonésie
Principes actifs :
- Sesquiterpénols : ***patchoulol (40 %)***
- Sesquiterpènes : *gaiènes, patchoulènes*

Propriétés :
- **Tonique veineux et lymphatique** ***
- Anti-inflammatoire et cicatrisante cutanée **

Indications :
- Affections veineuses et lymphatiques : varices, hémorroïdes, œdèmes, jambes lourdes
- Dermatoses inflammatoires : acné, eczéma, crevasses, escarres

Utilisations :
- Voie buccale : ++
- Voie cutanée : +++

Mon conseil : très utilisée en parfumerie pour sa flagrance, l'HE Patchouli est utile dans le traitement des pathologies circulatoires et dermatologiques.
- Congestions veineuses, lymphatique ou prostatique : 2 gouttes d'HE Patchouli sur 1 cp neutre matin et soir.
- Jambes lourdes, œdèmes : 3 gouttes d'HE Patchouli + 3 gouttes d'HV Noisette en application sur les jambes, 3 fois par jour.

PERSIL

Petroselinum sativum

Apiacées **semences**

Origine : France
Principes actifs :
- Ether-oxydes : ***apiole (60 %),*** *myristicine (12 %)*
- Monoterpènes : *α-pinène*

Propriétés :
- **Emménagogue** ***
- Tonique nerveux, utérin et musculaire ***
- Désodorisante buccale et intestinale (combat la mauvaise haleine) ***

Indications :
- Aménorrhée, oligoménorrhée
- Haleine fétide

Utilisations :
- Voie buccale : +++
- Voie cutanée : ++ (en dilution à 10 % en association avec d'autres HE)

Mon conseil : très utile dans le cas de règles insuffisantes et irrégulières en association avec l'HE Sauge sclarée (1 goutte de chaque sur 1 cp neutre chaque matin, 1 semaine avant les règles). Contre la mauvaise haleine des laboratoires proposent des capsules à base d'HE Persil à prendre avant les repas (vente en pharmacie).

Mise en garde : ne pas utiliser chez les enfants et pendant la grossesse car neurotoxique et abortive à forte dose.

PERSIL FRISÉ

Petroselinum crispum

Apiacées **feuilles**

Origine : France
Principes actifs :
- Monoterpènes (80 %) : *α et β-pinène, myrcène, β-phellandrène, p-menthatriène*
- Alcools : *linalol*
- Ethers oxydes (10 %) : *myristicine*

Propriétés :
- **Anti-épileptique** ***
- Antispasmodique **

Indications :
- Nervosité, épilepsie
- Colite, spasmes nerveux et intestinaux

Utilisations :
- Voie buccale : **
- Voie cutanée : **

Mon conseil : moins utilisée que la précédente, l'HE Persil frisée sera associée à d'autres dans les affections nerveuses et intestinales (Basilic, Estragon...)

⚠ Mise en garde : la présence de *myristicine* peut présenter une toxicité (à l'étude) et réclame une prudence dans son utilisation.

PÉTASITE OFFICINAL

Petasites officinalis

Astéracées **racines**

Origine : Amérique du Nord

Principes actifs :
- Sesquiterpènes : *pétasitène, péthybrène*
- Lactones sesquiterpéniques
- Esters

Propriétés :
- **Antispasmodique pulmonaire puissante** ****
- Mucolytique, expectorante ***

Indications :
- Crise d'asthme, bronchite asthmatiforme
- Rhinite allergique

Utilisations :
- Voie buccale : +++
- Voie cutanée : +++

Mon conseil : la Pétasite est utilisée en Suisse contre les allergies respiratoires, l'HE est réservée dans les pathologies asthmatiformes (quelques gouttes en friction sur le thorax ou sur 1 cp neutre).

PIN DES LANDES ou PIN MARITIME

Pinus pinaster

Abiétacées
Suivant, l'organe distillé, le Pin maritime donne deux HE différentes.

aiguilles

Origine : France
Principes actifs :
- Monoterpènes : α *et* β- *pinènes, delta 3 carène*
- Sesquiterpènes : β-*caryophyllène*

Propriétés :
- **Antiseptique** ****

Indications :
- Assainissement de l'air en période hivernale (grippe, bronchite, sinusite...), désinfection des chambres de malade

Utilisations :
- Diffusion : +++

Mon conseil : pour désinfecter efficacement l'air ambiant, versez 1 c à café d'HE Pin des Landes dans un diffuseur aromatique et laissez diffuser 1/2 heure.

résine (térébenthine)

Origine : Portugal
La distillation de la résine, après incision de l'écorce (*gemmage*), donne l'HE dite : « Térébenthine des Landes ». Tous les conifères (Pins et Sapins) donnent cette HE ; la plus recherchée reste la « Térébenthine de Venise », obtenue à partir du Mélèze.
Principes actifs :
- Monoterpènes : α *et* β *pinènes (90 %)*

Propriétés :
- **Antiseptique respiratoire, fluidifiante bronchique, expectorante** ***
- Stimulante et oxygénante ***

Indications :
- Infections respiratoires (bronchite, sinusite, rhume)
- Fatigue

Utilisations :
- Voie cutanée : + (à diluer sinon risque d'allergie pure)
- Diffusion : +++

Mon conseil : bien connu des anciens, « l'essence de térébenthine » (terme impropre) était largement utilisée pour tous les problèmes pulmonaires; en raison de son odeur entêtante, on préfère utiliser l'HE obtenue à partir des aiguilles, plus agréable à respirer.

PIN LARICIO

Pinus laricio

Abiétacées **aiguilles**

Origine : Corse, Sicile
Principes actifs :
- Monoterpènes : α-*pinène*
- Sesquiterpènes : β-*caryophyllène*
- Sesquiterpénols : *larichiol*

Propriétés :
- **Antiseptique** ****
- Décongestionnante (poumons, prostate et système lymphatique et veineux) **
- Tonique, stimulante **

Indications :
- Affections respiratoires (sinusite, bronchite, rhume, laryngite…)
- Fatigue, asthénie
- Congestion prostatique, troubles veino-lymphatiques (jambes lourdes)

Utilisations :
- Voie buccale : +
- Voie cutanée : ++
- Diffusion : +++

Mon conseil : c'est l'HE la plus exploitée en Corse, d'arôme plus doux et moins boisé que l'HE Pin maritime. On peut l'utiliser en friction ou en massage doux.

PIN SYLVESTRE

Pinus sylvestris

Abiétacées **aiguilles**

Origine : France

Principes actifs :
- Monoterpènes (80 %) : α *et* β-***pinènes,*** *limonèn*
- Esters : *acétate de bornyle*

Propriétés :
- **Tonique nerveuse (hypertensive) et sexuelle** ***
- Stimulante hormonale au niveau des corticosurrénales (*cortisone-like)*, et pancréatique (*hormon-like*, antidiabétique) ***
- Antiseptique respiratoire **

Indications :
- Fatigue, épuisement nerveux, hypotension
- Pathologies respiratoires (bronchite, toux, sinusite, laryngite...)

Utilisations :
- Voie buccale : +
- Voie cutanée : ++ (en dilution avec une HV, car risque d'allergie à l'état pur)
- Diffusion : +++

Mon conseil : d'odeur balsamique caractéristique, l'HE Pin sylvestre est utilisée depuis longtemps comme antiseptique pulmonaire en inhalation.
- Affections respiratoires : 3 gouttes d'HE Pin sylvestre + 3 gouttes d'HE Ravintsara + 2 gouttes d'HE Menthe Poivrée dans un bol d'eau bouillante, en inhalation pendant 10 mn pour décongestionner la sphère ORL.
- Fatigue, perte d'énergie :
  Voie interne : 2 gouttes d'HE Pin Sylvestre dans du miel (meilleur goût que le cp neutre), 2 fois par jour.
  Voie externe : 5 gouttes d'HE Pin Sylvestre (+ 10 gouttes d'HV Macadamia si peau sensible), en onctions thoraciques, 3 fois par jour.
- Assainissement de l'air vicié : 1 c à café d'HE Pin Sylvestre dans un diffuseur aromatique, pendant 20 mn.

PITTOSPORUM

Pittosporum undulatum

Pittosporacées **feuilles**

Origine : Australie, Jamaïque
Principes actifs :
- Monoterpènes : *α-pinène*
- Coumarines : *bergaptène*

Propriétés :
- **Anti-infectieuse, antifongique** ***

Indications :
- Candidoses (vaginale et intestinales)

Utilisations :
- Voie buccale : +++

Mon conseil : HE peu connue, on évitera la voie cutanée en raison d'une photosensibilisation au soleil (présence de *bergaptène)*.

POIVRE NOIR

Piper nigrum

Pipéracées **baies**

Origine : Madagascar
Principes actifs :
- Sesquiterpènes (90 %) : *β-caryophyllène, humulène, élémènes, cubébènes...*
- Monoterpènes : *α et β-pinènes*

Propriétés :
- **Tonique digestive, stomachique, apéritive** ****
- Antalgique, analgésique dentaire ***
- Tonique et stimulante, aphrodisiaque **
- Réchauffe et prépare les muscles à l'effort

Indications :
- Affections digestives (lourdeur, nausées, manque d'appétit...)
- Douleurs dentaires, rhumatismales (musculaires, articulaires)
- Angines, pharyngites, laryngites
- Fatigues musculaires, nerveuses et sexuelles
- Préparation sportive

Utilisations :
- Voie buccale : +++
- Voie cutanée : ++ (en dilution avec HV)
- Diffusion : +++

Mon conseil : HE très puissante, elle s'associe très bien avec l'HE Girofle pour les douleurs dentaires, ainsi que l'HE Coriandre, Cannelle et Cardamone pour traiter la sphère gastro-intestinale.
- Fatigue, réchauffement musculaire : en onction (à 10 % avec une HV) sur les muscles, le long de la colonne vertébrale (fatigue) ou le bas du dos (effet aphrodisiaque).
- Ambiance chaleureuse : versez quelques gouttes avec de l'HE Ylang-ylang, Lavande, Bois de santal, Romarin et Marjolaine qui agissent très bien en synergie.

PRUCHE

Tsuga canadensis

Abiétacées **rameaux et aiguilles**

Origine : Canada
Principes actifs :
- Monoterpènes (35 %)
- Esters terpéniques : ***acétate de bornyle (47 %)***

Propriétés :
- **Immunostimulante, anti-infectieuse** ***
- **Équilibrante nerveuse (stimule l'éveil, réconforte, calme les angoisses)** ***

Indications :
- Grippe
- Angoisse, stress, peur

Utilisations :
- Voie cutanée : +++
- Diffusion : +++

Mon conseil : c'est l'HE du réconfort utile dans les périodes difficiles (approche de la mort, stress des examens, dépression) quelques gouttes en massage (plexus solaire). Comme antigrippale on l'utilisera surtout en inhalation ou en diffusion.

RAIFORT

Armoracia lapathifolia

Brassicacées **racines**

Origine : Europe
Principes actifs :
- Composés soufrés : *isothiocyanate d'éthyle*

Propriétés :
- Action **rubéfiante** (procure de la chaleur au niveau dermique) et **révulsive** (produit un afflux sanguin en regard de l'organe malade en vue de dégager celui-ci)
- Assèche les sécrétions ORL et pulmonaires

Indications :
- Affections musculaires : rhumatismes, torticolis, claquage musculaire

Utilisations :
- Voie cutanée **(exclusivement)** : +++

Mon conseil : peu utilisée en raison d'une odeur soufrée puissante et persistante, cette HE est intéressante dans le cadre de massages sportifs.

RAVENSARE

Lauracées

Origine : Madagascar
Le Ravensare a très longtemps été confondu avec le Ravintsara riche en cinéole (voir plus loin). Le Ravensare (dépourvu, lui, en cinéole) est une espèce complètement différente. Découverte à Madagascar par Sonnerat en 1782, sa distillation donne deux HE radicalement différentes suivant l'organe distillé et qu'il ne faut pas confondre aussi ; (voir plus loin les trois confusions à éviter) :
- La distillation de la feuille donne l'HE de Ravensare aromatique
- La distillation de l'écorce donne le Ravensare anisé appelé aussi Havozo (qui veut dire « arbre qui sent » en malgache).

1. RAVENSARE AROMATIQUE

Ravensare aromatica, sonnerat

feuilles

Principes actifs :
- Monoterpènes : *limonène (16%), sabinène (15%)*
- Monoterpénols : linalol (6%)

Propriétés :
- **Anti-stress tonique** ***
- Anti-virale ***
- Anti-inflammatoire ***

Indications :
- Fatigue, stress, nervosité
- Grippe, infection virale
- Douleurs rhumatismales

Utilisations :
- Voie buccale ++
- Voie cutanée : +++

Mon conseil : Moins étendue que le Ravintsara, les propriétés anti-virales et toniques du Ravensare gardent malgré tout leurs importances. À utiliser pur sur la peau ou sur un cp neutre (quelques gouttes quelques fois par jour).

2. RAVENSARE ANISÉ ou HAVOZO

Ravensara anisata

écorce

Principes actifs :
- Phénols méthyl-éthers : ***méthyle chavicol (93 %)***

Propriétés :
- **Carminative, digestive, apéritive** ***
- ***Œstrogen-like,*** **emménagogue, galactogène** ***

Indications :
- Affections digestives : dyspepsies, aérophagie, flatulences, indigestion, colite, spasmes digestifs, gastralgie
- Règles irrégulières ou absentes, douleurs menstruelles, ménopause

Utilisations :
- Voie buccale : +++
- Voie cutanée : ++

Mon conseil : proche de l'HE Basilic, on retiendra surtout son action intéressante au niveau menstruel. J'ai cependant quelques scrupules à utiliser cette HE ; en effet l'utilisation massive de l'écorce pour la distillation, détruit les Ravensare et la vue de ces arbustes aux troncs dénudés et condamnés à court terme est une véritable insulte à l'écologie ! Pour ceux qui sont sensibles à la merveilleuse flore botanique Malgache, n'encouragez pas ce massacre en consommant cette HE.

⚠ **Mise en garde : la consommation de l'HE Ravensare anisée à dose élevée peut entraîner un risque d'accident hémorragique au niveau intestinal. Elle est contre-indiquée pendant la grossesse (action œstrogénique importante) et chez l'enfant.**

RAVINTSARA

Cinnamomum camphora, Sieb.

Lauracées **feuilles**

Origine : Madagascar
D'origine Malgache, le nom « Ravintsara », vient de *ravina* : feuille et *tsara* : bonne ; c'est « l'arbre aux bonnes feuilles » dont les Malgaches utilisent toutes ses parties (écorce, feuilles, fruits) comme une panacée pour les affections les plus diverses.

L'HE est extraite à **partir des feuilles** pour donner une HE riche en *cinéole*, d'odeur fraîche et tonifiante et d'une valeur thérapeutique exceptionnelle. **Je précise qu'il y a souvent confusion avec le nom latin *Cinnamomum camphora* (Ravintsara) qui désigne aussi le camphrier mais qui n'a rien à voir avec cet arbre. LE RAVINTSARA NE CONTIENT PAS DE CAMPHRE (ou très peu).**

Principes actifs :
- Oxydes : ***1,8-cinéole***
- Alcools : α-***terpinéol***
- Monoterpènes : α *et* β-*pinène*

Propriétés :

- **Antivirale et stimulante immunitaire remarquable** ****
- Tonique et rééquilibrante nerveuse ***
- Expectorante ***

Indications :

- Infections virales : grippe, rhume, herpès, zona, varicelle, hépatite et entérite virale, mononucléose
- Fatigue physique et nerveuse, dépression nerveuse, angoisse, insomnie
- Bronchite catarrhale, sinusite, rhinopharyngite

Utilisations :

- Voie buccale : +++
- Voie cutanée : +++
- Diffusion : ++

Mon conseil : cette HE exceptionnelle est indispensable et doit impérativement figurer dans la trousse d'urgence familiale. C'est (à mon avis), l'HE la plus intéressante en raison de sa grande polyvalence au niveau : de l'efficacité, de l'innocuité, de ses propriétés remarquables, de sa double assimilation (voie interne et externe), et de sa tolérance. D'odeur agréable et par son absence de toxicité, les adultes et les enfants peuvent l'utiliser en toute confiance.

- Prévention des infections virales de l'hiver (grippe) : quelques gouttes d'HE Ravintsara aromatique en friction du thorax et de la voûte plantaire, matin et soir. On peut également diffuser (30 mn) le mélange : 1 c à café HE Ravintsara + 1 c à café HE Eucalyptus radié à verser dans le diffuseur.
- Début de grippe :
  En externe : friction sur TOUT LE CORPS 4 fois par jour : HE Ravintsara + HE Niaouli (à partie égale).
  En interne : 2 gouttes HE Ravintsara + 2 gouttes HE Eucalyptus radiée sur 1 cp neutre, 3 fois par jour.
- Fatigue physique, épuisement : friction (nuque et colonne vertébrale) : HE Ravintsara + HE Romarin 1,8 cinéole.
- Dépression : 1 goutte HE Ravintsara + 1 goutte HE Cannelle sur 1 cp neutre, 3 fois par jour.
- Chez l'enfant (rhume, grippe, rhinopharyngite, bronchite) : très bonne synergie avec l'HE Bois de rose (antibactérienne) : 3 gouttes de chaque dans 1 c à café d'HV macadamia, en massage du thorax et du dos, 2 fois par jour (on peut utiliser ce mélange pur).
- Herpès : 1 goutte d'HE Ravintsara + 1 goutte d'HE Niaouli dès l'apparition des symptômes (démangeaison et brûlures), sur la zone concernée, toutes les heures, ou matin et soir préventivement.

3 confusions à éviter

1. Confusion sur l'ESPECE : Ravensare aromatique et Ravintsara sont bien deux espèces distinctes (composition chimique différente).

2. Confusion sur L'ORGANE DISTILLE du Ravensare aromatique :
La distillation de la feuille donne l'HE Ravensare aromatique
La distillation de l'écorce donne l'HE Ravensare anisée ou Havozo

3. Confusion sur LE NOM LATIN :
***cinnamomum camphora* désigne aussi :**
Le Ravintsara (Madagascar) riche en 1,8 cinéole (supérieur à 50%)
Le Camphrier (Japon, Bornéo) riche en camphre (supérieur à 50%)
Le bois de Ho (Chine) riche en linalol (98%)

Ces 3 espèces ont des propriétés RADICALEMENT DIFFERENTES

RHODODENDRON

Rhododendron anthopogon

Ericacées **rameaux**

Origine : Maroc
Principes actifs :
- Monoterpènes (38 %)
- Sesquiterpènes : delta-**cadinène *(10 %)*,** α et β ***murolène (8 %)***

Propriétés :
- **Relaxante, apaisante** **
- Antalgique rhumatismale (sous réserve)

Indications :
- Douleurs rhumatismales
- Ambiance relaxante

Utilisations :
- Voie cutanée : +++
- Diffusion : +++

Mon conseil : issue de plantes sauvages des hauts sommets de l'Himalaya, l'HE Rhododendron est exceptionnelle en raison de sa note olfactive fraîche et herbacée. Employée surtout en parfumerie, elle est intéressante en diffusion pour créer une atmosphère relaxante et spirituelle (méditation).

ROMARIN OFFICINAL

Suivant l'origine géographique, la composition chimique du Romarin officinal varie pour donner trois HE très différentes au niveau de l'odeur et de leurs propriétés thérapeutiques. C'est ce qu'on appelle la spécificité biochimique ou chémotype (voir chap. « Critères de qualité d'une HE »).
Au Maroc, le *1,8 cinéole* (odeur rafraîchissante et pétillante), prédomine, pour donner une HE agissant sur la sphère ORL et broncho-pulmonaire.
En Corse, c'est l'*acétate de bornyle* et la *verbénone* ou ABV (odeur puissante) qui est majoritaire, pour donner une HE active sur la sphère hépatique.
Dans le midi, c'est le *camphre* qui donne une HE tonicardiaque ou décontractante musculaire (suivant les doses).

1. ROMARIN À CINÉOLE

Rosmarinus officinalis s.b 1,8 cinéole

Lamiacées **rameaux**

Origine : Maroc
Principes actifs :
- Oxydes : ***1,8 cinéole (60 %)***
- Cétones : *camphre (10 %)*

Propriétés :
- **Mucolytique, expectorante, anticatarrhale** ****
- Anti-infectieuse respiratoire et fongicide ***
- Tonique circulatoire, musculaire et respiratoire ***
- Antalgique (externe) ***

Indications :
- Affections ORL et broncho-pulmonaires (otite, sinusites, rhinopharyngite des enfants, rhinites, bronchite, refroidissement)
- Fatigue physique
- Douleurs dentaires du nourrisson, douleurs rhumatismales, crampes

Utilisations :
- Voie buccale : ++
- Voie cutanée : +++
- Diffusion : +++

Mon conseil : utilisée surtout en massage, l'HE Romarin *1,8 cinéole* s'associe facilement à beaucoup d'autres, telles que Ravintsara, Eucalypus radié de composition proche. C'est une HE excellente pour les pathologies ORL de l'enfant et d'une innocuité parfaite.
- Bronchite, rhino-pharyngite des enfants : mélanger HE Romain *1,8 cinéole* + HE Eucalyptus radiata (en quantité égale) et frictionner la poitrine et le dos 2 fois par jour (+ HV Macadamia pour les peaux sensibles).
- Otites : 2 gouttes d'HE Romarin *1,8 cinéole* + 2 gouttes d'HE Niaouli en massage du contour de l'oreille.
- Douleur dentaire des bébés : 2 gouttes sur la joue, en massage 2 ou 3 fois par jour.
- Rhinite, sinusite : diffuser en quantité égale HE Romarin *1,8 cinéole* + HE Eucalyptus radié.
- Affections respiratoires catarrhales : 2 gouttes HE Romarin *1,8 cinéole*, sur 1 cp neutre 3 fois par jour.

2. ROMARIN À VERBÉNONE ou ROMARIN ABV

Rosmarinus officinalis s.b acétate de bornyle,verbénone

Lamiacées **rameaux**

Origine : France (Corse)

Principes actifs :
- Cétones : ***verbénone (30 %)***, *camphre (7 %)*
- Oxydes : ***1,8 cinéole (20 %)***
- Esters : ***acétate de bornyle***

Propriétés :
- **Régulatrice hépatique, cholérétique, cholagogue** ****
- Mucolytique, expectorante ***
- Tonique générale ***

Indications :
- Affections hépatiques et biliaires, hépatite virale, problèmes digestifs, haleine fétide, intoxications, cirrhose, surcharges métaboliques
- Bronchite, sinusite
- Fatigue nerveuse, dépression, palpitations, hypotension

Utilisations :
- Voie buccale : +++
- Voie cutanée : ++

Mon conseil : drainant la sphère hépato-biliaire d'une façon remarquable, l'HE Romarin ABV est idéale pour les foies surchargés et déficients. Elle sera systématiquement associée à d'autres HE difficilement assimilables par le foie comme les HE phénolées (Sarriette ou Thym *thymol*).
- Pathologies hépato-digestives : 2 gouttes HE Romarin ABV + 1 goutte HE Menthe poivrée + 1 goutte ES Citron, avant les 3 repas.
- Hépatite virale :
  Pendant : 1 goutte HE Romarin ABV + 1 goutte ES Citron + 1 goutte HE Basilic sur 1 cp neutre, 3 fois par jour, en dehors des repas.
  Après la phase aiguë : 1 goutte HE Romarin ABV + 1 goutte HE Carotte sur 1 cp neutre, 3 fois par jour, en dehors des repas.
- Fatigue, dépression : 1 goutte HE Romarin ABV + 1 goutte HE Ravensare aromatique sur 1 cp neutre matin et soir.
- Drainage des émonctoires : 2 gouttes d'HE Romarin ABV sur 1 cp neutre tous les matins en cure de 3 semaines (à l'automne et au printemps).

3. ROMARIN À CAMPHRE

Rosmarinus officinalis s.b . camphre

Lamiacées **rameaux**

Origine : France (Midi)
Principes actifs :
- Cétones : ***camphre (30 %)***
- Oxydes : ***1,8 cinéole (30 %)***
- Monoterpènes (40 %) : *α et β-pinène*

Propriétés :
- **Décontractant musculaire** ***
- Cardiotonique (à faible dose) **
- Emménagogue **
- Cholérétique et cholagogue **
- Mucolytique **

Indications :
- Préparations sportives, contractures, crampes, douleurs et rhumatismes musculaires, courbatures
- Faiblesse cardiaque
- Aménorrhée, oligoménorrhée

- Affections hépatobiliaires : troubles digestifs, hépatite, cholécystite chronique

Utilisations :
- Voie cutanée : +++

Mon conseil : quelques gouttes diluées (à 50 % dans une HV), en frictions énergiques sur les membres contractés (avant et après l'effort sportif), sur le bas-ventre (troubles menstruels) ou sur le plexus solaire (affections hépatobiliaires).

⚠ **Mise en garde : ne pas utiliser chez les enfants et pendant la grossesse et l'allaitement, en raison des cétones neurotoxiques et abortives.**

ROSE DE DAMAS

Rosa damascena

Rosacées **fleurs**

Origine : Turquie, Bulgarie
Principes actifs :
- Alcools : *nérol, géraniol, citronnellol, linalol, farnésol*
- Esters
- Phénols : *eugénol, méthyleugénol*

Propriétés :
- **Tonique cutanée, astringente, cicatrisante** ***
- Tonique, aphrodisiaque ***

Indications :
- Couperose, rides, ulcères
- Fatigue sexuelle (frigidité, impuissance)

Utilisations :
- Voie cutanée : +++

Mon conseil : la finesse de son parfum délicat et enivrant constitue une HE exceptionnelle. D'un coût élevé, quelques gouttes suffisent pour parfumer une HV et donner une huile de massage inoubliable. Oui, l'HE de Rose de Damas est destinée à tout ce qui touche à la beauté et à l'amour, entièrement tournée vers l'affectif.

Remarque : demandez à votre pharmacien qu'il vous délivre l'HE de Rose au ml (15 euros environ) et utilisez celle-ci à la goutte (2 gouttes d'HE Rose dans un flacon de 30 ml d'HV Macadamia). Exigez le label HEBBD car les falsifications sont nombreuses par l'adjonction de l'HE Géranium ou de Verveine des Indes.

SABINE ou GENÉVRIER SABINE

Juniperus sabina

Cupressacées

Origine : Europe montagneuse
Principes actifs :
- Monoterpènes
- Monoterpénols : *sabinol*
- Cétones : *thuyone*

Propriétés :
- **Antalgique intestinale et rhumatismale** ***
- Diurétique et dépurative **
- Tonique digestive **
- Hémostatique **

Indications :
- Douleurs et lourdeurs intestinales, inflammations rhumatismales
- Hématomes, coups

Utilisations :
- Voie buccale : + (sur avis médical)
- Voie cutanée : +++

Mon conseil : proche de l'HE Genévrier, cette variété reste moins facile à employer en raison de la présence de *thuyones, de pyrogallol et de sabinol substance toxiques.* On l'utilisera surtout en friction (douleurs diverses) ou en massage (hématomes), à raison de quelques gouttes.

⚠ **Mise en garde : ne pas utiliser pendant la grossesse (neurotoxicité abortive).**

SANTAL ou SANTAL BLANC

Santalum album

Santalacées **bois**

Origine : Inde
Principes actifs :
- Alcools : ***santalols (70 %)***

Propriétés :
- **Antiseptique urinaire et pulmonaire** ***
- **Décongestionnante lymphatique et veineuse** ***
- Tonique physique et cardiaque, aphrodisiaque **
- Calmante nerveuse, antidépressive, relaxante **

Indications :
- Infections urinaires, bronchite
- Varices, hémorroïdes
- Fatigue cardiaque, sexuelle et physique

Utilisations :
- Voie buccale : +
- Voie cutanée : +++
- Diffusion : ++

Mon conseil : arbre sacré de l'Inde servant à fabriquer l'encens c'est comme le gui, un arbre parasite. L'HE tirée du bois est très épaisse, son odeur est puissante (boisée et épicée) et caractérise sa masculinité. Elle est très employée en parfumerie, la médecine traditionnelle privilégie son action anti-infectieuse urinaire.
- Infections urinaires : application de compresses chaudes sur la région rénale (2 gouttes d'HE Santal dans 1 litre d'eau chaude).
- Infections pulmonaires : 10 gouttes d'HE Santal dans un bol d'eau chaude en inhalation, 3 fois par jour, ou friction de la poitrine (5 gouttes d'HE Santal dans 2 c à café d'HV Amande douce).

SANTAL AMYRIS ou SANTAL DES INDES

Amyris balsamifera

Rutacées **bois**

Origine : Haïti
Principes actifs :
- Alcools (70 %) : ***valérianol, eudesmol, élémol, épieudesmols***

Propriétés :
- **Décongestionnante lymphatique et veineuse** ***
- **Tonique cardiaque** ***

Indications :
- Varices, hémorroïdes
- Fatigue physique et cardiaque

Utilisations :
- Voie buccale : +
- Voie cutanée : +++
- Diffusion : +++

Mon conseil : proche de l'HE précédente, cette variété de Santal est surtout utilisée en externe (quelques gouttes mélangées avec une HV, en massage pour soulager les varices) et en diffusion pour obtenir un effet relaxant. Très utilisée également en parfumerie.

SANTOLINE PETIT CYPRÈS

Santolina chamaecyparissus

Astéracées **sommités fleuries**

Origine : France
Principes actifs :
- Cétones : ***artémisia cétones (39 %)***

Propriétés :
- **Vermifuge (ascaris, oxyures)** ***
- Antiseptique intestinal ***

Indications :
- Ascaridose

Utilisations :
- Voie buccale : +++

> ⚠ **Mise en garde : la présence de cétones neurotoxiques et abortives interdit son utilisation chez les enfants (moins de 6 ans) et pendant la grossesse.**

SAPINS

Le Sapin est un conifère dont la résine liquide est connue sous le nom de « baume de sapin » ou « baume du Canada ». De cette grande famille de sapins (Abiétacées), je vous propose d'étudier deux espèces les plus connues et assez proches dont la distillation des aiguilles et des jeunes rameaux produit une HE jaune d'odeur douce, fruitée et balsamique.

1. SAPIN BAUMIER

Abies balsamea

Abiétacées **aiguilles**

Origine : Canada
Principes actifs :
- Monoterpènes : α *et* β-***pinène (50 %),*** *camphène, carène*
- Esters : ***acétate de bornyle (20 %)***

Propriétés :
- **Antiseptique respiratoire** ***
- Antalgique, anti-inflammatoire **
- Antispasmodique **
- Tonique, stimulante **

Indications :
- Rhume, rhinite, bronchite, sinusite
- Crampes, rhumatismes
- Fatigue générale

Utilisations :
- Voie buccale : +
- Voie cutanée : ++ (en dilution avec HV à 30 %)
- Diffusion : +++

Mon conseil : très utile au cours de refroidissements et en période grippale, l'HE Sapin baumier peut être diffusé ou appliquer en massage, mais jamais pure en raison de la forte présence de monoterpènes risquant de provoquer des irritations cutanées.

- Refroidissement : 3 gouttes d'HE Sapin baumier + 3 gouttes d'HE Eucalyptus radiée dans 3 gouttes d'HV Macadamia en friction sur le thorax 3 fois par jour.

2. SAPIN DE SIBÉRIE

Abies sibirica

Abiétacées **aiguilles**

Origine : Russie
Principes actifs :
- Monoterpènes : *camphène (10 %)*
- Esters : ***acétate de bornyle (40 %)***

Propriétés :
- **Antiseptique respiratoire, assainissant atmosphérique** ***
- **Antispasmodique** ***

Indications :
- Bronchite asthmatiforme
- Épidémie grippale

Utilisations :
- Voie buccale : +
- Voie cutanée : + (en dilution avec une HV à 30 %)
- Diffusion : +++

Mon conseil : cette HE est idéale pendant les périodes grippales, en diffusion atmosphérique avec l'HE Eucalyptus radiée ou l'ES citron.

SARO

voir Mandravasarotra

SARRIETTE DES MONTAGNES ou SARRIETTE VIVACE

Satureja montana

Lamiacées **sommités fleuries**

Origine : France

Principes actifs :
- Phénols : ***carvacrol (40 %)***
- Monoterpènes : *p-cymène (15 %), α et β-terpinène (20 %)*

Propriétés :
- **Anti-infectieuse puissante intestinale et génito-urinaire** **** :
  • Antibactérienne intestinale et génito-urinaire
  • Antifongique intestinale et génitale
  • Antivirale et stimulante immunitaire
  • Antiparasitaire
- Tonique et stimulante ***
- Antalgique (action cutanée) **

Indications :
- Infections :
  • Intestinales : entérites, amibiases, dysenteries, candidoses intestinales
  • Génito-urinaires : cystites, prostatite, urétrites
  • Pulmonaires : bronchites
- Fatigue nerveuse, physique, sexuelle
- Arthrite, rhumatismes

Utilisations :
- Voie buccale : +++
- Voie cutanée : +, en dilution (20 % max), avec une HV

Mon conseil : indispensable dans la trousse du voyageur, l'HE Sarriette est très active sur les problèmes intestinaux d'origine bactériens, parasitaires (amibes) ou viraux. C'est l'HE spécifique des infections aiguës, cependant la présence de phénols (*carvacrol)* dans sa composition chimique invite à la prudence dans son emploi :
- Infections intestinales aiguës (tropicales) : 2 gouttes d'HE Sarriette + 1 goutte d'HE Romarin ABV + 1 goutte d'HE Cannelle (rajouter l'HE Estragon si les spasmes sont importants), 6 fois toutes les heures le premier jour, puis 3 fois par jour ensuite pendant 6 jours.
- Prévention lors de voyages tropicaux (contre la turista) : 1 goutte d'HE Sarriette + 1 goutte d'HE Citron tous les matins pendant tout le séjour.
- Fatigue générale : 1 goutte d'HE Sarriette + 2 gouttes d'ES Citron + 1 goutte d'HE Menthe poivrée.

Mise en garde :
- **Risque de dermocausticité** à l'état pur, toujours l'utiliser diluée sur la peau.
- **Risque d'hépato-toxicité** à long terme par voie buccale ; pour des traitements à court terme et à dose pondérable il est conseillé de l'associer à l'HE Romarin ABV qui est d'une part un excellent immunostimulant, et d'autre part un régulateur hépatobiliaire qui permettra une meilleure assimilation de ces phénols par l'organisme.
- **Éviter de prendre l'HE Sarriette avant le coucher, sous peine d'insomnie.**
- **Déconseillée chez la femme enceinte et les enfants en dessous de 7 ans. Pour ces derniers, il est préférable d'utiliser les HE à alcool comme le Thym *linalol* plutôt que les HE phénolées type Sarriette.**

SAUGE À FEUILLES DE LAVANDE ou SAUGE D'ESPAGNE

Salvia lavandulifolia

Lamiacées **sommités fleuries**

Origine : Espagne
Principes actifs :
- Monoterpènes (30 %)
- Monoterpénols : *linalol (30 %)*
- Oxydes : ***1,8 cinéole (30 %)***

Propriétés :
- **Anti-infectieuse, antiseptique** ***
- Tonique général et digestif, carminative **
- Fébrifuge **
- Expectorante *

Indications :
- Grippe, rhume, fièvre, bronchite, sinusite

Utilisations :
- Voie buccale : ++
- Voie cutanée : +++

Mon conseil : bien tolérée, cette Sauge se mélange très bien avec l'HE Romarin, Lavande, et Eucalyptus.

SAUGE OFFICINALE

Salvia officinalis

Lamiacées **sommités fleuries**

Origine : Bosnie, Serbie
Principes actifs :
- Monoterpènes : *pinènes, camphènes*
- Sesquiterpènes : β-*caryophyllène, α-humulène*
- Sesquiterpénols : ***viridiflorol (2 %)***
- Esters : *acétate de bornyle*
- Oxydes : *1,8 cinéole (10 %)*
- Cétones : **α-*thuyone* (30 %),** *camphre (10 %)*

Propriétés :
- **Emménagogue** ***
- **Anti-infectieuse** *** :
  • antibactérienne (streptocoques, staphylocoques)
  • antivirale
  • antifongique (*candida albicans*)
- **Régulatrice** *** :
  • du système neurovégétatif (bouffées de chaleur)
  • de la sudation
  • de la circulation sanguine (veines, artères)
- Lipolytique *
- Cholagogue, cholérétique, antiputride intestinal **

Indications :
- Ménopause (bouffés de chaleur, transpiration)
- Aménorrhée, dysménorrhées
- Affections virales : entérite virale, méningite virale, herpès (buccale, génitale), condylome, névrite virale
- Bronchite, sinusite
- Cellulite
- Affections circulatoires :
  veineuses : varices, hémorroïdes
  artérielles : varicosités, couperose, artérite

Utilisations :
- Voie buccale : +++
- Voie cutanée : +++

Mon conseil : c'est l'HE de la femme, mais son emploi est délicat et doit être contrôlé du fait de la présence de cétones. Étant réglementée on l'utilisera sur avis du thérapeute, ou en association avec l'HE Sauge Sclarée agissant ainsi en synergie pour renforcer l'effet emménagogue (voir paragraphe suivant).

Mise en garde :
- **Interdite à la vente publique (IVP2), l'HE Sauge officinale est réservée aux Pharmaciens, vendue en mélange sur prescription médicale.**
- **Interdite pendant la grossesse et aux enfants (neurotoxique et abortive).**
- **Contre-indiquée chez les personnes cardiaques et hypertensives.**
- **Épileptisante à forte dose.**

SAUGE SCLARÉE

salvia sclarea

Lamiacées **sommités fleuries**

Origine : France
Principes actifs (250 constituants environ) :
- Alcools : ***linalol (15 %)***
- Sesquiterpénols : *scléréol*
- Esters : ***acétate de linalyle (80 %)***

Propriétés :
- **Régulatrice hormonale** **** : *œstrogen-like* (similitude du *sclaréol* avec les œstrogènes)
- Antispasmodique nerveuse, relaxante **
- Tonique veineuse **
- Antitranspirante **

Indications :
- Aménorrhée, dysménorrhées, oligoménorrhée
- Pré ménopause, bouffées de chaleur, transpiration
- Fatigue nerveuse, stress
- Troubles circulatoires (varices, hémorroïdes, œdèmes)

Utilisations :
- Voie buccale : +++
- Voie cutanée : +++

Mon conseil : très bon complément de l'HE de Sauge officinale, l'HE de Sauge sclarée est fondamentalement une HE de terrain ; plus douce que la précédente elle convient parfaitement aux jeunes filles pour régler les problèmes gynécologiques. Dénuée de toxicité, elle s'utilise le plus souvent en usage interne.

- Bouffées de chaleur : 1 goutte HE Sauge sclarée + 1 goutte HE Sauge officinale + 1 goutte HE Menthe Poivrée sur 1 cp neutre, matin et soir.
- Troubles des règles (absence, irrégularité, douleurs) :
  voie externe : 2 gouttes d'HE Sauge sclarée + 2 gouttes HE Lavande sur le bas du ventre, en onction plusieurs fois par jour.
  voie interne : 1 goutte d'HE Sauge sclarée + 1 goutte d'HE Romarin ABV 2 fois par jour sur 1 cp neutre.
- Transpiration excessive : 3 gouttes d'HE Sauge Sclarée + 1 goutte d'HE Ciste + 1 goutte d'HE Menthe des champs dans 1 c à café d'HV Macadamia, en application sur la zone concernée, matin et soir après la toilette.

SERPOLET

Thymus serpyllum

Lamiacées — **sommités fleuries**

Origine : Balkans

Principes actifs :

- Monoterpènes : *pinènes, p-cymène*
- Monoterpènols : *linalol, géraniol*
- Phénols : *thymol, carvacrol, (25 %)*

Propriétés :

- **Anti-infectieuse** *** (antibactérienne, antivirale, antifongique, antiparasitaire antiseptique cutanée)
- Tonique, stimulante ***
- Stomachique ***

Indications :

- Affections bactériennes : pulmonaire (bronchite, toux), urinaires (cystite), dermatologiques (impétigo, abcès, anthrax, panaris)
- Fatigue générale, nerveuse
- Affections digestives : dyspepsies, ballonnements, flatulences

Utilisations :

- Voie buccale : +++
- Voie cutanée : ++ (en dilution à 20 %, avec une HV)

Mon conseil : proche de l'HE Sarriette sa grande sœur, l'HE Serpolet est cependant moins puissante du fait de sa teneur plus faible en *carvacrol.*

- Affections respiratoires (toux et infection) : 2 gouttes sur 1 cp neutre 3 à 6 fois par jour.
- Fatigue, digestion difficile : diluée en application sur le plexus solaire et la face interne des poignets.

⚠ **Mise en garde : dermocaustique et irritante au niveau des muqueuses.**

SKIMMIA

Skimmia laurea

Rutacées **feuilles**

Origine : Chine

Principes actifs :

- Monoterpénols (30 %) : *linalol, citronnellol, géraniol, nérol*
- Esters : ***acétate de linalyle (39 %)***

Propriétés :

- **Antispasmodique bronchique et intestinal** ***
- Anti-infectieuse **

Indications :

- Bronchite, asthme, colite spasmodique

Utilisations :

- Voie buccale : +++
- Voie cutanée : ++
- Diffusion : +++

Mon conseil : peu connue, cette HE n'est pas sans intérêt dans son emploi comme antispamodique et bien tolérée en général.

SOLIDAGE ou VERGE D'OR

Solidago canadensis

Astéracées **sommités fleuries**

Origine : Canada
Principes actifs :
- Monoterpènes : ***limonène (7 %), α-pinène (10 %)***
- Sesquiterpènes : ***germacrène-D (40 %)***

Propriétés :
- **Anti-inflammatoire** ***
- Stimule la fonction hépatique **

Indications :
- Artérite, péricardite, endocardite, tendinite, arthrite, crampes, élongations musculaires
- Intoxication alimentaire, empoisonnement

Utilisations :
- Voie buccale : +++
- Voie interne : +++
- Diffusion : +++

Mon conseil : d'odeur agréable (fleurie et citronnée) l'HE Solidage présenterait aussi des vertus protectrices sur la paroi des vaisseaux sanguins.
- Douleurs inflammatoires : quelques gouttes de la solution diluée (HE Solidage 25 % + HV Macadamia 75 %) en friction sur les parties douloureuses.

SOUCHET ROND

Cyperus rotundus

Cypéracées **rhizomes**

Origine : Inde
Principes actifs :
- Sesquiterpènes : *cypérène (32 %)*
- Sesquiterpénols : ***cypérol (30 %)***
- Sesquiterpénols : *cypérone (33 %)*

Propriétés :
- **Stomachique** ***
- Antiparasitaire **
- Relaxant musculaire, antalgique, anti-inflammatoire **

Indications :
- Affections digestives : dyspepsies, ballonnements

Utilisations :
- Voie buccale : +++
- Voie cutanée : ++

Mon conseil : peu utilisé, il existe une autre espèce (*Cyperus scariosus*) tonique digestif.

STYRAX (OU STORAX) D'ANATOLIE

Liquidambar orientalis

Hamamélidacées **gomme**

Origine : Turquie

Principes actifs :
- Hydrocarbures : *styrène*
- Alcools
- Esters : *cinnamates d'éthyle, de benzyle…*
- Aldéhydes : *vanilline*

Propriétés :
- **Antispasmodique** ***
- **Antitussive** ***

Indications :
- Toux, bronchite

Utilisations :
- Voie buccale : +++
- Voie cutanée : +++

Mon conseil : d'odeur balsamique quand ses feuilles sont froissées, le Styrax est utilisé aussi comme fixateur de parfum. L'HE peu connue est peu utilisée (2 gouttes sur 1 cp neutre en cas de toux incessante).

SUGANDHA KOKILA

Cinnamomum glaucescens

Lauracées **baies**

Origine : Népal
Principes actifs :
- Monoterpènes : *p-cymène*
- Esters : *cinnamate de méthyle*
- Oxydes : *1,8 cinéole, myristicine*

Propriétés :
- **Anti-inflammatoire, analgésique** ***
- **Antispasmodique** ***
- Antibactérien **
- Expectorant, mucolytique **

Indications :
- Douleurs inflammatoires musculaires et articulaires
- Refroidissement, état grippal, bronchite, spasmes musculaires et intestinaux

Utilisations :
- Voie buccale : ++
- Voie cutanée : +++
- Diffusion **: +++**

Mon conseil : d'odeur épicée et chaude cette HE est très agréable comme huile de massage.
- Torticolis : 6 gouttes d'HE Sughanda + 8 gouttes d'HE Oliban + 3 gouttes d'HE Menthe poivrée, en massage sur la nuque.

TAGÈTE

Tagetes minuta

Astéracées **sommités fleuries**

Origine : Madagascar
Principes actifs :
- Monoterpènes : β-***ocimènes*** (40 %)
- Cétones : ***tagètones (40 %), dihydrotagètones (15 %)***

Propriétés :
- **Anthelminthique (oxyures, ténia)** ***
- Anti-infectieuse, antifongique **
- Insectifuge

Indications :
- Vers, parasites intestinaux
- Repousse insecte

Utilisations :
- Voie cutanée : +++

Mon conseil : c'est une HE d'une puissance olfactive importante et originale (odeur de pomme verte) à manier avec précaution et en très faible quantité. On l'utilise surtout en parfumerie.
- Éloignement des insectes : versez 1 goutte d'HE Tagète dans un flacon de 30 ml d'HV Macadamia ; appliquer quelques gouttes sur les parties exposées, à la tombée de la nuit.

⚠ **Mise en garde : HE très photosensibilisante, pas d'usage prolongé, à déconseiller chez la femme enceinte et l'enfant (neurotoxique et abortive par la présence de cétones).**

TANAISIE ANNUELLE ou TANAISIE BLEUE

Tanacetum annuum

Astéracées — **parties aériennes**

Origine : Maroc
Principes actifs :
- Monoterpènes : *limonène*
- Sesquiterpènes : ***chamazulène (30 %)***

Propriétés :
- **Anti-allergique** ****
- Anti-inflammatoire ***
- Antiprurigineux ***

Indications :
- Respiratoires : crises d'asthme, emphysème
- Dermatologiques : allergies, démangeaisons, rougeurs, couperose

Utilisations :
- Voie buccale : ++
- Voie cutanée : +++

Mon conseil : c'est une des rares HE à avoir une action antihistaminique notamment au cours de crises d'asthme ou de dermites allergiques.
- Crise d'asthme : 2 gouttes sur 1 cp neutre au moment des crises ou en suppositoires (à 200 mg), 1 fois par jour.

TEA TREE ou ARBRE À THÉ

Melaleuca alternifolia

Myrtacées — **feuilles**

Le genre *Melaleuca* compte quelques 150 espèces d'arbres et d'arbustes, plus connues sous le nom d'arbres à thé. Leur nom scientifique vient du grec *melas* (noir) et *leukos* (blanc) : en effet, l'écorce est foncée sur le tronc et les branches anciennes, alors qu'elle est blanche sur les jeunes rameaux. *Melaleuca alternifolia* et *Melaleuca leucadendron* (voir Cajeput) sont deux espèces parmi les plus connues et se rencontrent principalement en Australie et en Asie du Sud-Est.

Origine : Australie

Principes actifs :
- Monoterpènes (40 %) : *α et β-terpinène, p-cymène*
- Alcools : ***4-terpinéol (40 %)***
- Oxydes : *1,8 cinéole (5 %)*

Propriétés :
- **Anti-infectieuse majeure** **** : antibactérienne à large spectre (Gram+ et Gram-), antivirale et immunostimulante, antifongique, antiparasitaire, antiseptique
- Protectrice cutanée (radiothérapie)

Indications :
- Infections diverses :
  • Buccales : aphtes, ulcère buccal, gingivite, abcès dentaire, stomatite, candidose
  • Intestinales : entérocolites bactériennes, appendicite, parasitoses (ascaris, lamblia, ankylostomes)
  • Génitales et urinaires : vaginite à trichomonas, cystite
  • Respiratoires : sinusite, rhinite, bronchite purulente, otite, laryngite, pharyngite, rhinopharyngite
  • Dermatologiques : mycoses, plaies, furoncles, gale, teigne, escarres, acné
- Préventions des brûlures cutanées (radiothérapie)

Utilisations :
- Voie buccale : ++
- Voie cutanée : +++
- Diffusion : +++

Mon conseil : utilisé par les aborigènes depuis des millénaires et par les Australiens comme antiseptique universel avant l'avènement des antibiotiques, l'HE de Tee-Tree est un anti-infectieux polyvalent qui doit figurer en bonne place dans la trousse familiale. Le regain d'intérêt dont jouit ce Melaleuca face aux résistances des germes vis-à-vis des antibiotiques à conduit l'Australie à augmenter sa culture et l'extraction de son HE (ne pas confondre avec *Melaleuca quinquenervia,* Niaouli).

- Mycoses :
  - Cutanées : 10 gouttes d'HE Tee-Tree + 10 gouttes d'HE Lavandin + 10 gouttes d'HE Géranium dans 1 c à soupe d'HV Macadamia. Quelques gouttes en massage sur les mycoses matin et soir.
  - Des voies digestives : 1 goutte d'HE Tea-Tree + 1 goutte d'HE Cannelle, sur 1 cp neutre, 4 fois par jour.
- Acné surinfectée : 5 gouttes d'HE Tea-Tree + 10 gouttes d'HE Lavande Aspic + 10 gouttes d'HE Laurier Noble dans 1 c à café d'HV Macadamia. Appliquer 2 gouttes du mélange sur les boutons d'acné, matin et soir jusqu'à disparition.
- Abcès : 1 goutte d'HE Tea-Tree + 1 goutte d'HE Clou de Girofle + 1 goutte d'HE Lavande vraie. Appliquer le mélange 3 fois par jour.
- Impétigo : 1 goutte d'HE Tea-Tree + 1 goutte HE Géranium.
- Croûtes de lait : 2 gouttes d'HE Tea-Tree + 2 gouttes d'HE Bois de Rose dans 10 gouttes HV Germes de blé ; en onction sur le cuir chevelu, 2 fois par jour.
- Bronchite : 2 gouttes d'HE Tea-Tree + 2 gouttes d'HE Eucalyptus radiée + 2 gouttes HE Cannelle ; appliquer le mélange sur le thorax 4 fois par jour.
- Prostatite: 2 gouttes d'HE Tea-Tree + 2 gouttes d'HE Girofle + 2 gouttes d'HE Cyprès. Massage du bas-ventre et du dos, 2 fois par jour.
- Hygiène buccale : 2 gouttes d'HE Tea-Tree sur la brosse à dents avant le dentifrice et brossage des dents chaque jour.
- Séborrhée : 1 goutte d'HE Tea-Tree + 1 goutte d'HE Palmarosa + 1 goutte d'HE Cèdre de l'Atlas à chaque shampooing.

Remarque : l'association de l'HE de Tea tree avec les HE phénolées (Thym *thymol*), complète l'action et entraîne une plus grande rapidité dans l'efficacité.

TÉRÉBENTHINE

voir PIN DES LANDES

THÉ DU LABRADOR

voir LEDON DU GROENLAND

THUYA

thuja occidentalis

Cupressacées **rameaux**

Origine : Canada

Principes actifs :

- Cétones : α et β-***thuyone (50 %), fenchone (13 %),*** *camphre*
- Monoterpènes, monoterpénols, sesquiterpénols, esters *(acétate de bornyle)*

Propriétés :

- Virucide ****
- Mucolytique ***

Indications :

- Verrues planes

Utilisations :

- Voie cutanée : +++ (exclusivement)

Mon conseil : par le taux important de *thuyones* qu'elles renferment, l'HE Thuya demeure l'une des **HE les plus neurotoxiques**. Son ingestion (accidentelle) provoque des convulsions qui sont souvent fatales. C'est la raison pour laquelle la vente est exclusivement sous le contrôle du pharmacien ou du médecin (**IVP2**). Cette HE est surtout utilisée comme traitement contre les verrues ; son action est de loin supérieure à la teinture mère.

- Verrues : 1 goutte d'HE Thuya matin et soir, sur la verrue jusqu'à disparition de celle-ci (1 à plusieurs semaines).

⚠ **Mise en garde : à utiliser avec prudence (se rincer les doigts en cas de traces) ; ne pas laissez à la portée des enfants. Formellement contre-indiquée pendant la grossesse et aux jeunes enfants.**

THYM

Le genre *thymus*, comprend une cinquantaine d'espèces réparties à travers l'Europe dont une quinzaine en France. Trois espèces nous intéressent :
1- le **thym à feuilles de sarriette** (*Thymus satureioides)*
2- le **thym vulgaire** (*Thymus vulgaris)* et ses 6 chémotypes
3- le **thym d'Espagne** (*Thymus zygis)* et ses 3 chémotypes

1. THYM À FEUILLES DE SARRIETTE ou THYM SATUREOÏDE

Thymus satureioides

Lamiacées

sommités fleuries

Origine : Maroc

Principes actifs :
- Alcools : ***bornéol (50 %)***
- Phénols : ***carvacrol (17 %)***

Propriétés :
- **Antibactérienne majeure** ***
- **Tonique générale (physique, mentale, sexuelle)** ***
- Antalgique rhumatismale ***

Indications :
- Infections respiratoires chroniques virales ou bactériennes
- Fatigues profondes physique, sexuelle et mentale
- Arthrose, rhumatismes, douleurs articulaires

Utilisations :
- Voie buccale : +++
- Voie cutanée : +++ (en dilution à 20 % avec une HV, car risque d'irritation cutanée à l'état pur)

Mon conseil : aux propriétés anti-infectieuses et antalgiques marquées, cette espèce particulière rend beaucoup de services dans les affections respiratoires et rhumatologiques.
- Pathologies infectieuses : en friction sur le thorax (diluée)
- Arthrose, douleurs articulaires : 2 gouttes d'HE Thym à feuilles de sarriette + 2 gouttes d'HE Gaulthérie + 10 gouttes d'HV Macadamia en massage sur la partie douloureuse.

- Fatigue, convalescence : 1 goutte d'HE Thym à feuille de sarriette + 3 gouttes d'HE Epinette noire en massage au niveau des reins, 2 fois par jour.

2. THYM VULGAIRE

Thymus vulgaris

Lamiacées **sommités fleuries**

Origine : France

Cette espèce est la plus répandue en France et les populations sauvages de Thym vulgaire présentent une hétérogénéité. En effet, selon le biotope (altitude, exposition…), celles-ci élaborent des essences d'odeurs et de composition biochimique très différentes. Sentez plusieurs plantes dans un champ de thym sauvage et vous verrez l'extraordinaire variété olfactive de cette espèce.L'Huile Essentielle provenant de la distillation de cette même espèce de Thym vulgaire présentera donc un polymorphisme biochimique en relation avec le biotope : c'est ce qu'on appelle la « **spécificité biochimique** » ou « **Chémotype** ». Il existe six chémotypes de Thym vulgaire :

A - Thym à ***thymol*** (*thymus vulgaris sb thymol)* : c'est l'HE la plus connue, et la plus commune. C'est un thym assez répandu sur les plateaux et qui pousse de 300 à 500 m d'altitude qui donne une HE chaude et puissante, de saveur piquante et brûlante.

B - Thym à ***linalol*** (*thymus vulgaris s.b. linalol)* : on trouve cette spécificité de Thym sur les coteaux ensoleillés de Haute Provence de 500 à 1200 m d'altitude. Il est de plus en plus cultivé, son odeur est fine et douce, très différente du précédent, sa saveur est douce et amère.

C - Thym à ***carvacrol*** *(Thymus vulgaris s.b. carvacol)* : assez répandue dans les garrigues sèches, d'altitude voisine de la mer.

D - Thym à ***thuyanol*** *(Thymus vulgaris s.b. thuyanol)* : assez rare car elle est la proie de toutes les maladies, d'odeur peu agréable, elle pousse dans la garrigue pauvre et sèche et les terres délaissées.

E - Thym à ***géraniol*** *(Thymus vulgaris s.b. géraniol)* : d'odeur délicate évoquant celle de la rose.

F - Thym à ***paracymène*** *(Thymus vulgaris sb paracymène).*

A- THYM À THYMOL

Thymus vulgaris sb. thymol

Principes actifs :
- Phénols : ***thymol (38 %)***, *carvacrol*
- Monoterpènes : *p-cymène (30 %), γ-terpinène (20 %)*

Propriétés :
- **Anti-infectieuse puissante** (antibactérienne, antivirale, antiparasitaire) ***
- Immunostimulante (action en profondeur) ***
- Tonique générale ***

Indications :
- Pathologies infectieuses respiratoires à répétition (chez les adultes) : bronchites chroniques, sinusites…
- Fatigue générale, épuisement dû aux pathologies chroniques

Utilisations :
- Voie buccale : +++ (réservée aux adultes)
- Voie cutanée : + (en dilution à 5 % avec une HV)

Mon conseil : c'est une HE de terrain très puissante, que l'on réserve plutôt chez l'adulte en raison de la présence de phénols. Elle sera particulièrement utilisée pour les **pathologies infectieuses à répétition**.
- Bronchite : 1 goutte HE Thym à thymol + 1 goutte d'HE Cyprès sur 1 cp neutre, 4 fois par jour.
- Fatigue physique (personne toujours malade) : 1 goutte d'HE Thym à thymol + 1 goutte d'HE Romarin 1,8 cinéole sur 1 cp neutre, 3 fois par jour.

⚠ **Mise en garde : cette HE étant hépatotoxique à haute dose, ne pas prolonger le traitement au-delà d'une semaine. Ne pas l'appliquer pure.**

B- THYM À LINALOL

Thymus vulgays sb.linalol

Principes actifs :
- Alcools : ***linalol (supérieur à 70 %)***
- Esters : *acétate de linalyle (10 %)*

Propriétés :
- **Anti-infectieuse douce** : antibactérienne, antivirale, antifongique (sur *Candida albicans)* antiparasitaire (ténia, ascaris, oxyure) ***
- Tonique nerveuse, stimulante psychique et immunitaire ***
- Antitussive

Indications :
- Infections broncho-pulmonaires de l'enfant (bronchites, rhino-pharyngites)
- Candidose buccale, intestinale, urinaire (cystite à *c.a*)
- Fatigue nerveuse

Utilisations :
- Voie buccale : +++
- Voie cutanée : ++
- Diffusion : +

Mon conseil : plus facile à utiliser que l'HE de Thym à *thymol*, l'HE de Thym à *linalol* n'est ni hépato-toxique, ni dermocaustique. La douceur de son action est recommandée pour traiter les pathologies infantiles infectieuses.
- Rhinopharyngites des enfants : 1 goutte d'HE Thym *linalol* + 1 goutte d'HE Ravintsara sur 1 cp neutre, 4 fois par jour.
- Toux des enfants : 1 goutte d'HE Thym *linalol* + 1 goutte d'HE Cyprès sur 1 cp neutre.
- Fatigue après infections : 1 goutte d'HE Thym *linalol* + 1 goutte ES Citron + 1 goutte HE Aneth sur 1 cp neutre, 3 fois par jour.

C- THYM À CARVACROL

Thymus vulgaris s.b. carvacol

Principes actifs :
- Phénols : ***carvacrol (28 %),*** *thymol*
- Monoterpènes : *p-cymène, γ-terpinène*

Propriétés et indications : assez voisines de l'HE Thym à *thymol*

D- THYM À THUYANOL

Thymus vulgaris s.b. thuyanol

Principes actifs :
- Alcools : *thuyanol-4, 4-terpinéol*

Propriétés :
- **Anti-infectieuse puissante (sphère respiratoire, buccale, uro-génitale) : bactéricide, antivirale** ***
- **Stimulante immunitaire** ***
- **Tonique et régénératrice épatocytaire** ***
- **Tonique circulatoire et réchauffante** ***
- **Tonique et rééquilibrante nerveuse** ***

Indications :
- Infections bactériennes :
  • respiratoires : bronchites, sinusites, rhinopharyngite, otites, rhinites, grippes, angines
  • buccales : stomatite, amygdalite, aphte, alvéolite
  • urogénitales : vaginites, vulvites, cystites, cervicite, salpingite, urétrite
- Infections virales : herpès (buccal et gynécologique), condylome, hépatite virale, cirrhose
- Infections mycosiques : mycoses cutanées, unguéales et gynécologiques
- Maladie de Raynaud (extrémités froides)
- Fatigue nerveuse et sexuelle, dépression

Utilisations :
- Voie buccale : +++
- Voie cutanée : ++

Mon conseil : sa bonne tolérance et sa puissance d'action en font une HE de grande qualité. Par rapport au Thym à Thymol, son action est douce et précise.
- Affections bactériennes, circulatoires, hépatiques et nerveuses : 2 gouttes d'HE Thym à *thuyanol* sur 1 cp neutre, 2 à 3 fois par jour.
- Affections locales (mycoses, extrémités froides, arthrose) : 3 gouttes d'HE Thym à *thuyanol* directement sur la pathologie.
- Angines : 2 gouttes d'HE Thym à *thuyanol* sur 1 cp neutre, 3 fois par jour.
- Sinusite : 2 gouttes au niveau de chaque sinus.
- Otite : quelques gouttes en onction derrière l'oreille, à répéter plusieurs fois.

E- THYM À GÉRANIOL

Thymus vulgaris s.b. géraniol

Principes actifs :
- Alcools : ***géraniol***
- Esters : *acétate de géranyle*

Propriétés :
- Anti-infectieuse *** (antibactérienne à large spectre, antifongique, antivirale)
- Tonique (physique, nerveuse, utérine, cardiaque)

Indications :
- Infections respiratoires (bronchites, sinusites, otites), urogénitales (cystite, vaginite, urétrite) et dermiques (acné, eczéma)
- Fatigue cardiaque

F- THYM À PARACYMÈNE

Thymus vulgaris s.b. paracymène

Principes actifs :
- Monoterpènes : ***paracymène,*** *γ-terpinène*

Propriétés :
- Antalgique (externe) ****

Indications :
- Arthrite, arthrose

Utilisations :
- Voie cutanée : +++

Mon conseil : pour les affections rhumatismales, quelques gouttes en massage directement sur la zone concernée.

3. THYM D'ESPAGNE

Thymus zygis

On retrouve dans l'HE Thym d'Espagne les trois chémotypes dont les propriétés sont similaires à ceux de l'HE de Thym Vulgaire.
- Thym à *Thymol (Thymus zygis s.b. thymol)*
- Thym à *linalol (Thymus zygis s.b.linalol)*
- Thym à *paracymène (Thymus zygis s.b. paracymène)*

VALÉRIANE OFFICINALE

Valeriana officinalis

Valérianacées **racines**

Origine : Chine, Japon
Principes actifs :
- Monoterpènes : *camphène*
- Sesquiterpènes
- Esters : *acétate de bornyle*
- Sesquiterpénals : *valérénal*
- Sesquiterpénones : *valéranone*
- Acides : *acide isovalérique et acétoxyvalérique*

Propriétés :
- **Sédative, tranquillisante** ***
- **Antispasmodique et hypnotique** ***

Indications :
- Insomnie, nervosité, agitation
- Tachycardie

Utilisations :
- Voie buccale : +++
- Voie cutanée : ++

Mon conseil : peu utilisée en externe en raison de son odeur persistante, cette HE puissante est réservée (à faible dose) à la prescription médicale en raison de son action dépressive sur le SNC.

VALÉRIANE DES INDES ou VALÉRIANE DU NÉPAL

Valeriana wallichi

Valérianacées **racines**

Origine : Inde (Himalaya)
Principes actifs :
- Sesquiterpènes : *patchoulènes*
- Sesquiterpénols : ***patchoulol (35 %)***

Propriétés :
- Tonique et décongestionnante veineuse **
- Tonique nerveux **

Indications :
- Hémorroïdes, varices, jambes lourdes
- Fatigue

Utilisations :
- Voie cutanée : +++

Mon conseil :
- Affections veineuses : en synergie avec d'autres HE (cyprès)
- Fatigue : en massage du plexus solaire dilué dans une HV.

Mise en garde : déconseillée chez la femme enceinte.

VANILLE

Vanilla planifolia

La vanille est le fruit en forme de gousse d'une orchidée des régions tropicales comme Madagascar, l'île de la Réunion, le Mexique. Après une opération de fécondation manuelle, les fleurs donneront des gousses vertes qui sont bouillies dans de l'eau, passées à l'étuvage afin qu'elle perde leur eau et donne cette couleur noirâtre. L'HE de vanille appelée *vanilline*, est extraite par distillation à la vapeur d'eau après broyage des gousses.

Orchidacées **gousses**

Origine : Réunion, Madagascar

Principes actifs :
- ***Vanilline (4-hhydroxy-3-méthoxybenzaldéhyde)***

Propriétés :
- **Régénérante et hydratante cutanée** ***
- **Stimulante du système nerveux dépressif, relaxante** ***
- Carminative

Indications :
- Peaux sèches et fatiguées
- Nervosité, mélancolie
- Aérophagie, ballonnement, digestion difficile

Utilisations :
- Voie buccale : ++++
- Voie cutanée : +++
- Diffusion : +++

Mon conseil : beaucoup de préparations s'effectuent avec cette HE originale.
- Bougies parfumées : versez 1 goutte sur chaque bougie, laissez agir l'imprégnation quelques minutes et allumez la bougie.
- Masque de beauté : prenez un avocat bien mûr, coupez le en deux et récupérez la pulpe avec une petite cuillère, ajoutez le jus d'un citron non traité. Versez 5 gouttes d'HE Vanille et mixez le tout. Appliquer la crème obtenue sur le visage et le cou. Laisser agir 15 mn et nettoyer la peau à l'aide d'un disque doux.
- Ballonnements : 2 gouttes d'HE Vanille sur 1 cp neutre après les repas.

VERGE D'OR

voir SOLIDAGE

VERGERETTE DU CANADA

Erigeron canadensis

Astéracées — **sommités fleuries**

Origine : Canada

Principes actifs :
- Monoterpènes : *limonène*
- Esters (de matricaire et de lachnophyllum)

Propriétés :
- **Antirhumatismale** ***
- Antispasmodique *** (au niveau coronarien)
- *Hormon-like* (action sur le retard pubertaire des deux sexes)

Indications :
- Affections rhumatismales
- Coronarite

Utilisations :
- Voie buccale : +++
- Voie cutanée : +++

Mon conseil : à utiliser avec prudence par voie interne, en raison d'une action hormonale non négligeable, on l'emploiera surtout en massage antirhumatismal.

VERVEINE DES INDES

voir LEMON GRASS

VERVEINE ODORANTE ou VERVEINE CITRONNÉE

Lippia citriodora

Verbénacées **feuilles**

Origine : Espagne

Principes actifs :
- Aldéhydes ***(citrals)*** : ***néral (12 %), géranial (26 %)***
- Sesquiterpènes : β-*caryophyllène*, α-*curcumène*
- Monoterpénols : *nérol, géraniol*

Propriétés :
- **Sédative puissante, antidépressive** ****
- Anti-inflammatoire ***
- Stomachique, eupeptique **

Indications :
- Angoisse, stress, dépressions nerveuses, anxiété, insomnie
- Inflammations rhumatismales

Utilisations :
- Voie buccale : +++
- Voie cutanée : + (dermocaustique à l'état pur, diluer à 10 % avec une HV)
- Diffusion : +++

Mon conseil : exceptionnelle par sa flagrance, cette HE précieuse reste le meilleur remède contre les vicissitudes de la vie quotidienne !
- Angoisse, stress, dépression :
  • Usage interne : 2 gouttes d'HE Verveine citronnée sur 1 cp neutre, 3 fois par jour.
  • Usage externe : 2 gouttes (diluée) en onction le long de la colonne vertébrale, sur le plexus solaire et sur la face interne des poignets.
  • Diffusion : excellente synergie avec l'HE Oranger bigarade (feuilles) et l'ES Mandarine (30 gouttes de chaque dans un diffuseur aromatique).

⚠ **Mise en garde : ne pas s'exposer au soleil après une application cutanée en raison de la présence de *furocoumarines* photosensibilisantes.**

WINTERGREEN

voir GAULTHERIE

YLANG-YLANG

Cananga odorata

Anonacées **fleurs**

Origine : Comores, Madagascar
Les meilleures récoltes de fleurs d'Ylang-ylang se font d'avril à juin, au lever du jour jusqu'à 10 h. Elle est généralement proposée en quatre qualités (extra, I, II et III) représentant quatre fragmentations d'une distillation complète qui dure 18 h en moyenne. Pour l'usage thérapeutique, la distillation complète est nécessaire pour obtenir une composition biochimique équilibrée. La qualité « extra » est la plus parfumée et la plus chère.

Principes actifs (composition variable en fonction de la distillation) :
- Sesquiterpènes : ***germacrène D, β-caryophyllène, α-farnésène***
- Esters : ***acétate de géranyle*** et de ***benzyle***
- Alcools : ***linalol***

Propriétés
- Antispasmodique, relaxante nerveuse, sédative ***
- Hypotensive ***
- Tonique sexuelle, circulatoire, capillaire et cutanée ***

Indications :
- Insomnie, stress, angoisse
- Palpitations (tachycardie), hypertension
- Fatigue sexuelle, chute de cheveux (tonique capillaire)
- Soins du visage et du corps (action tonique et régénérante cutanée)

Utilisations :
- Voie cutanée : +++
- Diffusion : +

Mon conseil : signifiant « la fleur des fleurs », l'HE d'Ylang-ylang est chaude, sucrée et fleurie ; elle entre dans la composition de nombreux parfums en raison de sa flagrance exotique très appréciée. Comme huile de massage, on peut l'associer à de l'HE Géranium sur une base d'HV d'Amande douce et de Germe de blé. Son odeur et ses propriétés relaxantes en font l'HE anti-stress la plus intéressante en aromathérapie.
- Anxiété, nervosité : 3 gouttes d'HE Ylang-ylang + 3 gouttes d'HV Noisette, masser le plexus solaire ou la face interne des poignets.
- Tachycardie : 2 gouttes d'HE Ylang-ylang + 2 gouttes d'HE Lavande officinale + 2 gouttes d'HE Oranger PGB, en massage de la région cardiaque.
- Chute des cheveux : 5 gouttes d'HE Ylang-ylang + 5 gouttes d'HE Genévrier + 10 gouttes HE Romarin officinale *1,8 cinéole* dans 2 c à dessert HV Macadamia.
  Quelques gouttes en massage du cuir chevelu 1 h avant le shampooing.
- Soin du corps (tonique corporel) : 5 gouttes d'HE Ylang-ylang + 10 gouttes d'HE Géranium + 10 gouttes d'HE Romarin officinal *1,8 cinéole* dans 2 c à soupe HV Macadamia.
  Huile de massage : 20 gouttes d'HE Ylang-ylang dans 6 c à soupe HV Amande douce.

ZANTHOXYLLE

Xanthoxylum armatum DC.

Rutacées — **fruits secs**

Origine : Népal
Principes actifs :
- Monoterpènes : ***limonènes (20 %)***
- Monoterpénols : ***linalol (50 %)***
- Esters : ***cinnamate de méthyle (11 %)***

Propriétés :
- Anti-infectieuse ***
- Anti-inflammatoire, calmante **
- Sédative **

Utilisations :
- Voie cutanée : +++
- Diffusion : +++

Mon conseil : d'odeur agréable (épicée et rafraîchissante) cette HE peu utilisée est intéressante dans les douleurs d'origine inflammatoire et nerveuses.
- Douleurs inflammatoires (névralgies dentaires, arthrite, polyarthrite) : quelques gouttes (diluée à 20 % avec une HV) au niveau de la zone douloureuse.
- Désinfection : en diffusion contre les infections hivernales.

ZDRAVETS

Geranium macrorrhizum

Géraniacées — **herbe**

Origine : Balkans
Principes actifs :
- Monoterpènes
- Sesquiterpènes (16 %) : *germacrène D*
- Sesquiterpones : ***germacrone (50 %)***

Propriétés :
- **Antitumorale** ****
- Expectorante, mucolytique ***
- Lipolytique (action contre les graisses cutanées)

Indications :
- Affections accompagnées de sécrétions mucopurulentes respiratoires (sinusite, bronchite) et génitales
- Tumeur cancéreuse

Utilisations :
- Voie buccale : +++
- Voie cutanée : +++

Mon conseil : peu utilisée, son action antitumorale est intéressante dans certains cancers.

⚠ **Mise en garde : contre-indiquée pendant la grossesse et chez les enfants (neurotoxique et abortive).**

ZÉDOAIRE

Curcuma zedoaria

Zingibéracées **Rhizomes**

Origine : Népal

Principes actifs :
- Monoterpènes (13 %)
- Sesquiterpènes (6 %)
- Oxydes terpéniques : ***1,8 cinéole (40 %)***
- Cétones : *camphre, zédoarone, zédérone*

Propriétés :
- **Stimulante digestive et carminative** ***

Indications :
- Dyspepsie, perte d'appétit

Utilisations :
- Voie buccale : +++

Mon conseil : la poudre est utilisée couramment en Inde pour parfumer les plats (goût épicé et frais), l'HE est plus rarement utilisée pour stimuler les fonctions digestives (2 gouttes sur 1 cp neutre).

⚠ **Mise en garde : la présence de cétones neurotoxiques interdisent l'utilisation de cette HE pendant la grossesse et chez les enfants.**

TROISIÈME PARTIE

FORMULES AROMATHÉRAPIQUES POUR TRAITER 170 MAUX DU QUOTIDIEN

Informations pour le lecteur

Dans les monographies, j'ai cité quelques associations d'une ou deux HE qui permettent aux utilisateurs de soigner rapidement et d'une façon pratique des petites pathologies quotidiennes.

Dans cette troisième partie de l'ouvrage, les formules proposées sont plus élaborées et tiennent compte de l'effet synergétique des HE en fonction de la pathologie à traiter. En effet, les HE agissent en **synergies** lorsque l'effet global est supérieur à la somme des effets de chacun de ses éléments. Ces synergies aromatiques apportent des réponses lorsqu'elles sont utilisées pour un même but thérapeutique.

Certaines de ces formules doivent être préparés exclusivement par le pharmacien (suppositoires, gélules, lotion ou gouttes complexes), d'autres plus faciles peuvent être préparées par vous-même, à condition de posséder un certain nombre d'Huiles Essentielles d'une qualité irréprochable (H.E.B.B.D.) ainsi que d'un matériel adéquat acheté dans des boutiques spécialisées ou chez votre pharmacien (sur commande) et dont la liste est la suivante :

- Éprouvettes (en verre) graduées de 5 ml, 10 ml, 15 ml et 30 ml : servent à mesurer les liquides (à partir de 1 ml).
- Bécher de 30 ml : verre spécial à bec verseur pour réaliser les mélanges aromathérapiques.
- Agitateur en verre : pour homogénéiser la préparation.
- Flacons codigouttes de 5 ml, 10 ml, 30ml pour conditionner la préparation finale (modèle vente).
- Compte-goutte capillaire codex : **sert exclusivement** à compter les gouttes d'HE pour réaliser la préparation.

J'ai volontairement évité les formules sous forme de gélules pour des raisons pratiques (obligation de les faire fabriquer par un pharmacien qui passe souvent par un prestataire non spécialisé en aromathérapie, donc perte de temps et d'argent car le coût est souvent élevé !).Tout en sachant que les gouttes sont moins précises que les gélules en termes de quantité absorbée, il conviendra d'utiliser ce type de prise pour les habitués aux HE**, et non pour les enfants et les femmes enceintes ou allaitant ainsi que les sujets à l'estomac très fragile** (gélules gastro-résistantes pour ces derniers).

QUELQUES ASTUCES DE MESURES

- 1 c à café rempli d'un liquide aqueux (eau, hydrolat, teinture-mère...) représente un volume de **5 ml** (4 ml pour 1 c à café d'HE).
- 1 c à dessert = 10 ml (soit 2 c à café).
- 1 c à soupe = 15 ml (soit 3 c à café).
- **1 ml d'HE** contient :
- **60 gouttes** (en moyenne) d'HE **mesurées au compte-goutte capillaire.**
- **30 gouttes** (en moyenne) d'HE **mesurées au codigoutte ou flacon compte goutte** (flacon contenant l'HE achetée).
- 1 goutte d'HE pure :
  Délivrée par un **flacon codigoutte** pèse en moyenne 40 mg.
  Délivrée par un **compte goutte capillaire** pèse 20 mg en moyenne.

FABRICATION D'UN SIROP SIMPLE

Pour obtenir 100 ml de sirop simple, il faut mélanger 67 g de sucre de canne avec 33 ml d'eau potable. Pour un autre volume, il faut garder la proportion 2/3 de sucre pour 1/3 d'eau potable.

CONVERSION

Pour convertir la masse en volume, ou inversement, utilisez la formule suivante :

***d* = m/v**
***d* =** densité
m= masse
v = volume

Ainsi pour mesurer 0,2 gr (200 mg) d'HE d'Eucalyptus globuleux (d=919,1),
il faudra mesurer : 200/919,1 = **0,218 ml** d'HE
Et pour convertir 0,218 ml (difficilement mesurable) en gouttes sachant que 1 ml de cette HE contient 60 gouttes, on obtiendra **13 gouttes** (0,218 × 60).
Pour connaître les densités et le nombre de gouttes au ml des HE, consulter la table des masses volumiques (en fin d'ouvrage).

Rappel des abréviations

HE : Huiles Essentielles chémotypées (HEBBD)
ES : essence (obtenue par expression des agrumes et non-distillation)
HA : hydrolat aromatique
HV : huile végétale
EL : extrait lipidique

cp : comprimé
Q.s.p.. = quantité suffisante pour : terme pharmaceutique indiquant qu'il faut compléter la préparation avec un excipient (HV, alcool, EL ...), jusqu'au volume désiré.

REMARQUES
Les formules à prendre par voie buccale (gouttes buvables), sont prises sur 1 cp neutre comme indiqué dans le texte, mais elles peuvent être prises aussi sur 1/4 de sucre, 1 c à café de miel ou d'huile d'olive (pour les estomacs fragiles). Les gouttes sont prises avec le flacon codigouttes délivré.
Les formules à prendre par voie cutanée sont à prendre pures ; les sujets à peaux sensibles ou allergiques peuvent les diluer dans une HV.

Les formules proposées ne dispensent pas d'une consultation médicale. Avant leur utilisation, il est conseillé de voir son médecin afin d'établir un diagnostic et un suivi thérapeutiques.

ABCÈS CUTANÉ (furoncle, panaris)

Dans le cas d'un panaris, il est conseillé d'utiliser la formule interne et la formule externe en même temps :

➔ **Gouttes buvables** (flacon de 5 ml)

HE Thym à feuilles de sarriette	2,5 ml
HE Tea-tree	2,5 ml

Mon conseil : 2 gouttes sur 1 cp neutre matin et soir pendant 10 jours.

➔ **Lotion cutanée** (flacon de 15 ml)

HE Ajowan	2 ml
HE Lavande vraie	2 ml
HE Poivre noir	2 ml
HE Tea-tree	2 ml
HV Calophylle inophylle	4 ml

Mon conseil : plusieurs gouttes du mélange sur l'abcès, 3 fois par jour pendant 1 semaine.

ABCÈS DENTAIRE

➔ **Lotion cutanée** (flacon de 5 ml) : antalgique et anti-infectieuse.

HE Giroflier	1,25 ml
HE Tea-tree	1 ml
HE Gaulthérie	40 gouttes
HE Romarin *1,8 cinéole*	6 gouttes
HE Sarriette	6 gouttes
HE Menthe poivrée	29 gouttes
HE Myrrhe	54 gouttes

Mon conseil : en application sur l'abcès avec le bout du doigt plusieurs fois par jour suivant les besoins.

➔ **Capsules** (flacon de 40 capsules)

Avec la lotion précédente, prendre 2 oléocapsules d'HE Origan 3 fois par jour pendant 1 semaine.

ACCOUCHEMENT (faciliter l')

➔ **Gouttes buvables** (flacon de 5 ml)

HE Girofle	1,5 ml
HE Thym *géraniol*	1 ml
ES Citron	1 ml
HE Romarin *1,8 cinéole*	1 ml
HE Cannelle	27 gouttes

Mon conseil : prendre sur un cp neutre :
- 3 semaines avant la date présumée de l'accouchement : 1 goutte 1 fois par jour.
- 2 semaines avant la date présumée de l'accouchement : 1 goutte 2 fois par jour.
- 1 semaine avant la date présumée de l'accouchement : 1 goutte 3 fois par jour.

ACNÉ

➔ **Lotion cutanée** (flacon de 5 ml)

HE Oranger (feuilles)	1 ml
HE Géranium	1 ml
HE Niaouli	43 gouttes
HE Tea-tree	42 gouttes
HE Citronnelle de Java	41 gouttes
HE Hélichryse italienne	28 gouttes
HE Matricaire	14 gouttes

Mon conseil : en application locale sur les boutons avec un coton-tige, 2 fois par jour.

AÉROPHAGIE, FERMENTATION INTESTINALE, BALLONNEMENTS, DYSPEPSIE

➔ **Gouttes buvables** (flacon de 5 ml)

HE Basilic	1,5 ml
HE Oranger feuilles	44 gouttes

HE Anis	39 gouttes
HE Menthe poivrée	32 gouttes
HE Gingembre	26 gouttes
HE Cyprès	30 gouttes
HE Cardamone	29 gouttes

Mon conseil : 2 gouttes sur 1 cp neutre après les repas, 2 gouttes après si besoin (ne pas dépasser 10 gouttes par jour).

➔ **Lotion cutanée** (flacon de 30 ml)

HE Carvi	13,5 ml
HE Noix de Muscade	9 ml
HE Coriandre	6 ml
HE Cumin	1,5 ml

Mon conseil : appliquer en friction 5 gouttes du mélange sur l'estomac et l'abdomen après le repas.

AGITATION-AGRESSIVITÉ

ADULTE

➔ **Lotion cutanée** (flacon de 5 ml)

HE Marjolaine	2 ml
HE Oranger bigaradier (feuille)	1 ml
HE Ylang ylang	1 ml
HE Ravintsara	1 ml

Mon conseil : 2 gouttes sur la face interne des poignets et 2 gouttes sur le plexus solaire en onction.

ENFANT

➔ **Lotion cutanée** (flacon de 5 ml)

HE Lavande officinale	3 ml
HE Camomille noble	2 ml

Mon conseil : 2 gouttes sur le plexus solaire et 2 gouttes sur la voute plantaire en onction

AIGREUR (d'estomac)

➔ **Gouttes buvables** (flacon de 5 ml)

HE Camomille romaine	1,5 ml
HE Coriandre	42 gouttes
HE Menthe poivrée	43 gouttes
HE Basilic	1,5 ml
ES Citron	30 gouttes

Mon conseil : 2 gouttes du mélange sur 1 cp neutre avant les repas.

ALLAITEMENT

➔ **Gouttes buvables** (flacon de 5 ml)

Formule :

HE Fenouil doux	65 %
HE Anis étoilé	35 %

Mon conseil : 3 gouttes du mélange sur 1 cp neutre avant le petit-déjeuner et le déjeuner.

ALLERGIE ALIMENTAIRE

➔ **Gouttes buvables** (flacon de 5 ml)

HE Carotte	2,5 ml
HE Estragon	2,5 ml

Mon conseil : absorber 2 gouttes du mélange sur 1 cp neutre plusieurs fois par jour.

ALLERGIE CUTANÉE - URTICAIRE

➔ **Lotion cutanée** (flacon de 15 ml)

HE Estragon	2 ml

HE Camomille noble	2 ml
HE Tanaisie	1 ml
HV Amande douce	5 ml

Mon conseil : masser les zones enflammées avec quelques gouttes du mélange sur la zone 3 fois par jour.

➔ Gouttes ou capsules
Si l'allergie est importante ou généralisée à tout le corps, je conseille les capsules d'estragon à raison de 2 capsules 3 fois par jour pendant 4 jours (ou 3 gouttes 3 fois par jour sur 1 cp neutre).

ALOPÉCIE

Chute de cheveux partielle ou totale

➔ Lotion capillaire (flacon de 125 ml)

HE Sauge officinale	2 ml
HE Lavande	2 ml
HE Marjolaine	2 ml
HV Carthame	24 ml
HV Avocat	24 ml
HV Pépins de raisins	24 ml
HV Amande douce	24 ml
HV Huile germe de blé	24 ml

Mon conseil : pratiquez le soir un massage doux de plusieurs minutes sur l'ensemble du cuir chevelu. Laissez agir 30 minutes et rincez.

AMIBIASE INTESTINALE

➔ Gouttes buvables (flacon de 5 ml)

HE Sarriette	1,7 ml
HE Eucalyptus polybracté	1,7 ml
HE Thym à *linalol*	1,7 ml

Mon conseil : 2 gouttes 3 fois par jour sur 1 cp neutre pendant 20 jours.

AMÉNORRHÉE (absence de règles)

Deux formules à utiliser simultanément l'une par voie interne, l'autre par voie externe :

➔ **Gouttes buvables** (flacon de 5 ml)

HE Sauge sclarée	1,65 ml
HE Sauge officinale	1,65 ml
HE Anis vert	1,70 ml

Mon conseil : 2 gouttes du mélange dans 1 c à café d'huile d'olive, 3 fois par jour, 1 semaine avant la date présumée des règles.

➔ **Lotion de massage** (flacon de 30 ml)

HE Sauge sclarée	1,8 ml
HE Sauge officinale	1,2 ml
HV Macadamia	27 ml

Mon conseil : 4 gouttes du mélange en massage du ventre matin et soir jusqu'à l'apparition des règles.

AMYGDALITE

➔ **Gouttes buvables** (flacon de 5 ml)

HE Lavande aspic	1,5 ml
HE Tea tree	1,5 ml
HE Basilic	1,5 ml
HE Thym à *thymol*	0,5 ml

Mon conseil : quelques gouttes sur un coton-tige et badigeonnez les amygdales plusieurs fois par jour.

ANGINE

ADULTE

➔ **Lotion de massage** (flacon de 15 ml)

Formule :

HE Ravintsara	4,5 ml
HE Niaouli	4,5 ml
HE Lavande officinale	3 ml

HE Romarin *1,8 cinéole*	2,25 ml
HE Menthe poivrée	44 gouttes

Mon conseil : en massage sous angulo-maxillaire, plusieurs fois par jour dès l'apparition de la douleur ou du gonflement des amygdales. Pour les sujets allergiques, rajouter 50 % d'HV Macadamia dans la formule.

➔ **Gouttes buvables** (flacon de 5 ml)

HE Thym à *thymol*	1,75 ml
HE Romarin à *verbénone*	1,25 ml
HE Ravintsara	1 ml
HE Tea-tree	43 gouttes
HE Menthe poivrée	~~15 ml~~ 0,5 ml

Mon conseil : pour les angines récidivantes (virales ou bactériennes), prendre 3 gouttes de ce mélange sur 1 cp neutre, 3 fois par jour pendant 6 jours (on peut y associer la lotion précédente). Cette formule est redoutablement efficace !

➔ **Collutoire** (flacon pulvérisateur de 30 ml)

Cette formule, à base d'hydrolat aromatique est indiquée également pour les laryngites, pharyngite et aphonie.

HA Thym à *thymol*	6 ml
HA Sarriette	6 ml
HA Sauge officinale	4,5 ml
HA Eucalyptus globuleux	4,5 ml
HA Hysope officinale	3 ml
HA Menthe poivrée	3 ml
HA Romarin ABV	3 ml

Mon conseil : 2 pulvérisations 4 à 6 fois par jour en fonction de la douleur (toutes les heures si nécessaire). Excellent collutoire pour les gorges enflammées (commercialisée il y a quelques années sous le nom « d'eau aromatique n° 4 »).

➔ **Suppositoires** (boîte de 12)

Formule à préparer par le pharmacien :

HE Sarriette des montagnes	30 %
HE Romarin *1,8 cinéole*	25 %
HE Menthe poivrée	5 %
HE Cannelle	10 %
HE Girofle	10 %
HE Tea-tree	20 %

Excipient Witepsol qsp 3 g pour 1 suppositoire à 150 mg

Mon conseil : prendre 1 suppositoire le matin et 1 le soir pendant 6 jours.

ENFANT (voir ORL ENFANT)

BÉBÉ (voir ORL BÉBÉ)

ANGOISSE

➔ **Lotion cutanée** (flacon de 5 ml)

HE Lavande vraie	2,5 ml
HE Verveine odorante	2,5 ml

Mon conseil : en application sur le plexus solaire à répéter si besoin.

ANOSMIE (perte de l'odorat)

➔ **Lotion cutanée et buvable** (flacon de 5 ml)

HE Marjolaine	2 ml
HE Romarin ABV	1 ml
HE Nard de l'Himalaya	1 ml

Mon conseil : 2 gouttes du mélange à absorber sur 1 cp neutre et 3 gouttes en massage sur le plexus solaire matin et midi.

ANXIETÉ

➔ **Gouttes buvables** (flacon de 5 ml)

HE Marjolaine	2,5 ml
HE Thym à *thuyone*	2,5 ml

Mon conseil : 2 gouttes matin et soir sur 1 cp neutre; à renouveler si nécessaire.

➔ **Lotion cutanée** (flacon de 15 ml)

HE Basilic	2 ml
HE Néroli	2 ml
HV Macadamia	11 ml

Mon conseil : quelques gouttes du mélange en massage sur le thorax (ajouter 1 ampoule de granion® de lithium à avaler tous les matins dans 1 verre d'eau).

APHONIE – LARYNGITE

Dans les cas aigus, il est conseillé d'associer les 3 formules.

➔ **Gouttes buvables** (flacon de 5 ml)

HE Cyprès	1 ml
HE Myrte	1 ml
HE Thym à *thymol*	44 gouttes
HE Romarin officinale *1,8 cinéole*	43 gouttes
HE Hysope officinale	42 gouttes
HE Laurier noble	28 gouttes
HE Menthe poivrée	15 gouttes

Mon conseil : 2 gouttes du mélange, 3 fois par jour sur 1 cp neutre, voire plus si l'aphonie est importante.

➔ **Lotion de massage** (flacon de 15 ml)

HE Niaouli	4,5 ml
HE Ravintsara	3 ml
HE Romarin officinale ABV	2,25 ml
HE Lavande officinale	2,25 ml
HE Bois de rose	2,25 ml
HE Menthe poivrée	44 gouttes

Mon conseil : quelques gouttes de ce mélange en massage sous-angulo-maxillaire, plusieurs fois par jour.

➔ **Collutoire (voir Angine)**

➔ **Inhalation** (flacon de 15 ml)

HE Lavande	6 ml
HE Benjoin	4 ml
HE Thym à *thymol*	2 ml

Mon conseil : verser 6 gouttes de ce mélange dans un bol rempli d'eau chaude et pratiquez l'inhalation pendant 15 mn, 3 à 6 fois par jour.

APHTES

Je propose 2 préparations différentes, la seconde étant plus douce et plus adaptée pour une cavité buccale envahie d'aphtes.

➔ **Solution** (flacon de 5 ml)

HE Lavande aspic	40 % (2 ml)
HE Citronnelle de Java	30 % (1,5 ml)
HE Tea-tree	30 % (1,5 ml)

Mon conseil : en application directe sur l'aphte avec un coton-tige 2 à 5 fois par jour.

➔ **Bain de bouche** (flacon de 100 ml)

HA Laurier noble	15 ml
HA Lavande stoechade	10 ml
HA Lentisque pistachier	20 ml
HA Romarin ABV	15 ml
HA Sauge officinale	15 ml
HA Sarriette	10 ml
HE Thym à *linalol*	15 ml

Mon conseil :

- Aphtes douloureux : en bain de bouche pur plusieurs fois par jour après les repas (1 c à soupe à laisser en contact plusieurs minutes).
- Aphtes et inflammation des gencives dus à des prothèses dentaires : en bain de bouche matin et soir, (1 c. à soupe dans un verre d'eau tiède).

ARTHRITE

➔ **Lotion de massage** (flacon de 10 ml)

Pour des douleurs inflammatoires localisées (genou, poignet…).

HE Hélichryse italienne	2 ml
HE Gaulthérie couchée	1 ml
HE Menthe poivrée	1 ml
HE Eucalyptus citronné	3 ml
HE Vétiver	1 ml
HE Poivre noir	1 ml

Mon conseil : 3 à 4 gouttes du mélange sur la partie douloureuse, 3 fois par jour pendant une semaine.

➔ **Lotion de massage** (flacon de 30 ml)
Pour des douleurs diffuses, à visée *cortison-like.*

HE Epinette noire	5 ml
HE Pin sylvestre	5 ml
HV Noisette	10 ml

Mon conseil : 10 gouttes du mélange en applications lombaires, au niveau des surrénales, 2 fois par jour pendant 1 semaine.

ARTHROSE

➔ **Lotion de massage** (flacon de 30 ml)

HE Eucalyptus polybractée	4 ml	
HE Thym à *thuyone*	2 ml	
HE Sarriette	2 ml	
HV Noisette	q.s.p	30 ml

Mon conseil : en application 3 ou 4 fois par jour pendant 15 jours.

ASTHÉNIE (voir FATIGUE)

ASTHME (allergique et nerveux)

ADULTE

➔ **Gouttes buvables** (flacon de 15 ml)

ES Mandarine	5 ml
HE Estragon	5 ml
HE Romarin à verbénone	5 ml

Mon conseil : prendre 2 gouttes sur 1 cp neutre, 3 fois par jour pendant 20 jours.

➔ **Lotion de massage** (flacon de 15 ml)

HE Estragon	4 ml
HE Myrte	2 ml
HE Gaulthérie	2 ml

HE Verveine	2 ml
ES Mandarine	4 ml

Mon conseil : 6 gouttes du mélange en application locale sur le thorax et le haut du dos avant et pendant la crise d'asthme. À répéter toutes les 30 mn jusqu'à amélioration complète.

BÉBÉ (à partir de 1 an) et ENFANT

➔ **Lotion cutanée** (flacon de 15 ml)

HE Lavande officinale	4,5 ml
HE Niaouli	3 ml
HE Ravintsara	2,25 ml
HE Citronnelle de Java	2,25 ml
HE Menthe citronnée	1,5 ml
HE Camomille noble	1,5 ml

Mon conseil : en application au niveau du plexus solaire, de la plante des pieds ou le long de la colonne vertébrale.
Bien suivre la posologie en fonction de l'âge de l'enfant :
- nourrisson de 1 à 3 ans : 1 goutte du mélange dans 20 gouttes d'HV Amande douce, 2 fois par jour.
- Enfant de 3 à 7 ans : 1 goutte du mélange dans 10 gouttes d'HV Amande douce, 2 fois par jour.
- Enfant de plus de 7 ans : 2 gouttes du mélange dans 10 gouttes d'HV Amande douce, 2 fois par jour.

ATHÉROSCLÉROSE

➔ **Gouttes buvables** (flacon de 15 ml)

HE Céleri	5 ml
ES Mandarine	5 ml
ES Citron	5 ml

Mon conseil : 2 gouttes 3 fois par jour sur 1 cp neutre pendant 20 jours. À renouveler après 4 jours d'arrêt.

BALLONNEMENT (voir AÉROPHAGIE)

BOUCHON DE CÉRUMEN

➔ **Lotion** (flacon de 5 ml)

HE Eucalyptus mentholé	1,5 ml
HE Niaouli	1 ml
HE Romarin à *cinéole*	1 ml
HV Germe de blé	1,5 ml

Mon conseil : 2 gouttes en onctions péri-auculaires ainsi que sur 1 mèche de coton dans l'oreille 2 à 3 fois par jour pendant 5 jours.

BOUFFÉES DE CHALEUR

➔ **Gouttes buvables** (flacon de 15 ml)

HE Menthe poivrée	50 %
HE Cyprès	50 %

Mon conseil : prendre 2 gouttes du mélange sur 1 cp neutre matin et soir pendant 1 mois. À renouveler si nécessaire.

BOURDONNEMENTS D'OREILLE

➔ **Lotion cutanée** (flacon de 15 ml)

HE Cyprès	0,6 ml (35 gouttes)
HE Basilic	0,6 ml (34 gouttes)
HE Lentisque pistachier	0,3 ml (17 gouttes)
HV Macadamia	13,5 ml

+ HE Lavande Stoechade 34 goutte

Mon conseil : 2 gouttes en application sur le pourtour de l'oreille, 3 fois par jour, pendant une semaine.

BOUTON

Cette formule très facile à réaliser s'utilise pour tous les petits problèmes cutanées qui se manifeste par des boutons blanchâtres sans être des abcès ou des panaris (voir ces termes).

➔ **Lotion cutanée** (flacon de 5 ml)

HE Tea tree	3 ml
HE Lavande officinale	1 ml
HE Géranium	1 ml

Mon conseil : appliquer directement sur les boutons plusieurs fois par jour.

BOUTON DE FIÈVRE (voir HERPÈS)

BRONCHIOLITE DU NOURRISSON (à partir de 6 mois)

➔ **Lotion cutanée** (flacon de 30 ml)

HE Hysope **rameaux couchées** (surtout pas HE Hysope officinale !)	6 ml
HE Bois de rose	3 ml
HE Matricaire	3 ml
HE Ravintsara	3 ml
HV Noisette	12 ml

Mon conseil : 8 gouttes du mélange sur le thorax et 8 gouttes sur le haut du dos 4 fois par jour pendant une semaine.

BRONCHITE

ADULTE

La lotion peut être utilisée avec les gouttes ou avec les suppositoires à votre convenance.

➔ **Lotion de massage** (flacon de 15 ml)

HE Lavandin	3 ml
HE Niaouli	3 ml
HE Ravintsara	3 ml

HE Myrte verte	2,25 ml
HE Laurier noble	1,5 ml
HE Eucalyptus globuleux	1,5 ml
HE Menthe poivrée	44 gouttes

Mon conseil : friction de la poitrine et du dos pendant la durée des symptômes.

➔ **Gouttes buvables** (flacon de 5 ml)

HE Cyprès	1 ml
HE Ravintsara	1 ml
HE Romarin ABV	1 ml
HE Myrte verte	0,5 ml
HE Hysope officinale	0,5 ml
HE Thym à *thymol*	0,5 ml
HE Menthe poivrée	0,5 ml

Mon conseil : traitement dégressif à faire sur 10 jours suivant le schéma suivant (sur 1 cp neutre) :

- 2 gouttes 6 fois par jour pendant 3 jours
- 2 gouttes 4 fois par jour pendant 3 jours
- 2 gouttes 3 fois par jour pendant 4 jours.

➔ **Suppositoires** (boîte de 12 suppositoires de 3g) à faire par votre pharmacien

HE Cyprès	20 %
HE Myrte verte	10 %
HE Romarin *1,8 cinéole*	15 %
HE Tea-tree	15 %
HE Thym à *thymol*	20 %
HE Hysope officinale	10 %
HE Laurier noble	10 %

Excipient Witepsol qsp 3g pour1 suppositoire à**150 mg d'HE**.

Mon conseil : 1 suppositoire 2 fois par jour pendant 6 jours.

ENFANT (à partir de 3 ans)

Il est recommandé d'utiliser la lotion et les suppositoires en cas de forte infection.

➔ **Lotion de massage** : même formule que celle de l'adulte, mais pour les enfants à partir de 3 ans établir une dilution à 10 % d'HV (soit 1 goutte du mélange dans 10 gouttes d'Huile d'amande douce).

➔ **Suppositoires** à faire par votre pharmacien

HE Cyprès	20 %
HE Tea-tree	15 %

HE Romarin *1,8 cinéole*	15 %
HE Thym à *thymol*	20 %
HE Eucalyptus globuleux	15 %
HE Myrte verte	15 %

Excipient Witepsol qsp 2 g pour 1 suppositoire à **80 mg d'HE**.

Mon conseil : 1 suppositoire 2 fois par jour pendant 6 jours.

BÉBÉ (à partir de 1 an)

Il est recommandé d'utiliser la lotion et les suppositoires en cas de forte infection.

➔ **Lotion de massage** : même formule que celle de l'adulte mais pour les nourrissons à partir de 1 an, établir une dilution à 5 % d'HV (soit 1 goutte du mélange dans 20 gouttes d'Huile d'amande douce).

➔ **Suppositoires** (boite de 12 suppositoires de 1 g) à faire par votre pharmacien

HE Ravintsara	20 %
HE Thym à *linalol*	30 %
HE Eucalyptus globuleux	10 %
HE Romarin *1,8 cinéole*	15 %
HE Niaouli	10 %
ES Citron	15 %

Excipient Witepsol qsp 1 g pour 1 suppositoire à **40 mg d'HE**.

Mon conseil : 1 suppositoire matin et soir pendant 6 jours.

➔ **Diffusion atmosphérique** (flacon de 15 ml)

HE Romarin officinale	3,75 ml
HE Sapin de Sibérie	3 ml
HE Eucalyptus radié	3 ml
HE Ravintsara	3 ml
HE Eucalyptus globuleux	2,25 ml

Mon conseil : introduire 1/2 cuillère à café de ce mélange dans le diffuseur, et laisser diffuser pendant 30 mn, 3 fois par jour.

BRÛLURES – COUPS DE SOLEIL

➔ **Lotion cutanée** (flacon de 15 ml)

HE Lavande aspic	7,5 ml
HE Matricaire	2,5 ml

HE Bois de rose	2,5 ml
HE Géranium rosat	2,5 ml

Mon conseil : en application pure sur les lésions, 3 fois par jour.Si on ne dispose pas de cette préparation sous la main, appliquer immédiatement quelques gouttes **d'HE Lavande aspic pure** directement sur la brûlure, 3 fois dans la journée ; continuez les applications les jours suivant en diluant cette HE à 50 % avec l'HV de Millepertuis.

CALCUL RÉNAUX (ou lithiases rénales)

➔ **Gouttes buvables** (flacon de 5 ml)

HE Citron	2,5 ml
HE Khella	2,5 ml

Mon conseil : 2 gouttes matin et soir sur 1 cp neutre pendant 1 mois.

➔ **Lotion cutanée** (flacon de 15 ml)

HE Khella	2 ml
HE Basilic	2 ml
HE Hysope des montagnes	1 ml

Mon conseil : 3 gouttes en application locale au niveau du foie et des reins toutes les heures.

CALLOSITÉS

➔ **Lotion cutanée** (flacon de 15 ml)

HE Carotte	1,5 ml
HE Géranium rosat	1,5 ml
HE Lavande officinale	1,5 ml
HV Germe de blé	qsp 15 ml

Mon conseil : après un bain d'eau salé, quelques gouttes du mélange en massage et frotter avec une pierre ponce.

CANDIDOSE CUTANÉE (voir MYCOSE À CANDIDA)

CANDIDOSE VAGINALE (voir MYCOSE À CANDIDA)

CARRIES

➔ **Lotion** (flacon de 5 ml)

HE Clou de girofle	2 ml
HE Poivre noir	1,5 ml
HE Noix de Muscade	1,5 ml

Mon conseil : versez quelques gouttes de ce mélange sur un coton-tige et l'appliquer directement sur la dent cariée le plus longtemps possible et plusieurs fois dans la journée.

CELLULITE

➔ **Lotion de massage** (flacon de 100 ml)

HE Eucalyptus citronné	1,5 ml
ES Citron	2 ml
HE Cèdre de l'atlas	2 ml
HE Sauge officinale	1,5 ml
HE Cyprès	2 ml
HE Niaouli	1 ml
HV Noisette	90 ml

Mon conseil : quelques gouttes en massage sur les parties concernées, 2 fois par jour.

CÉPHALÉES - MIGRAINES

➔ **Lotion cutanée** (flacon de 5 ml)

HE Menthe poivrée	3 ml
HE Basilic	1 ml
HE Camomille romaine	1 ml

Mon conseil : 2 gouttes en application sur la zone douloureuse, plusieurs fois par jour, en fonction de la douleur.

➔ **Gouttes pour diffusion atmosphérique** (flacon de 15 ml)

HE Menthe poivrée	5 ml
ES Citron	10 ml

Mon conseil : verser dans le diffuseur 30 gouttes du mélange et laisser diffuser pendant 10 mn.

CHOC ÉMOTIONNEL

➔ **Lotion cutanée** (flacon de 15 ml)

HE Camomille romaine	2 ml
HE Marjolaine	2 ml
HE Nard de l'Himalaya	1 ml
HV Rose Musquée	10 ml

Mon conseil : 3 gouttes en onction sur le plexus solaire, la nuque et la face interne des poignets, 3 fois par jour.

CHOLESTÉROL

➔ **Gouttes buvables** (flacon de 5ml)

HE Romarin ABV	2 ml
HE Hélichryse italienne	2 ml
HE Carotte	1 ml

Mon conseil : 2 gouttes du mélange matin et soir, sur 1 cp neutre pendant 1 mois. Privilégier les acides gras poly-insaturés (HV Onagre, HV Bourrache, poisson à peau bleue).

CICATRICES CICATRISATION DIFFICILE

➔ **Lotion cutanée** (flacon de 15 ml)

HE Lavande vraie	2 ml
HE Romarin ABV	1 ml
HE Sauge officinale	1 ml
HE Hélichryse italienne	1 ml
HV Millepertuis	10 ml

Mon conseil : 2 gouttes du mélange, matin et soir sur la cicatrice (ou la plaie) pendant 10 jours (4 mois pour une cicatrice ancienne).

CIRRHOSE

➔ **Gouttes buvable** (flacon de 5 ml)

HE Ledon du Groenland	2 ml
HE Carotte	1 ml
HE Romarin ABV	1 ml
HE Aneth plante entière	0,5 ml
HE Menthe poivrée	0,5 ml

Mon conseil : 1 goutte du mélange sur 1 cp neutre avant les 3 repas pendant 3 mois.

CLAQUAGE MUSCULAIRE ÉLONGATION

➔ **Lotion cutanée** (flacon de 15ml)

HE Gaulthérie	3 ml
HE Eucalyptus citronné	3 ml
HE Hélichryse italienne	3 ml
EL Arnica	6 ml

Mon conseil : 4 gouttes du mélange en massage sur le muscle, 6 fois par jour pendant 1 semaine.

COLÈRE

➔ **Lotion cutanée** (flacon de 30 ml)

HE Eriocéphale	1 ml
HE Valériane officinale	1 ml
HE Lavande vraie	1 ml
HV Macadamia	27 ml

Mon conseil : quelques gouttes en massage au niveau du plexus solaire, de la face interne des poignets et de la plante des pieds.

COLIQUES HÉPATIQUES ET INTESTINALES

➔ **Gouttes buvables** (flacon de 5 ml)

HE Khella	2 ml
HE Ledon du Groenland	1 ml
HE Basilic	1 ml
HE Menthe poivrée	1 ml

Mon conseil : 2 gouttes du mélange sur 1 cp neutre toutes les 10 mn jusqu'à cessation des douleurs (1 heure maximum).

➔ **Lotion cutanée** (flacon de 15 ml)

HE Estragon	5 ml
HE Basilic	5 ml
HV Macadamia	5 ml

Mon conseil : en onction au niveau du foie et des intestins.

COLIQUES NÉPHRÉTIQUES

➔ **Gouttes buvables** (flacon de 5 ml)

HE Khella	1 ml
HE Basilic	2 ml
HE Estragon	2 ml

Mon conseil : 2 gouttes toutes les 2 mn sur 1 cp neutre jusqu'à cessation des douleurs.

➔ **Lotion cutanée** (idem aux colites hépatiques et intestinales)

Mon conseil : en onction sur la zone rénale et abdominale toutes les 1/2 heures jusqu'à diminution des douleurs.

COLITE

➔ **Gouttes buvables** (flacon de 5 ml)

HE Romarin ABV	1 ml
HE Cardamone	1 ml
HE Coriandre	1 ml
HE Cannelle de Chine	1 ml
HE Estragon	1 ml

Mon conseil : 2 gouttes sur 1 cp neutre 3 fois par jour après les repas pendant 3 semaines.

CONDYLOME ACUMINE

➔ **Lotion cutanée** (flacon de 15 ml)

HE Eucalyptus polybractée	2 ml
HE Thuya	1 ml
HE Ravintsara	1 ml
HE Niaouli	1 ml
HV Germe de blé	10 ml

Mon conseil : en application directement sur le condylome, matin et soir pendant plusieurs mois.

CONJONCTIVITE ALLERGIQUE

➔ **Lotion oculaire** (flacon de 100 ml)

HA Myrte à *cinéole*	60 ml
Eau distillée	40 ml

CONJONCTIVITE INFECTIEUSE

➔ **Lotion oculaire** (flacon de 100 ml)

HA Camomille	40 ml
HA Lavande vraie	40 ml
HA Eucalyptus globuleux	20 ml

Mon conseil : 3 bains oculaires de 10 mn par jour pendant 1 semaine.

CONSTIPATION

➔ **Gouttes buvables** (flacon de 5 ml)

HE Romarin ABV	1,5 ml
HE Fenouil	1 ml
HE Muscade	0,75ml (45 gouttes)
HE Angélique (racines)	0,5 ml (28 gouttes)
HE Sarriette	0,5 ml (28 gouttes)
HE Cumin	0,25 ml (15 gouttes)

Mon conseil : 1 goutte sur 1 cp neutre 3 fois par jour pendant 4 jours consécutifs, arrêt de 3 jours puis reprendre.

➔ **Lotion cutanée** (flacon de 15 ml)

HE Lavande officinale	3 ml
HE Ravintsara	2,25 ml
HE Oranger (feuilles)	2,25 ml
HV Amande douce	7,5 ml

Mon conseil : 3 gouttes sur le plexus solaire en massage plusieurs fois par jour.

COR
DURILLON

➔ **Lotion cutanée** (flacon de 15 ml)

HE Pin maritime	7 ml
HE Eucalyptus mentholé	4 ml
HE Romarin camphré	4 ml

Mon conseil : 2 à 3 gouttes du mélange en application locale 2 fois par jour pendant 10 jours.

COUP (voir TRAUMATISME)

COUP DE CHALEUR

➔ **Gouttes buvables** (flacon de 5 ml)

HE Cajeput	1,5 ml
HE Matricaire	1,5 ml
HE Mélisse	1,5 ml

Mon conseil : 1 à 2 gouttes du mélange à prendre sur 1 cp neutre 2 à 3 fois par jour.

COUP DE SOLEIL (voir BRÛLURE)

COUP DE FROID

➔ **Lotion cutanée** (flacon de 30 ml)

HE Sarriette	1 ml
HE Thym à *thymol*	1 ml
HE Eucalyptus globuleux	1 ml
HV Macadamia	27 ml

Mon conseil : quelques gouttes en friction sur le thorax et les membres plusieurs fois dans la journée.

COUPEROSE

➔ **Lotion cutanée** (flacon de 15 ml)

HE Géranium rosat	4 ml
HE Hélichryse	2 ml

HE Ciste	2 ml
HE Lavande officinale	1 ml
HE Matricaire	1 ml
HV Macadamia	5 ml

Mon conseil : 3 gouttes en application matin et soir jusqu'à disparition des symptômes.

COUPURE

➔ **Lotion cutanée** (flacon de 15 ml)

HE Sauge officinale	1,5 ml
HE Lavande officinale	2 ml
HE Géranium roast	1,5 ml
HV Millepertuis	5 ml
HV Germe de blé	5 ml

Mon conseil : après avoir désinfecté la plaie, appliquer quelques gouttes du mélange sur celle-ci matin et soir.

COURBATURES

➔ **Lotion cutanée** (flacon de 15 ml)

HE Laurier	2 ml
HE Romarin ABV	2 ml
HE Lavande aspic	2 ml
HE Gaulthérie	2 ml
HV Macadamia	7 ml

Mon conseil : quelques gouttes en massage vigoureux et profond avant et après l'effort sportif.

CRAMPES MUSCULAIRES CONTRACTURES MUSCULAIRES CRAMPES

➔ **Lotion cutanée** (flacon de 15 ml)

HE Romarin à camphre	3 ml
HE Gaulthérie	2 ml
HE Estragon	2 ml
HE Laurier	1 ml
HE Sapin baumier	1 ml
HV Macadamia	6 ml

Mon conseil : 5 gouttes du mélange, en massage jusqu'à disparition des contractures.

CRAMPES D'ESTOMAC

➔ **Lotion cutanée** (flacon de 30 ml)

HE Cajeput	1 ml
HE Cannelle de Ceylan	1 ml
HE Estragon	2 ml
HE Lavande	1 ml
HV Macadamia	10 ml

Mon conseil : quelques gouttes en massage au niveau de l'estomas (plexus gastrique), dans le sens des aiguilles d'une montre, plusieurs fois par jour.

➔ **Gouttes buvables** (flacon de 5 ml)

HE Basilic	1 ml
HE Estragon	1 ml
HE Fenouil	1 ml
HE Coriandre	1 ml
HE Genévrier	1 ml

Mon conseil : 1 goutte du mélange sur 1 cp neutre à chaque repas.

CREVASSES DERMIQUES

➔ **Lotion cutanée** (flacon de 15 ml)

HE Millefeuille	6 gouttes
HE Sauge officinale	6 gouttes
HE Cèdre de l'atlas	6 gouttes
Beurre de Karité	1,5 gr
HV Millepertuis	1,5 ml
HV Bourrache	1 ml
HV Jojoba	1 ml
HV Germes de blé	1,5 ml

Mon conseil : 1 application matin et soir sur les lésions.

CREVASSES DU SEIN

➔ **Lotion cutanée** (flacon de 5 ml)

HE Palmarosa	1 ml
HE Hélichryse italienne	0,5 ml
HE Lavande aspic	1 ml
HE Sauge sclarée	0,5 ml
HE Germe de blé	2 ml

Mon conseil : 3 gouttes 3 fois par jour en application locale.

CRISE DE NERF

➔ **Lotion cutanée** (flacon de 30 ml)

HE Lavande officinale	2 ml
HE Nard de l'Himalaya	2 ml
HE Mélisse officinale	2 ml
HE Menthe verte	2 ml
HE Néroli	10 gouttes
HV Macadamia	qsp 30ml

Mon conseil : quelques gouttes en massage sur le plexus solaire, la nuque et la plante des pieds, plusieurs fois par jour.

CYSTITES INFECTIEUSES

10,50 € + 5 (temps 6h)

➔ **Gouttes buvables** (flacon de 5 ml)

HE Sarriette	1,5 ml
HE Origan	1,5 ml
HE Thym à *thymol*	1,5 ml
HE Tea-tree	0,5 ml

Mon conseil : 3 gouttes sur 1 cp neutre 3 fois par jour pendant 15 jours.

➔ **Lotion cutanée** (flacon de 15 ml)

HE Bois de rose	5 ml
HE Palmarosa	5 ml
HV Macadamia	5 ml

Mon conseil : 5 gouttes du mélange en application cutanée au niveau abdominale 2 fois par jour pendant 20 jours.

CYSTITES INFLAMMATOIRES (urine claire)

➔ **Gouttes buvables** (flacon de 5 ml)

HE Eucalyptus citronné	0,85 ml
HE Matricaire	0,35 ml
HE Mélisse	0,35 ml
HE Origan	0,75 ml
HE Ravintsara	0,75 ml
HE Santal	1,10 ml
HE Sauge sclarée	0,85 ml

Mon conseil : suivre le schéma thérapeutique suivant :
- 2 gouttes sur 1 cp neutre 5 fois par jour pendant 3 jours.
- 2 gouttes sur 1 cp neutre 4 fois par jour pendant 3 jours.
- 2 gouttes sur 1 cp neutre 2 fois par jour pendant 2 jours.

CYSTITES RÉCURRENTES

➔ **Gouttes buvables** (flacon de 5 ml)

HE Romarin ABV	1,25 ml
HE Tea-tree	1 ml

HE Origan	0,75 ml
HE Gaïac	0,75 ml
HE Sauge officinale	0,5 ml
HE Oranger feuilles	0,5 ml
HE Menthe poivrée	0,25 ml

Mon conseil : 2 gouttes 2 fois par jour pendant 21 jours consécutifs, arrêt d'une semaine puis reprendre.

Remarque : il est important de ne pas manger de produits lactés et dérivés, sucres et sucreries, charcuterie, excès de gluten. Il faut associer ce traitement aux gouttes « dépuratif intestinal » (voir ce terme), à prendre suivant le même schéma thérapeutique.

DARTRES

➔ **Lotion cutanée** (flacon de 5 ml)

HE Oranger bigaradier (feuilles)	2,5 ml
HE Géranium	2,5 ml

Mon conseil : 1 goutte en application locale 2 fois par jour.

DÉMINÉRALISATION

➔ **Gouttes buvables** (flacon de 5 ml)

HE Sauge officinale	2 ml
HE Achillée millefeuille	1,5 ml
HE Matricaire	1,5 ml

Mon conseil : prendre 1 goutte de ce mélange matin et soir sur 1 cp neutre, 10 jours par mois.

DÉPRESSION NERVEUSE

➔ **Lotion cutanée** (flacon de 10 ml)

HE Ravensare	3 ml
HE Cyprès	2 ml
HE Laurier noble	1 ml
HE Patchouli	1 ml
HE Encens	1 ml
HE Ylang-Ylang	1 ml
HE Santal	1 ml

13,50 dans Ravensare + 5 € temps AB

Mon conseil : 1 goutte en massage doux du plexus solaire et de la plante des pieds, à respirer en cours de journée.

DÉPURATIF INTESTINAL

➔ **Gouttes buvables** (flacon de 5 ml)

HE Romarin 1,8 cinéole	1,5 ml
HE Genévrier baies	42 gouttes
HE Cardamone	43 gouttes
HE Laurier noble	28 gouttes
HE Carvi	28 gouttes
HE Cannelle	28 gouttes
HE Menthe	28 gouttes

Mon conseil : formule excellente pour détoxiquer et purifier les intestins. Prendre 1 goutte de ce mélange 3 fois par jour sur un cp neutre pendant 4 jours consécutifs par semaine. Arrêt du traitement pendant 3 jours, puis reprendre celui-ci.

DIABÈTE (traitement d'appoint)

➔ **Gouttes buvables** (flacon de 5 ml)

HE Eucalyptus citronné	2 ml
HE Géranium rosat	2 ml
HE Carotte	1 ml

Mon conseil : 2 gouttes sur 1 cp neutre matin et soir pendant 3 semaines, à renouveler. Cette pathologie nécessite, bien entendu, un suivi médical et ne dispense pas d'un traitement médicamenteux.

DIARRHÉES INFECTIEUSES GASTRO-ENTÉRITE

➔ **Gouttes buvables** (flacon de 5 ml)

HE Origan	3 ml
HE Cannelle de Chine (feuilles)	1,5 ml
HE Menthe	0,5 ml

Mon conseil : 2 gouttes sur 1 cp neutre 3 fois par jour (6 fois pour les formes sévères).

DIGESTION DIFFICILE

➔ **Gouttes buvables** (flacon de 5 ml)

HE Genévrier	1 ml
HE Coriandre	1 ml
HE Menthe	1 ml
HE Mandarine	1 ml
HE Cardamone	1 ml

Mon conseil : prendre 1 goutte de ce mélange sur 1 cp neutre à chaque repas.

DOULEURS DENTAIRES, GINGIVITE POUSSÉES DENTAIRES DU NOURRISSON

➔ **Lotion** (flacon de 5 ml)

HE Romarin officinale 1,8 cinéole	1,5 ml
HE Ravensare aromatique	1 ml
HE Gaulthérie	1 ml
HE Lavande officinale	1 ml
HE Menthe poivrée	15 gouttes
HE Lavande aspic	14 gouttes

Mon conseil :
- nourrisson et enfants : 2 gouttes du mélange sur **la joue** en onctions légères, matin et soir pendant les poussées dentaires.
- adulte : 2 gouttes du mélange en massage sur la gencive douloureuse.

DOULEUR MUSCULAIRE ET ARTICULAIRE

Cette formule s'adresse à tout type de douleur aussi bien arthrosique que musculaire. Cette lotion que j'ai dénommée « Lotion antalgique » a une action révulsive, anti-inflammatoire et antalgique et s'utilise pour tout type de douleur mal définie.

➔ **Lotion cutanée** (flacon de 30 ml)

HE Gaulthérie	7 ml
HE Eucalyptus citronné	5 ml
HE Romarin	5 ml
HE Copaiba	3 ml
Baume de copaiba	5 ml
HV Macadamia	5 ml

Mon conseil : quelques gouttes en onction sur la partie douloureuse plusieurs fois par jour.

DURILLON (voir COR)

DYSMÉNORRHÉE (règles douloureuses)

➔ **Gouttes buvables** (flacon de 5 ml)

HE Sauge officinale	1 ml
HE Sauge sclarée	1 ml
HE Estragon	1 ml
HE Oranger petit grain bigarade feuille	29 gouttes
HE Anis vert	26 gouttes
HE Persil	29 gouttes
HE Girofle	27 gouttes

Mon conseil : 1 goutte sur 1 cp neutre 3 fois par jour, 3 jours avant la date présumée des règles et poursuivre jusqu'au 14e jour.

➔ **Lotion cutanée** (flacon de 15 ml)

HE Estragon	3 ml
HE Sauge sclarée	2 ml
HV Macadamia	10 ml

Mon conseil : 2 applications par jour sur le bas du ventre avant et pendant les douleurs menstruelles.

ÉBRIÉTÉ (« gueule de bois »)

➔ **Gouttes buvable** (flacon de 5 ml)

HE Menthe poivrée	2 ml
HE Basilic	1 ml
HE Romarin ABV	1 ml
HE Laurier noble	1 ml

Mon conseil : 3 gouttes à absorber sur 1 cp neutre.

ECZÉMA (chez l'adulte)

➔ **Lotion cutanée** (flacon de 15 ml)

HE Lavandin	22 gouttes
HE Géranium	17 gouttes
HE Citronnelle de Java	13 gouttes
HE Cèdre de l'atlantique	9 gouttes
HE Patchouli	9 gouttes
HE Gaulthérie	8 gouttes
HE Hélichryse italicum	9 gouttes
HV Amande douce	7,5 ml
HV Calophylle	3 ml
HV Bourrache	3 ml

Mon conseil : en application sur la zone atteinte plusieurs fois par jour. En même temps absorber 50 gouttes 2 fois par jour de Teinture mère de Cèdre du Liban dans de l'eau pendant 15 jours.

ECZÉMA (chez les enfants et les bébés)

➔ **Lotion cutanée** (flacon de 50 ml)

HE Geranium rosat	1,5 ml
HE Lavande aspic	1,5 ml
HE Bois de rose	17 gouttes
HE Myrrhe	17 gouttes
HE Tanaisie annuelle	55 gouttes
HV Germes de blé	10 ml
HV Calophylle	5 ml
HV Onagre	qsp 50 ml

Mon conseil : 1 application locale 3 fois par jour pendant 3 semaines.

ECZÉMA (chez la femme enceinte)

➔ **Lotion cutanée** (flacon de 50 ml)

HE Hélichryse	11 gouttes
HE Géranium rosat	6 gouttes
HE Lavande aspic	6 gouttes
HE Myrrhe	6 gouttes
HE Camomille romaine	13 gouttes
HV Onagre	10 ml
HV Rose musquée	10 ml
HV Calendula	qsp 50 ml

Mon conseil : 1 application 2 fois par jour pendant 3 semaines.

ECZÉMA VARIQUEUX

➔ **Lotion cutanée** (flacon de 15 ml)

HE Thym à *thuyanol*	0,5 ml
HE Eucalyptus citronné	0,5 ml
HV Calophylle	4 ml
HV Rose musquée	10 ml

Mon conseil : 3 applications par jour jusqu'à cicatrisation.

ÉMOTIVITÉ (HYPER)

➔ **Gouttes buvables** (flacon de 5 ml)

HE Camomille romaine	2 ml
HE Ravensare aromatique	1 ml
HE Basilic	1 ml
HE Menthe à longues feuilles	1 ml

Mon conseil : 2 gouttes sur 1 cp neutre 3 fois par jour.

➔ **Lotion cutanée** (flacon de 15 ml)

HE Lavande officinale	2 ml
HE Camomille noble	2 ml
HE Néroli	1 ml
HV Macadamia	10 ml

Mon conseil : quelques gouttes en massage sur le plexus solaire.

ENCOMBREMENT BRONCHIQUE

➔ **Lotion cutanée** (flacon de 15 ml)

HE Eucalyptus radié	3 ml
HE Ravintsara	3 ml
HE Niaouli	2 ml
HE Romarin ABV	2 ml
HE Inule odorante	2 ml
HV Macadamia	3 ml

Mon conseil : 8 gouttes du mélange sur le thorax en friction, 4 fois par jour pendant 1 semaine.

ENDORMISSEMENT (difficulté à l')

CHEZ L'ADULTE

➔ **Lotion cutanée** (flacon de 15 ml)

HE Ravensare aromatique	5 ml
HE Myrte rouge	5 ml
HE Verveine citronnée	5 ml

Mon conseil : appliquer quelques gouttes de ce mélange au niveau du plexus solaire, 1/2 heure avant le coucher, pendant 15 jours.

CHEZ L'ENFANT

➔ **Lotion à diffuser** (flacon de 15 ml)

HE Mandarine	5 ml
HE Ravintsare	5 ml
HE Citron	5 ml

Mon conseil : versez 30 gouttes (au codigouttes) du mélange dans le diffuseur aromatique. Faire diffuser dans la chambre pendant 10 mn avant le repas et 10 mn au coucher.

ENGELURE CYANOSE

➔ **Lotion cutanée** (flacon de 5 ml)

HE Thym à *tuyanol*	2 ml
HE Hélichryse italienne	1 ml
HE Lavande officinale	1 ml
HE Lentisque pistachier	1 ml

Mon conseil : 2 gouttes sur la partie cyanosée matin et soir pendant plusieurs jours jusqu'à disparition des symptômes.

➔ **Gouttes buvables** (flacon de 15 ml)
Voir à Raynaud (syndrome), Varicosités

ENROUEMENT

➔ **Gouttes buvables** (flacon de 5 ml)

HE Thym à *thymol*	2 ml
HE Sarriette	1,5 ml
HE Romarin à *cinéole*	1,5 ml

Mon conseil : prendre 1 goutte de ce mélange sur 1 cp neutre, 3 fois par jour.

ÉNURÉSIE

➔ **Lotion cutanée** (flacon de 30 ml)

HE Cyprès	3 ml
HE Ylang-Ylang	3 ml
HV Macadamia	24 ml

Mon conseil : quelques gouttes en friction sur le plexus solaire et le bas du dos, 10 mn avant le coucher pendant 20 jours, à renouveler si nécessaire.

➔ **Gouttes buvables** (flacon de 5 ml)
- Enfant de 2 à 8 ans : 1 c à café matin et soir d'HA Cyprès (et non HE)
- Enfant de 8 à 13 ans : 2 c à café matin et soir d'HA Cyprès.
- Adulte : 1 gouttes d'HE Cyprès 3 fois par jour sur 1 cp neutre.

ENTORSE

➔ **Lotion cutanée** (flacon de 30 ml)

HE Gaulthérie	2 ml
HE Girofle	1 ml
HE Eucalyptus citronné	1 ml
HV Arnica	13 ml
HV Millepertuis	13 ml

Mon conseil : quelques gouttes en massage, plusieurs fois par jour sur la partie douloureuse.

ÉRYTHÈME FESSIER DU NOURRISSON

➔ **Lotion cutanée** (flacon de 30 ml)

HE Hélichryse italienne	11 gouttes
HE Ylang-ylang	10 gouttes
HE Lavande officinale	11 gouttes
HE Carotte	11 gouttes
HE Matricaire	5 gouttes
HE Camomille	6 gouttes
HV Millepertuis	14,50 ml
HV Germe de blé	14,50 ml

Mon conseil : en application légère sur les zones concernées plusieurs fois par jour si nécessaire.

ESCARRE

➔ **Lotion cutanée** (flacon de 15 ml)

HE Carotte	43 gouttes
HE Lavande officinale	35 gouttes
HE Oranger bigaradier feuilles	35 gouttes
HE Géranium	25 gouttes
HE Laurier noble	12 gouttes
HE Sauge officinale	12 gouttes
HE Ciste	11 gouttes
EL Millepertuis	5,25 ml
HV Germe de blé	2,25 ml
HV Rose Musquée	2,25 ml
HV Calophylle	2,25 ml

Mon conseil : quelques gouttes du mélange en massage prolongé, 2 à 3 fois par jour sur les escarres.

EXTINCTION DE VOIX (voir APHONIE)

FATIGUE PHYSIQUE ET NERVEUSE

En cas de fatigue intense, on peut cumuler la formule buvable et cutanée.

➔ **Gouttes buvables** (flacon de 5 ml)

HE Ravintsara	1 ml
HE Romarin 1,8 cinéole	42 gouttes
HE Cannelle de Chine	42 gouttes
ES Citron	42 gouttes
HE Basilic	42 gouttes
HE Menthe	30 gouttes
HE Laurier noble	28 gouttes

Mon conseil : 2 gouttes sur 1 cp neutre 3 fois par jour pendant 15 jours. À renouveler si nécessaire.

➔ **Lotion cutanée** (flacon de 15 ml)

HE Epinette noire	4 ml
HE Pin sylvestre	4 ml
HE Sapin baumier	3 ml
HE Poivre noir	2 ml
HE Menthe poivrée	2 ml

Mon conseil : 4 gouttes du mélange au niveau des surrénales (bas du dos) en onction matin et midi pendant une semaine.

FATIGUE SEXUELLE (homme)

➔ **Gouttes buvables** (flacon de 5 ml)

HE Gingembre	2,5 ml
HE Sarriette	2,5 ml

Mon conseil : 2 gouttes du mélange sur 1 cp neutre matin et soir pendant 1 mois

➔ **Lotion cutanée** (flacon de 15ml)

HE Bois de Siam	4 ml
HE Poivre noir	4 ml
HE Gingembre	1 ml
HE Cannelle	1 ml
HE Menthe bergamote	1 ml
HV Macadamia	4 ml

Mon conseil : 4 gouttes en friction au niveau des lombaires, 2 fois par jour pendant 1 semaine.

FERMENTATION INTESTINALE (voir AÉROPHAGIE)

FIÈVRE

➔ **Lotion cutanée** (flacon de 15 ml)

HE Ravintsara	5 ml
HE Niaouli	4 ml
HE Bois de rose	3 ml
HE Gaulthérie	2 ml
HE Thym à *thuyanol*	1 ml

Mon conseil : quelques gouttes en friction énergique sur le thorax plusieurs fois par jour pendant plusieurs jours.

FISSURE ANALE

➔ **Lotion cutanée** (flacon de 15ml)

HE Ciste	2 ml
HE Carotte	2 ml
HE Patchouli	2 ml
HE Lavande officinale	1 ml
HE Géranium roast	1 ml
HV Calophylle	7 ml

Mon conseil : quelques gouttes en application locale, matin et soir pendant 15 jours.

FOIE (intoxication, congestion)

Cette formule est dépurative et purifiante ; elle s'adresse aux sujets souffrants de troubles hépatobiliaires suite à une pathologie chronique (hépatite, cirrhose, insuffisance hépatique....) ou une intoxication alimentaire.

➔ **Gouttes buvables** (flacon de 5 ml)

HE Romarin ABV	1 ml + 15 gouttes
ES Citron	42 gouttes
HE Céleri	42 gouttes
HE Aneth	42 gouttes
HE Curcuma	28 gouttes
HE Menthe poivrée	30 gouttes
HE Hélichryse	28 gouttes

Mon conseil : 1 goutte sur 1 cp neutre 3 fois par jour pendant 4 jours consécutifs par semaine (arrêt de 3 jours). Traitement de **6 semaines** consécutives.

FLATULENCE (voir AÉROPHAGIE)

FRISSON (voir GRIPPE)

FURONCLE (voir ABCÈS CUTANÉ)

GASTRITE (voir AIGREUR)

GASTRO-ENTÉRITE (voir DIARRHÉES INFECTIEUSES)

GERÇURES

➔ **Lotion cutanée** (flacon de 50 ml)

HE Millefeuille	1 ml
HE Sauge officinale	1 ml
HE Carotte	1 ml
HV Millepertuis	15 ml
HV Germes de blé	10 ml
HV Jojoba	10 ml
HV Bourrache	10 ml

Mon conseil : appliquer matin et soir en onction sur les lésions.

GINGIVITE (voir DOULEURS DENTAIRES)

GLOSSITE

➔ **Bain de bouche** (flacon de 5 ml)

HE Lavande	1 ml
HE Sauge officinale	1 ml
HE Camomille sauvage	1 ml
Disper®	qsp 30 ml

Mon conseil : versez 30 gouttes de ce mélange dans un verre d'eau tiède et procédez à un bain de bouche 2 à 3 fois dans la journée.

GRIPPES (Toutes les)

➔ **Gouttes buvables** (flacon de 5 ml)

HE Ravintsara	1 ml
HE Myrrhe	1 ml
HE Niaouli	29 gouttes
HE Citronnelle de Java	42 gouttes
HE Coriandre semences	42 gouttes
HE Serpolet	28 gouttes
HE Thym à feuilles de Sarriette	28 gouttes

Mon conseil : ce mélange doit être pris préventivement. Si la grippe est déclarée ce mélange doit être pris pour limiter les manifestations grippales (fatigue, maux de tête...). Dans les 2 cas, il faut prendre 2 gouttes 2 fois par jour pendant 1 semaine.

➔ **Lotion cutanée** (flacon de 15 ml)

HE Ravintsara	7,5 ml
HE Eucalyptus radié	7,5 ml

Mon conseil : quelques gouttes en friction sur le thorax et sur le plexus solaire toutes les 3 heures.

➔ **Diffusion atmosphèrique** (flacon de 15 ml)

HE Ravintsara	5 ml
HE Eucalyptus radié	5 ml
HE Niaouli	5 ml

HÉMATOME

➔ **Lotion cutanée** (flacon de 5 ml)

HE Hélichryse italienne	2,5 ml
HE Lavande officinale	1 ml
HV Calophylle	1,5 ml

Mon conseil : quelques gouttes en application locale, 4 fois par jour.

HÉMORRAGIE NASALE (EPISTAXIS)

➔ **Lotion cutanée** (flacon de 5 ml)

HV Ciste	2,5 ml
HV Géranium rosat	2,5 ml

Mon conseil : comprimer l'hémorragie à l'aide d'un linge imprégné de 6 gouttes du mélange. Pour un épistaxis (saignement de nez), verser 2 gouttes du mélange sur une mèche de coton et introduisez celle-ci dans la narine.

HÉMORROÏDES (internes et externes)

Ce traitement doit être accompagné d'une hygiène alimentaire stricte : pas d'épices (cornichon, poivre, piment, vinaigrette…), pas d'alcool, pas d'excitant (café, vit.C, gingembre…).

➔ **Lotion cutanée** (flacon de 5 ml)

HE Romarin 1,8 cinéole	10 gouttes
HE Cyprès	6 gouttes
HE Myrte	5 gouttes
HE Lavandin	5 gouttes
HE Patchouli	2 gouttes
HE Menthe des champs	2 gouttes
HE Ciste	2 gouttes
HV Millepertuis	2,5 ml
HV Noyau d'abricot	2 ml

Mon conseil : en application locale 2 à 3 fois par jour

➔ **Suppositoires** (boîte de 12)

Formule à préparer par le pharmacien :

HE Eucalyptus citronné	75 mg
HE Patchouli	50 mg
HE Cyprès	75 mg
Witepsol	qsp 1 suppo.de 3 g.

Mon conseil : 1 suppositoire matin et soir pendant 6 jours, en période de crise.

HÉPATITE VIRALE

Ces 2 préparations sont à utiliser sous contrôle biologique (transaminases, gamma GT).

➔ **Gouttes buvables** (flacon de 5 ml)

HE Menthe	2 ml
HE Ravintsara	2 ml
HE Romarin ABV	1 ml

Mon conseil : 3 gouttes 3 fois par jour sur 1 sucre de canne, pendant 1 mois, arrêt de 7 jours puis renouveler si nécessaire.

➔ **Lotion cutanée** (flacon de 50 ml)

HE Menthe poivrée	1 ml
HE Ravintsara	2 ml
HE Géranium rosat	2 ml
HV Macadamia	45 ml

Mon conseil : 1 application 3 fois par jour au niveau du foie pendant 1 mois; arrêt de 7 jours, puis renouveler si nécessaire.

HERPÈS (BOUTON DE FIÈVRE)

Herpès buccal

➔ **Lotion cutanée** (flacon de 5 ml)

HE Ravintsara	1,5 ml
HE Tea-tree	1 ml
HE Eucalyptus citronné	1 ml
HE Hélichryse italienne	0,75 ml (42 gouttes)
HE Lavande officinale	0,5 ml (29 gouttes)
HE Menthe poivrée	0,25 ml (15 gouttes)

Mon conseil : 1 ou 2 gouttes toutes les 2 h dès l'apparition des premiers signes d'herpès (brûlures et démangeaisons), puis espacer les applications les jours suivants.

Herpès génital

➔ **Lotion cutanée** (flacon de 15 ml)

HE Sauge officinale	8 gouttes
HE Niaouli	5 gouttes

HE Ravintsara	5 gouttes
HE Lavande officinale	5 gouttes
HE Hélichryse italienne	3 gouttes
EL Millepertuis	14,5 ml

Mon conseil : quelques gouttes en application locale 3 fois par jour pendant 1 semaine.

HOCQUET

➔ **Gouttes buvables** (flacon de 5 ml)

HE Estragon	3 ml
HE Cardamone	1 ml
HE Basilic	1ml

Mon conseil : 2 gouttes sur 1 cp neutre toutes les 10 mn jusqu'à cessation des spasmes digestifs et quelques gouttes en massage sur le plexus solaire.

HYPERKINÉSIE (hyperactivité)

➔ **Lotion cutanée** (flacon de 15 ml)

HE Camomille romaine	6 ml
HE Lavande vraie	4 ml
HE Nard	4 ml

Mon conseil : 6 gouttes du mélange en massage le long de la colonne vertébrale et 3 gouttes sur le plexus solaire matin et soir.

HYPERTENSION ARTÉRIELLE

➔ **Gouttes buvables** (flacon de 5 ml)

HE Marjolaine	2 ml
HE Ylang ylang	1,5 ml
HE Mandarine	1,5 ml

Mon conseil : Après consultation chez un cardiologue, prendre 2 gouttes 3 fois par jour sur 1 cp neutre pendant 3 semaines ; arrêt 10 jours puis renouveler si nécessaire.

HYPOTENSION

➔ **Gouttes buvables** (flacon de 5 ml)

HE Menthe	4 ml
HE Romarin officinal à camphre	1 ml

Mon conseil : 2 gouttes le matin et 2 gouttes avant le dîner sur 1 cp neutre pendant 3 semaines, à renouveler.

IMMUNODÉPRESSION

Divers facteurs (suite opératoire, fatigue générale, mauvaise alimentation, convalescence…etc.) peuvent provoquer une baisse de l'immunité et entraîner des pathologies répétés (virales et bactériennes). Cette formule immunostimulante permet de renforcer nos défenses immunitaires et contrer ainsi les agressions pathogènes.

➔ **Lotion buvable** (flacon de 5 ml)

HE Romarin ABV	1,5 ml
HE Thym à feuilles de sarriette	42 gouttes
HE Coriandre (semences)	42 gouttes
HE Oranger feuilles	44 gouttes
HE Oranger zestes	30 gouttes
HE Cannelle de Chine (écorce)	28 gouttes
HE Menthe poivrée	15 gouttes

Mon conseil : 2 gouttes 2 fois par jour pendant 21 jours consécutifs par mois, arrêt de 1 semaine puis reprendre.

IMPATIENCES

➔ **Lotion cutanée** (flacon de 50 ml)

HE Romarin	30 gouttes
HE Poivre noir	10 gouttes
HE Marjolaine des jardins	20 gouttes
HE Lavande	10 gouttes
HV Pépins de raisin	4 c à soupe

Mon conseil : quelques gouttes en massage des chevilles au sommet des cuisses avant le coucher.

IMPETIGO

➔ **Lotion cutanée** (flacon de 5 ml)

HE Bois de rose	1 ml
HE Cajeput	1 ml
HE Palmarosa	1 ml
HE Géranium rosat	2 ml

Mon conseil : 2 gouttes en application locale 4 fois par jour pendant 1 semaine jusqu'à disparition des symptômes.

IMPUISSANCE MASCULINE (voir FATIGUE SEXUELLE)

INCONTINENCE INFANTILE (voir ÉNURÉSIE)

INDIGESTION (voir AÉROPHAGIE)

INFECTION VIRALE (voir GRIPPE)

INSOMNIE

CHEZ L'ADULTE :

➔ **Gouttes buvables** (flacon de 5 ml).
Pour favoriser le sommeil.

HE Basilic	1,35 ml
HE Mandarine	1,10 ml
HE Oranger feuilles	50 gouttes
HE Estragon	54 gouttes
HE Camomille romaine	32 gouttes
HE Matricaire	19 gouttes
HE Verveine	14 gouttes

Mon conseil : 2 gouttes sur 1 cp neutre à 18 h et le soir au coucher.

➔ **Lotion cutanée** (flacon de 15 ml)
Lotion détente pour atténuer le stress bon complément du précédent.

HE Mandarine	1 ml
HE Ravensare aromatique	1 ml
HV Macadamia	13 ml

Mon conseil : en onction le soir sur le plexus solaire et la plante des pieds.

➔ **Potion** (flacon de 100 ml)
En traitement de fond tous les soirs pour les personnes stressées et ayant des difficultés à s'endormir.

HA Verveine	25 ml
HA Chamomille	20 ml
HA Lavande vraie	15 ml
HA Thym à *géraniol*	15 ml
HA Millepertuis	10 ml
HA Marjolaine	10 ml
HA Oranger	5 ml

Mon conseil : 1 c à café dans une tasse d'eau chaude le soir au coucher.

CHEZ L'ENFANT

➔ **Potion** (flacon de 100 ml)
Même formule que la précédente.

Mon conseil : 1 c à café dans 1 tasse d'eau chaude ou dans un biberon d'eau tiède le soir au coucher.

➔ **Lotion cutanée** (flacon 15 ml)

HE Lavande vraie	21 gouttes
HE Camomille	4 gouttes
HE Néroli	3 gouttes
HE Rose de Turquie	1 goutte
HV Amande douce	14,5 ml

Mon conseil : quelques gouttes en massage du plexus solaire le soir au coucher. Peut être utilisé en massage sur tout le corps.

INTOXICATION ALIMENTAIRE (voir FOIE)

LARYNGITE (voir APHONIE)

LÈVRES GERCÉES

➔ **Lotion cutanée** (flacon de 5 ml)

HE Sauge officinale	0,2 ml (12 gouttes)
HE Lavande vraie	0,2 ml (12 gouttes)
HV Germe de blé	qsp 5 ml

Mon conseil : quelques gouttes en onctions répétées.

LEUCORRHÉE (PERTES BLANCHES)

➔ **Gouttes buvables** (flacon de 5 ml)

HE Sarriette	1 ml
HE Romarin ABV	44 gouttes
HE Tea-tree	42 gouttes
HE Cannelle	42 gouttes
HE Coriandre	42 gouttes

HE Menthe poivrée	30 gouttes
HE Sauge officinale	29 gouttes

Mon conseil :
- 2 gouttes 4 fois par jour pendant 5 jours
- 2 gouttes 3 fois par jour pendant 5 jours
- 1 goutte 3 fois par jour pendant 5 jours

Remarque : ne pas donner aux femmes enceintes ou allaitantes.

➔ **Lotion cutanée** (flacon de 30 ml)

HE Armoise herbe blanche	3 ml
HV Macadamia	27 ml

Mon conseil : quelques gouttes matin et soir en application sur le bas du ventre du 7e au 21e jour du cycle.

➔ **Lotion vaginale** (flacon de 100 ml)

HA Inule	50 ml
HA Romarin ABV	50 ml

Mon conseil : 1 c à café de cette lotion dans de 1 verre d'eau tiède en injection vaginale (poire vaginale à jet rotatif à acheter en pharmacie).

LICHEN

➔ **Lotion cutanée** (flacon de 15 ml)

HE Sarriette	6 gouttes
HE Bois de rose	6 gouttes
HE Thym à *géraniol*	6 gouttes
HV Germe de blé	qsp 15 ml

Mon conseil : quelques gouttes 3 fois par jour jusqu'à disparition de l'affection.

LITHIASE RÉNALE
(voir CALCULS RENAUX)

LUMBAGO ET SCIATIQUE

➔ **Lotion cutanée** (flacon de 30 ml)

HE Genévrier	1,8 ml
HE Bouleau	33 gouttes
HE Gaulthérie	32 gouttes
HV Macadamia	27 ml

Mon conseil : quelques gouttes en massage sur la région lombaire plusieurs fois par jour.

MAL DES TRANSPORTS

➔ **Gouttes buvables** (flacon de 5 ml)

HE Menthe poivrée	2 ml
HE Citron	2 ml
HE Basilic	1 ml

Mon conseil : 2 gouttes sur 1 cp neutre à chaque nausée.

MAUVAISE HALEINE

➔ **Bain de bouche** (flacon de 30 ml)

HE Menthe poivrée	1 ml
HE Citron	1 ml
HE Cannelle de Ceylan	1 ml
Disper®	qsp 30 ml

Mon conseil : versez 30 gouttes de ce mélange dans un verre d'eau et procédez à un bain de bouche d'environ 2 mn après chaque repas.

➔ **Gouttes buvables** (flacon de 5 ml)

HE Estragon	1 ml
HE Laurier	1 ml
HE Cardamone	1 ml
HE Menthe	1 ml
ES Citron	1 ml

Mon conseil : 2 gouttes du mélange avant les 3 repas sur 1 cp neutre.

MÉNOPAUSE

➔ **Gouttes buvables** (flacon de 5ml)

HE Sauge sclarée	2 ml
HE Anis vert	1,5 ml
HE Niaouli	1 ml
HE Menthe poivrée	0,5 ml

Mon conseil : 2 gouttes matin et soirs pendant 3 semaines, arrêter pendant 1 semaine puis reprendre.

MIGRAINE (voir CÉPHALÉE)

MOUSTIQUES

Piqûres

➔ **Lotion cutanée** (flacon de 15 ml)

ES Oranger bigarade (zeste)	0,5 ml
ES Citron	0,5 ml
ES Mandarine	0,6 ml
HE Tanaisie	0,6 ml
HV Millepertuis	13 ml

Mon conseil : plusieurs applications à 15 mn d'intervalle.

Répulsif

➔ **Lotion cutanée** (flacon de 30 ml)

HE Citronnelle de Ceylan	2,5 ml
HE Géranium	2,5 ml
HE Eucalyptus citronné	2,5 ml
HV Macadamia	22,5 ml

Mon conseil : 1 application sur le corps et le visage toutes les heures.

MUGUET

➔ **Lotion cutanée** (flacon de 5 ml)

HE Thym à *thuyanol*	1 ml
HE Monarde fistuleuse	1 ml
HE Laurier noble	1 ml
HE Palmarosa	1 ml
HV Calendula	1 ml

Mon conseil : 1 application 3 fois par jour pendant 10 jours.

MYCOSES

MYCOSES CUTANÉES

➔ **Lotion cutanée** (flacon de 15 ml)

HE Palmarosa	2 ml
HE Tea tree	2 ml
HE Thym à *thuyanol*	2 ml
HE Géranium rosat	2 ml
HE Lavande aspic	2 ml
HE Cannelle	1 ml
HV Millepertuis	4 ml

Mon conseil : 2 gouttes en application locale, 2 fois par jour pendant 3 semaines.

MYCOSES À CANDIDA (CANDIDOSE)

Candidose digestive

➔ **Bain de bouche** (flacon de 30 ml)

HE Cumin	1 ml
HE Menthe poivrée	1 ml
HE Cardamone	1 ml
Disper®	27 ml

Mon conseil : versez 30 gouttes de ce mélange dans 1/2 verre d'eau tiède et procédez à un bain de bouche de 2 mn, 3 fois par jour.

➔ **Gouttes buvables** (flacon de 5 ml)

HE Cumin	1,5 ml
HE Menthe poivrée	1,5 ml
HE Cardamone	1,5 ml

Mon conseil : prendre 1 goutte de ce mélange avant les repas sur un cp neutre.

Candidose cutanée

➔ **Lotion cutanée** (flacon de 15 ml)

HE Matricaire	2 ml
HE Géranium rosat	3 ml
HE Laurier noble	2 ml
HE Palmarosa	3 ml
HE Thym à *thuyanol*	2 ml

Mon conseil : appliquer 2 gouttes du mélange sur les parties concernées, 3 fois par jour.

Candidose vaginale

➔ **Voie buccale** (flacon de 5 ml)

HE Tea tree	2,5 ml
HE Marjolaine	2,5 ml

Mon conseil : 2 gouttes matin et soir sur 1 cp neutre pendant 20 jours.

➔ **Ovules** (boîte de 20) : à préparer par le pharmacien

HE Tea tree	100 mg
HE Cannelle (feuilles)	100 mg
HE Marjolaine	100 mg

Excipient qsp 1 ovule de 3 g, pour 20 ovules.

Mon conseil : 1 ovule le soir au coucher pendant 20 jours.

MYCOSE À CHLAMYDIA (CHLAMYDIOSE)

➔ **Gouttes buvables** (flacon de 5 ml)

HE Thym à *thuyanol*	5 ml

Mon conseil : prendre 2 gouttes sur 1 cp neutre 3 fois par jour pendant 20 jours. Renouveler le traitement en fonction du résultat d'analyse.

➔ **Ovules** (boîte de 45 ovules)

HE Thym à *thuyanol*	250 mg
HV Calophylle inophylle	50 mg

Pour 1 ovule de 3 g.

Mon conseil : prendre :
- 1 ovule matin et soir pendant 1 semaine
- 1 ovule le soir pendant 15 jours.

À renouveler.

MYCOSE DES ONGLES (mains, pieds)

➔ **Lotion cutanée** (flacon de 5 ml)

HE Lemon grass	1 ml
HE Cannelle de Chine	1 ml
HE Millefeuille	1 ml
HE Limette	44 gouttes
HE Patchouli	44 gouttes
HE Gaulthérie	27 gouttes

Mon conseil : 1 goutte en application au coton-tige pendant 3 semaines.

NAUSÉE
NAUSÉE DE LA FEMME ENCEINTE

➔ **Gouttes buvables** (flacon de 5 ml)

HE Estragon	2 ml
ES Citron	2 ml
HE Basilic	1 ml

Mon conseil : 2 gouttes sur 1 cp neutre en fonction des nausées.

NÉVRALGIES

➔ **Gouttes buvables** (flacon de 5 ml)

HE Gaulthérie	2 ml
HE Menthe	2 ml
HE Basilic	1 ml

Mon conseil : 2 gouttes sur 1 cp neutre 3 fois par jour à adapter suivant l'évolution.

NÉPHRITE

➔ **Gouttes buvables** (flacon de 5 ml)

HE Khella	2 ml
HE Genévrier (rameaux)	1 ml
HE Bouleau	1 ml
HE Laurier noble	1 ml

Mon conseil : 2 gouttes 3 fois par jour pendant 3 semaines.

➔ **Lotion cutanée** (flacon de 15 ml)

HE Estragon	1 ml
HE Bouleau	1 ml
HV Macadamia	13 ml

Mon conseil : 3 applications par jour pendant 20 jours.

OBÉSITÉ

➔ **Gouttes buvables** (flacon de 5 ml)

ES Citron	3 ml
ES Mandarine	1 ml
HE Romarin ABV	1 ml

Mon conseil : 2 gouttes sur 1 cp neutre avant les repas 2 fois par jour pendant 1 mois.

ORGELET

➔ **Lotion cutanée** (flacon de 5 ml)

HA Myrte	2,5 ml
HA Laurier	2,5 ml

Mon conseil : quelques gouttes sur le bord palpébrale 3 fois par jour avec un coton.

ORL

J'ai regroupé sous cette appellation toutes les affections touchant les voies aériennes supérieures chez l'enfant et le nourrisson à savoir : otite, rhinite, angine, laryngite… sous forme de suppositoires dont la formule est la suivante :

➔ **Suppositoires ORL nourrisson** (1 à 3 ans)

HE Thym à *linalol*	30 %
HE Ravintsara	20 %
HE Tea tree	20 %
HE Romarin à *cinéole*	15 %
HE Eucalyptus radié	15 %

Excipient Whitepsol® qsp 1 suppositoire de 1 g à **40 mg d'HE**
Conditionnement : 12 suppositoires.

Mon conseil : 1 suppositoire matin et soir pendant 6 jours.

➔ **Suppositoires ORL enfant** (3 à 7 ans)

HE Tea-tree	20 %
HE Romarin à *cinéole*	20 %
HE Eucalyptus radié	20 %
HE Ravintsara	20 %
HE Thym à *thymol*	15 %
HE Menthe poivrée	5 %

Excipient Whitepsol® qsp 1 suppositoire de 2 g à **80 mg d'HE**
Conditionnement : boite de 12 suppositoires

Mon conseil : 1 suppositoire matin et soir pendant 6 jours.

OTITE

NOURRISSON: utiliser les suppositoires ORL nourrisson pendant 6 jours.
ENFANT : utiliser les suppositoires ORL enfant pendant 6 jours, ainsi que la lotion cutanée ci-dessous :

➔ **Lotion cutanée** (flacon 15 ml)

HE Niaouli	1,5 ml
HE Romarin à *cinéole*	0,75 ml (43 gouttes)
HE Lavande officinale	0,75 ml (43 gouttes)
HE Ravintsara	0,75 ml (43 gouttes)
HV Macadamia	11,25 ml

Mon conseil : en massage du contour de l'oreille jusqu'à l'angle de la mâchoire plusieurs fois par jour ; au besoin toutes les heures le 1er jour. En cas de **suppuration**, utilisez la lotion pure à 100 % d'HE (sans l'HV de Macadamia).

ADULTE

➔ **Gouttes buvables** (flacon de 5 ml)

HE Thym à *linalol*	2,5 ml
HE Thym à *tuyanol*	2,5 ml

Mon conseil : 2 gouttes 3 fois par jour sur 1 cp neutre pendant 1 semaine.

➔ **Lotion cutanée** (flacon de 15 ml)

HE Eucalyptus radié	4 ml
HE Lavande vraie	4 ml
HE Ravintsara	4 ml
HE Gaulthérie	3 ml

Mon conseil : 2 gouttes du mélange à introduire dans le conduit auditif sur une mèche de coton, 3 fois par jour, ou bien en application sur le pourtour de l'oreille.

ADULTE, ENFANT, NOURRISSON

Méthode rapide et simple dans un cas d'urgence d'une otite aiguë : imprégnez une mèche de coton de 3 gouttes d'HE Eucalyptus radié, introduisez celle-ci dans l'oreille 3 fois par jour pendant 1 semaine.

OXYUROSE (chez l'adulte)
(voir PARASITOSES CHEZ L'ADULTE)
OXYUROSE (chez l'enfant)

➔ **Suppositoires** (boîte de 12)
Nourrisson (à partir de 1 an) : suppositoires de 1 g à 40 mg d'HE
Enfant (à partir de 4 ans) : suppositoires de 2 g à 80 mg d'HE

HE Citron	35 %
HE Thym à *linalol*	20 %
HE Romarin à *cinéole*	15 %
HE Coriandre	15 %
HE Aneth (plante)	10 %
HE Boldo	5 %

Mon conseil : 1 suppositoire le soir pendant 3 jours à chaque changement de lune.

PALPITATIONS

➔ **Lotion cutanée** (flacon de 15 ml)

HE Lavande officinale	4 ml
HE Marjolaine	4 ml
HE Basilic	3 ml
HE Ylang-ylang	2 ml
HE Angélique	2 ml

Mon conseil : quelques gouttes en massage sur le plexus solaire 3 fois par jour pendant 10 jours.

PANARIS

➔ **Lotion cutanée** (flacon de 15 ml)

HE Lavande officinale	1,5 ml
HE Tea tree	1,5 ml
HE Sauge officinale	1,5 ml
HV Macadamia	qsp 15 ml

Mon conseil : imprégner une compresse du mélange et appliquer celle-ci sur le panaris pendant une heure. Renouvelez 3 à 4 fois par jour.

PARASITOSES CHEZ L'ADULTE (ascaris, oxyures, ténia)

➔ **Gouttes buvables** (flacon de 5 ml)

HE Cannelle	0,75 ml (42 gouttes)
HE Romarin à *cinéole*	0,75 ml (43 gouttes)
HE Chénopode	0,5 ml (28 gouttes)
HE Sarriette	0,5 ml (29 gouttes)
HE Menthe poivrée	0,5 ml (29 gouttes)
HE Girofle	0,5 ml (27 gouttes)
ES Citron	0,5 ml (28 gouttes)
HE Laurier noble	0,25 ml (14 gouttes)
HE Cardamone	0,25 ml (15 gouttes)
HE Santoline	0,25 ml (14 gouttes)
HE Thym à *thymol*	0,25 ml (15 gouttes)

Mon conseil : 1 goutte à chacun des 3 repas, 3 semaines par mois

PEAU GRASSE

➔ **Lotion cutanée** (flacon de 15 ml)

HE Pamplemousse	30 gouttes
HE Carotte	30 gouttes
HE Ciste	30 gouttes
HV Noisette	7 ml
HV Pépins de raisins	7 ml

Mon conseil : quelques gouttes en application matin et soir sur la peau.

PEAU SÈCHE

➔ **Lotion cutanée** (flacon de 30 ml)

HE Millefeuille	30 gouttes
HE Géranium rosat	30 gouttes
HE Carotte	30 gouttes
HV Noyaux d'abricot	7,5 ml
HV Amande douce	7,5 ml
HV Germes de blé	5 ml
HV Jojoba	5 ml
HV Bourrache	5 ml

PÉDICULOSE (poux de tête)

➔ **Lotion capillaire** (flacon de 30 ml)

HE Lavandin	12 ml
HE Cajeput	8 ml
HE Romarin à *cinéole I*	7 ml
HE Giroflier	3 ml

Mon conseil :
- En prévention : 3 gouttes sur le cuir chevelu tous les matins.
- En traitement : 6 gouttes 3 fois par jour, faire un shampoing après.

PELLICULES

➔ **Lotion capillaire** (flacon de 15 ml)

ES Orange douce	6 ml
HE Cèdre de l'Atlas	4 ml
HE Palmarosa	3 ml
HE Tea-tree	2 ml

Mon conseil : versez 3 gouttes du mélange dans la dose de votre shampooing.

PERTES BLANCHES (voir LEUCORRHÉE)

PIQÛRE D'INSECTES (abeille, guêpe, puce...)

➔ **Lotion cutanée** (flacon de 15 ml)

HE Eucalyptus citronné	4 ml
ES Citron	4 ml
ES Mandarine	4 ml
ES Oranger bigarade (zeste)	4 ml

Mon conseil : en application sur la piqûre plusieurs fois.

PLAIE

➔ **Lotion cutanée** (flacon de 5 ml)

HE Lavande vraie	2 ml
HE Cajeput	1 ml
HE Thym à *thuyanol*	1 ml
HE Laurier noble	0,5 ml
HE Ciste	0,5 ml

Mon conseil : 3 gouttes sur la blessure, 3 fois par jour pendant 5 jours.

POLYARTHRITE RHUMATOÏDE

➔ **Lotion cutanée** (flacon de 15 ml)

HE Basilic	1 ml
HE Ciste	1 ml
HE Hélichryse italienne	1 ml
HE Laurier noble	1 ml
HE Thym saturéoïde	1 ml
HV Noisette	10 ml

Mon conseil : en application locale 4 fois par jour.

POUSSÉE DENTAIRE DU NOURRISSON (voir DOULEUR DENTAIRE)

POUX (voir PÉDICULOSE)

PROSTATITE INFECTIEUSE

➔ **Suppositoires** (boite de 30) : à préparer par le pharmacien.

HE Géranium rosat	100 mg
HE Cyprès	50 mg
HE Menthe poivrée	50 mg

Excipient Whitepsol qsp 1 suppo. de 3 g

Mon conseil : 1 suppositoire matin et soir pendant 15 jours à adapter suivant les résultats.

➔ **Lotion cutanée** (flacon de 30 ml)

HE Géranium rosat	3 ml
HE Thym à *thuyanol*	1 ml
HV Macadamia	26 ml

Mon conseil : 3 applications par jour sur l'abdomen pendant 15 jours.

PSORIASIS

➔ **Lotion cutanée** (flacon de 30 ml)

HE Ravintsara	1,35 ml
HE Bergamote	0,9 ml
HE Elémi	25 gouttes
HE Cèdre de l'Atlas	25 gouttes
HE Millepertuis	27 gouttes
HE Verveine	25 gouttes
HE Vétiver	26 gouttes
HV Millepertuis	12 ml
HV Noyau d'abricot	7,5 ml
HV Calophylle	6 ml

Mon conseil : en application locale au niveau des zones atteintes 2 à 3 fois par jour.

RADIOPROTECTION (pour éviter les brûlures avant les séances de radiothérapie anticancéreuse)

➔ **Lotion cutanée** (flacon de 15 ml)

HE Niaouli	7,5 ml
HE Tea tree	7,5 ml

Mon conseil : en application sur la zone à irradier avant la séance.

RAYNAUD (syndrome de)

Ce syndrome se caractérise par les extrémités froides au niveau des membres mains, pieds). En cas de crise, je recommande d'utiliser les gouttes buvables et la lotion cutanée.

➔ **Gouttes buvables** (flacon de 5 ml)

HE Romarin ABV	1 ml
HE Estragon	1 ml
HE Hélichryse italienne	43 gouttes
HE Oranger bigarade (zeste)	43 gouttes
HE Céleri	30 gouttes
HE Bergamote	28 gouttes
HE Laurier noble	28 gouttes

Mon conseil : 1 goutte sur 1 cp neutre 3 fois par jour pendant 3 semaines par mois arrêt de 1 semaine puis reprendre (3 mois de suite).

➔ **Lotion cutanée** (flacon de 30 ml)

HE Hélichryse italienne	1 ml
HE Romarin à *cinéole*	47 gouttes
HE Lavandin	35 gouttes
HE Oranger feuilles	27 gouttes
HE Menthe poivrée	9 gouttes
HE Millepertuis	6 gouttes
EL Millepertuis	13,5 ml
HV Macadamia	13,5 ml

Mon conseil : 1 application matin et soir en fonction des besoins.

REFROIDISSEMENT (voir GRIPPE)

RÈGLES (absence de) (voir AMÉNORRHÉE)

RÈGLES (douleur de) (voir DYSMÉNORRHÉE)

RHINITE – SINUSITE

En cas de sinusite accompagnée de migraine et (ou) d'anosmie, je recommande vivement l'utilisation de la lotion et des suppositoires.

➔ **Lotion cutanée** (flacon de 15 ml)

HE Ravintsara	15 gouttes (0,255 ml)
HE Lavande officinale	15 gouttes (0,24 ml)
HE Romarin à *cinéole*	13 gouttes (0,225 ml)
HE Eucalyptus citronné	11 gouttes (0,2 ml)
HE Gaulthérie	11 gouttes (0,2 ml)
HE Menthe poivrée	12 gouttes (0,2 ml)
HE Laurier noble	11 gouttes (0,2 ml)
HV Macadamia	13,5 ml

Mon conseil : quelques gouttes en onction sur la région frontale, temporale et sous-orbitaire (toutes les heures en cas de crise).

➔ **Suppositoires** ADULTE (boîte de 12)

HE Thym à *thymol*	20 %
HE Eucalyptus radié	15 %
HE Marjolaine	15 %
HE Tea tree	15 %
HE Romarin à *cinéole*	15 %
HE Ravintsara	15 %
HE Menthe poivrée	5 %

Excipient Witepsol qsp 1 suppositoire de 3 g à 150 mg d'HE.

Mon conseil : 1 suppositoire le matin et le soir pendant 6 jours.

Pour les enfants et les nourrissons voir « ORL ».

➔ **Gouttes buvables** (flacon de 5 ml)

HE Tea tree	1 ml
HE Eucalyptus mentholé	1 ml
HE Ravintsara	1 ml
HE Poivre noir	1 ml
HE Menthe poivrée	0,5 ml
HE Niaouli	0,5 ml

Mon conseil : 2 gouttes sur 1 cp neutre matin et soir.

➔ **Gouttes nasales** (flacon nébuliseur de 30 ml)

Anciennement commercialisées sous le nom « d'eau aromatique n°3 », ces gouttes nasales composées d'hydrolats aromatiques agissent d'une façon remarquable chez les sujets atteints de rhinite allergique et de sinusite chronique.

HA Camomille romaine	9 ml
HA Thym à *linalol*	6 ml

HA Lavande aspic	3 ml
HA Verveine odorante	3 ml
HA Menthe poivrée	3 ml
HA Marjolaine	3 ml
HA Romarin ABV	3 ml

Mon conseil : 2 pulvérisations nasales plusieurs fois par jour à adapter suivant les cas.

RHUME

➔ **Lotion cutanée** (flacon de 5 ml)

HE Ravintsara	1,5 ml
HE Niaouli	1 ml
HE Thym à feuilles de sarriette	1 ml
HE Menthe poivrée	1 ml
HE Sapin baumier	0,5 ml

Mon conseil : quelques gouttes en friction sur le thorax et le bas du dos 3 fois par jour ainsi que sur le mouchoir pour inhaler.

RHUME DES FOINS (Allergie)

➔ **Gouttes buvables** (flacon de 5 ml)

HE Armoise arborescente	1,5 ml
HE Camomille romaine	1,5 ml
HE Tanaisie annuelle	1,5 ml

Mon conseil : prendre 1 goutte de ce mélange sur 1 cp neutre à chaque repas ; versez également quelques gouttes sur un mouchoir, à respirer plusieurs fois par jour.

RIDES

➔ **Lotion cutanée** (flacon de 15 ml)

HE Carotte	2 ml
HE Palmarosa	2 ml
HE Lavande officinale	2 ml
HE Géranium rosat	2 ml
HV Germe de blé	7 ml

Mon conseil : quelques gouttes en onction sur le visage matin et soir.

SAIGNEMENT DE NEZ (voir HÉMORRAGIE NASALE)

SAIGNEMENT DES GENCIVES

➔ **Lotion cutanée** (flacon de 5 ml)

HE Ciste	2 ml
HE Millefeuille	1,5 ml
HE Géranium rosat	1,5 ml

Mon conseil : en application locale avec un coton-tige, plusieurs fois par jour.

SCIATIQUE (voir LUMBAGO)

SINUSITE (voir RHINITE)

SPASMOPHILIE

→ **Lotion cutanée** (flacon de 15 ml)

HE Estragon	4 ml
HE Marjolaine	4 ml
HE Basilic	4 ml
HE Matricaire	2 ml
HE Angélique	1 ml

Mon conseil : 2 gouttes du mélange sur le plexus solaire et la face interne des poignets et en cas de crise, 8 gouttes le long de la colonne vertébrale.

STRESS - SURMENAGE

→ **Lotion cutanée** (flacon de 15 ml)

HE Lavande vraie	2,4 % (21 gouttes)
HE Camomille romaine	0,22 % (4 gouttes)
HE Néroli	0,33 % (3 gouttes)
HE Rose de Turquie	0,11 % (1 goutte)
HV Amande douce	14,5 ml

Mon conseil : quelques gouttes en massage du plexus solaire et de la nuque le soir au coucher.

→ **Potion détente** : (voir INSOMNIE)

TACHYCARDIE

→ **Lotion cutanée** (flacon de 15 ml)

HE Marjolaine	4 ml
HE Mandarine	4 ml
HE Lavande vraie	4 ml
HE Ylang ylang	2 ml
HE Angélique	1 ml

Mon conseil : quelques gouttes sur le plexus solaire 3 fois par jour pendant 1 semaine.

TENDINITE

➔ **Lotion cutanée** (flacon de 30 ml)

HE Romarin à *cinéole*	2,25 ml
HE Muscade	1,35 ml
HE Hélichryse	1,35 ml
HE Citronnelle de Java	1,35 ml
HE Gaulthérie	0,9 ml
HE Serpolet	0,9 ml
HE Menthe poivrée	0,9 ml
HV Millepertuis	6,3 ml
HV Noyau d'abricot	4,2 ml
Baume de copaiba	4,2 ml

Mon conseil : quelques gouttes en application matin et soir pendant 15 jours.

TENNIS-ELBOW

➔ **Lotion cutanée** (flacon de 15 ml)

HE Eucalyptus citronné	13,5 ml
HE Gaulthérie	1,5 ml

Mon conseil : en application sur la zone douloureuse plusieurs fois par jour.

TIMIDITE

➔ **Lotion cutanée** (flacon de 30 ml)

HE Menthe poivrée	1 ml
HE Menthe verte	1 ml
HE Ylang-Ylang	1 ml
HV Macadamia	qsp 30 ml

Mon conseil : quelques gouttes en massage du plexus, de la nuque et de la face interne des poignets.

TORTICOLI

➔ **Lotion cutanée** (flacon de 30 ml)

HE Gaulthérie	8 ml
HE Eucalyptus citronné	8 ml
HE Romarin à *cinéole*	3,5 ml
HE Girofle	0,5 ml
Baume de copaïba	10 ml

Mon conseil : quelques gouttes en onction prolongée sur la base du cou plusieurs fois par jour.

THROMBOSE (traitement d'appoint)

➔ **Gouttes buvables** (flacon de 5 ml)

HE Hélichryse	1 ml
HE Khella	1 ml
HE Céleri	1 ml
HE Lavande officinale	1 ml
ES Citron	1 ml

Mon conseil : 2 gouttes 3 fois par jour sur 1 cp neutre pendant 3 semaines par mois pendant 2 mois.

TOUX GRASSE (voir BRONCHITE)

TOUX SPASMODIQUE – TOUX SÈCHE

ADULTE

➔ **Lotion cutanée** (flacon de 30 ml)

HE Marjolaine	6 ml
HE cyprès	6 ml
HE Estragon	4 ml
HE Cardamone	4 ml
HV Macadamia	10 ml

Mon conseil : quelques gouttes en friction sur le thorax et le dos 3 fois par jour pendant 5 jours.

➔ **Gouttes buvables** (flacon de 5 ml)

HE Marjolaine	2 ml
HE Cyprès	1,5 ml
HE Estragon	1,5 ml

Mon conseil : 2 gouttes sur 1 cp neutre 3 fois par jour.

ENFANT

➔ **Sirop** (voir fabrication p. 246)(flacon de 100 ml)

HE Marjolaine	0,56 ml (30 gouttes)
Sirop simple	qsp 100ml

Mon conseil : 1 c à café 4 à 6 fois par jour.

BÉBÉ

➔ **Sirop** (voir fabrication p. 246)(flacon de 100 ml)

HE Marjolaine	0,28 ml (15 gouttes)
Sirop simple	qsp 100 ml

Mon conseil : 1/2 c à café 4 à 6 fois par jour.

TRAC

➔ **Lotion cutanée** (flacon de 30 ml)

HE Eriocéphale	1 ml
HE Davana	1 ml
HE Mélisse officinale	1 ml
HV Macadamia	qsp 30 ml

Mon conseil : quelques gouttes du mélange en massage au niveau du plexus solaire, de la nuque et de la face interne des poignets. Prendre également avant l'épreuve (examen, oral...), 1 goutte de chaque HE citée dans la préparation sur 1 cp neutre.

TRACHÉITE

➔ **Gouttes buvables** (flacon de 5 ml)

HE Thym à *thuyanol*	2 ml
HE Tea tree	2 ml
HE Eucalyptus citronné	1 ml

Mon conseil : 2 gouttes directement dans la bouche ou sur un cp neutre.

TRANSPIRATION EXCESSIVE

➔ **Lotion cutanée** (flacon de 15 ml)

HE Sauge officinale	4 ml
HE Palmarosa	4 ml
HE Bois de rose	4 ml
HE Géranium	2 ml
HE Menthe	1 ml

Mon conseil : en application 2 fois par jour sur les zones malodorantes.

TRAUMATISME (coup, bosse, bleu)

➔ **Lotion cutanée** (flacon de 5 ml)

HE Hélichryse	2 ml
HE Lavande	1 ml
HE Géranium rosat	1 ml
HE Millepertuis	1 ml

Mon conseil : 2 gouttes sur la zone douloureuse 3 fois par jour pendant plusieurs jours.

ULCÈRE CUTANÉE

➔ **Onguent** (pot de 100 g)

HE Myrrhe	1 ml
HE Lavande aspic	1 ml
HE Hélichryse	1 ml
HE Lentisque pistachier	1 ml
HV Calophylle	5 ml
HV Millepertuis	5 ml
Beurre de karité	qsp 100 g

Mon conseil : appliquer cet onguent 3 fois par jour sur l'ulcère.

ULCÈRE D'ESTOMAC

➔ **Gouttes buvables** (flacon de 15 ml)

HE Matricaire	2 ml
HE Carotte	2 ml
HE Lentisque pistachier	1 ml
HE Oranger (feuilles)	1 ml
HE Mandarine (zeste)	1 ml
HV Rose musquée	8 ml

Mon conseil : 4 gouttes sur 1/4 de sucre avant les 3 repas.

➔ **Lotion cutanée** (flacon de 30 ml)

HE Mandarine (feuille)	2 ml
HE Oranger bigaradier (feuille)	2 ml
HV Macadamia	26 ml

Mon conseil : 3 applications par jour sur le plexus solaire pendant 1 mois.

URTICAIRE (voir ALLERGIE CUTANÉE)

VARICE

➔ **Lotion cutanée** (flacon de 30 ml)

HE Cyprès	3 ml
HE Menthe poivrée	1 ml
HE Niaouli	0,6 ml (35 gouttes)
HE Lentisque pistachier	0,3 ml (17 gouttes)
HE Hélichryse italienne	0,3 ml (17 gouttes)
HV Macadamia	25 ml

Mon conseil : quelques gouttes en application 3 fois par jour en remontant du bas vers le haut de la jambe.

➔ **Gouttes buvables** (flacon de 5 ml)

HE Lentisque pistachier	2,5 ml
HE Cyprès	2,5 ml

Mon conseil : 1 goutte 3 fois par jour sur 1 cp neutre pendant 20 jours.

VERGETURES

PRÉVENTIF (avant la grossesse)

➔ **Lotion cutanée** (flacon de 30 ml)

HE Mandarine	0,6 ml (33 gouttes)
HV Noisette	27 ml
HV Rose musquée	3 ml

Mon conseil : 1 application par jour sur le ventre, les hanches et les seins, du 2e au 9e mois de la grossesse.

CURATIF (après la grossesse)

➔ **Lotion cutanée** (flacon de 30 ml)

HE Géranium rosat	0,75 ml (42 gouttes)
HE Hélichryse italienne	0,45 ml (25 gouttes)
HE Niaouli	0,45 ml (26 gouttes)
HE Oranger bigaradier (feuille)	0,45 ml (27 gouttes)
HE Lentisque pistachier	0,3 ml (17 gouttes)
HE Matricaire	0,3 ml (16 gouttes)
HE Myrrhe	0,3 ml (17 gouttes)

HV Macadamia	16 ml
HV Rose musquée	6 ml
HV Germe de blé	5 ml

Mon conseil : 1 application matin et soir sur les zones touchées.

VERRUE

➔ **Lotion cutanée** (flacon de 5 ml)

HE Sarriette	2,5 ml
HE Cannelle	2,5 ml

Mon conseil : 1 application matin et soir au coton-tige sur la verrue jusqu'à disparition de celle-ci.

VERS INTESTINAUX (voir PARASITOSE)

VITILIGO

➔ **Lotion cutanée** (flacon de 5 ml)

ES Bergamote	2 ml
ES Citron	1,5 ml
HE Girofle	0,5 ml
HE Tea tree	0,5 ml
HE Poivre noir	0,5 ml

Mon conseil : 2 gouttes sur la tache pigmentée 2 fois par jour jusqu'à amélioration.

VOMISSEMENTS

ADULTE

➔ **Gouttes buvables** (flacon de 5 ml)

HE Menthe poivrée	2 ml
HE Citron	1,5 ml
HE Estragon	1,5 ml

Mon conseil : 3 gouttes sur 1/4 de sucre en fonction des vomissements.

ENFANT (crise d'acétone)

➔ **Gouttes buvables** (flacon de 5 ml)

HE Aneth	2,5 ml
ES Citron	2,5 ml

Mon conseil : 2 gouttes sur 1/2 de sucre à chaque crise. À renouveler.

ZONA

➔ **Lotion cutanée** (flacon de 15 ml)

HE Ravintsara	2 ml
HE Eucalyptus citronné	1,5 ml
HE Menthe poivré	1,5 ml

Mon conseil : 2 gouttes sur la zone douloureuse 6 fois par jour.

QUATRIÈME PARTIE

ANNEXES

Lexique médical, botanique et pharmaceutique

A

Abortif : produit capable de provoquer un avortement.
Acouphène : sensation auditive ne résultant pas d'une excitation extérieure (bourdonnements, sifflement, tintements, etc.).
Acuminé : désigne un organe se terminant en pointe.
Albuminurie : présence d'albumine dans les urines.
Acétonémie : présence d'acétone et de corps cétoniques dans le sang.
Adénome : tumeur bénigne des glandes.
Adénite : inflammation aiguë ou chronique des ganglions lymphatiques.
Adénopathie : inflammations chroniques des ganglions lymphatiques.
Aérophagie : déglutition anormale d'air qui pénètre dans l'œsophage ou dans l'estomac.
Agranulocytose : disparition des globules blancs du sang.
Alcaloïdes : substances organiques proches des alcalis par ses propriétés. Elles renferment des substances azotées basiques qui agissent sur le système nerveux et sur les vaisseaux sanguins.
Alopécie : chute générale ou partielle des cheveux ou des poils.
Aménorrhée : absence de règles en dehors de l'état de grossesse et chez une femme en âge d'être réglée.
Amer : végétal tonique et apéritif.
Amibiase : maladie due à un parasite se localisant au niveau du gros intestin.
Amygdalite : inflammation des amygdales.

Analeptique : substance stimulant les différentes fonctions de l'organisme.
Analgésique : qui atténue la douleur.
Anaphrodisiaque : qui atténue le désir sexuel.
Anaphylaxie : augmentation de la sensibilité de l'organisme à une substance étrangère (antigène) après que celle-ci y a été introduite. On parle d'allergie, qui dans les formes graves, peut entraîner un « choc anaphylactique » avec œdème de Quinck (voir ce terme).
Angiome : tache rouge ou violacée due à l'agglomération de vaisseaux sanguins sur la peau.
Anorexie : perte ou diminution de l'appétit.
Anosmie : perte de l'odorat.
Anthrax : infection de la peau due à un staphylocoque présentant plusieurs furoncles et qui s'étend au tissu conjonctif sous-cutané.
Antalgique : qui agit contre la douleur.
Anticatarrhal : qui agit contre les inflammations des muqueuses avec sécrétion importante.
Antifongique : qui combat le développement des champignons.
Anthelminthique : vermifuge.
Antimitotique : qui empêche la mitose c'est-à-dire la division cellulaire notamment dans les cancers et les leucémies.
Antiphlogistique : médicament qui combat l'inflammation.
Antiprurigineux : qui calme les démangeaisons vives.
Antispasmodique : contre l'état spasmodique, c'est-à-dire les contractures, crampes et convulsions ; ou substance possédant cette propriété.
Antisudoral : qui diminue la transpiration.
Antitussif : qui combat la toux.
Anurie : absence d'urine.
Apathie : incapacité d'agir par fatigue psychique.
Apéritif : qui renferme des principes amers ouvrant l'appétit en stimulant la faim par excitation de la sécrétion gastrique.
Aphonie : extinction de voix.
Aphte : ulcération superficielle douloureuse de la muqueuse buccale.
Artériosclérose : épaississement et durcissement des parois artérielles.
Artérite : lésions artérielles inflammatoires ou dégénératives aboutissant à l'épaississement des parois artérielles, parfois à l'oblitération de ces vaisseaux.
Arthrite : inflammation des articulations.
Arthrose : affections chroniques dégénératives non-inflammatoires des articulations.
Arthritisme : état particulier de l'organisme prédisposant à la goutte, aux rhumatismes, à la migraine, à l'asthme, à la lithiase, à l'obésité, au diabète.
Arythmie : anomalie du rythme cardiaque.
Ascite : accumulation de liquide dans la cavité péritonéale.
Asthénie : fatigue générale.
Astringent : qui modère les sécrétions et resserre les tissus
Athéromatose : affection déterminée par l'athérome artériel.

Athérome : lésion chronique des artères caractérisée par la formation de plaques constituées de cholestérol.
Athérosclérose : dépôt sur les parois artérielles de plaques d'athéromes.
Atonie : diminution de la tonicité normale d'un organe contractile (estomac par exemple).
Azotémie : excès d'urée dans le sang.

B

Bactéricide : qui tue les bactéries (microbes).
Baie : fruit charnu indéhiscent contenant plusieurs graines (ex : myrtille).
Balsamique : substance odorante adoucissante remplie de baume et de résine.
Béchique : calmant de la toux.
Bouton de fièvre : herpès
Blépharite : inflammation des paupières
Bronchiolite du nourrisson : infection virale aiguë des voies respiratoires inférieures, touchant surtout l'enfant de moins de 6 mois.
Brou : enveloppe verte extérieure renfermant la coque dure des amandes, des noix, etc.
Bursite : inflammation aiguë ou chronique d'une bourse séreuse (membrane articulaire facilitant ses mouvements).

C

Calcul : voire lithiase.
Candidose cutanée, vaginale : champignon appartenant au genre *candida* localisé sur la peau ou la muqueuse vaginale.
Capitule : mode d'inflorescence dans laquelle les fleurs sont insérées directement sur le réceptacle (renflement supérieur du pédoncule) les unes contre les autres de façon très serrée (ex : marguerite).
Capsule : fruit sec déhiscent qui s'ouvre à maturité pour libérer les graines (ex. : coquelicot).
Carcinogène : cancérigène.
Cardiotonique (ou tonicardiaque) : qui tonifie le coeur.
Carminatif : qui provoque l'expulsion ou résorbe les gaz intestinaux provenant des fermentations intestinales.
Cellulite : inflammation du tissu cellulaire sous-cutané. Il désigne également chez la femme un développement excessif du tissu graisseux sous-cutané aboutissant à un capitonnage disgracieux et douloureux surtout au niveau des cuisses et des flancs (peau d'orange).
Catarrhe : inflammation des muqueuses accompagnée d'hypersécrétion.
Céphalée : mal de tête.
Cervicite : inflammation de l'utérus située au niveau du col de celui-ci.

Chaton : mode d'inflorescence en épi composé généralement de fleurs unisexuées et se détachant tout d'une pièce après floraison (ex : noisetier).
Chéloïde : bourrelet cutané assimilé à une cicatrice.
Cholagogue : qui facilite l'évacuation de la bile.
Cholécystite : inflammation de la vésicule biliaire.
Cholérétique : qui augmente la sécrétion biliaire.
Cholestérol : substance grasse que l'on trouve normalement dans la bile et le sang. Elle provient de l'alimentation, mais le foie la synthétise également. Elle est indispensable à la vie car elle permet l'élaboration des hormones sexuelles, surrénaliennes et des acides biliaires.
Cirrhose : maladie résultant de la dégénérescence des cellules du foie qui se fibrosent. La cause principale est l'alcoolisme.
Colique hépatique : douleur de l'hypochondre droit ou de l'épigastre et qui remonte dans l'épaule droite, associé à des nausées. La cause est souvent la lithiase biliaire.
Colique néphrétique : crise douloureuse violente de la région lombaire, irradiant généralement dans la cuisse et le bas-ventre. La cause la plus fréquente est la lithiase urétérale (conduit allant du rein à la vessie).
Colite : inflammation du côlon.
Condylome : petite tumeur cutanée souvent au niveau de l'anus ou des organes génitaux. L'origine est le même virus que la verrue.
Condylome acuminé : condylome se présentant comme des excroissances en forme de papillon, elles peuvent former de masses importantes.
Cône : agglomération de nombreux fruits disposés en forme de cône (ex : sapin).
Conjonctive : membrane transparente qui recouvre l'œil et la partie interne des paupières.
Conjonctivite : inflammation de la conjonctive d'origine microbienne, virale ou traumatique ou causé par la présence d'un corps étranger (lentille de contact, poussière, lumière....).
Coricide : qui a le pouvoir de détruire les cors aux pieds.
Coronodilatateur : action de dilater les vaisseaux coronaires, c'est-à-dire ceux qui irriguent le coeur.
Croûtes de lait : affection cutanée qui provoque chez le nourrisson, l'apparition de croûtes grasses tapissant le cuir chevelu.
Cyanose : coloration bleue de la peau due à un manque d'oxygène.
Cystite : inflammation de la vessie provoquant des envies fréquente et douloureuses d'uriner.

D

Dermatose : affection cutanée.
Dermocaustique : agressif pour la peau et les muqueuses allant jusqu'à la brûlure.
Détersif : qui nettoie et favorise la cicatrisation des plaies et des ulcères.
Diaphorétique : sudorifique.

Diurèse : élimination urinaire.
Diurétique : qui favorise la production d'urine.
Drastique : purgatif énergique.
Drupe : fruit charnu dont la graine est enfermée dans une enveloppe très résistante et lignifiée appelée noyau (ex : cerise).
Dupuytrens : affection caractérisée par l'épaississement et le raccourcissement de l'aponévrose palmaire qui entraînent la formation de nodules fibreux et la flexion progressive des doigts (4e et 5e surtout).
Durillon : épaississement de l'épiderme de la paume de la main et de la plante du pied présentant parfois comme le cor un prolongement dans le derme.
Dyshidrose : affection cutanée siégeant aux espaces interdigitaux, caractérisée par une éruption vésiculaire récidivante.
Dysménorrhée : menstruation difficile et douloureuse.
Dyspepsie : digestion difficile et douloureuse.
Dyspnée : respiration difficile.
Dysurie : miction difficile.

E

Ecchymose : tache de couleur noire, brune ou jaunâtre qui résulte de l'infiltration de sang dans le tissu cellulaire.
Édulcorant : substance sucrée que l'on ajoute par exemple à un médicament pour en masquer la saveur.
Émétique : vomitif.
Emménagogue : qui provoque ou régularise les règles.
Émollient : qui diminue et calme l'inflammation des tissus.
Emphysème pulmonaire : état pathologique du poumon caractérisé par la dilatation et la destruction des bronchioles respiratoires ainsi que la détérioration de la paroi des alvéoles pulmonaires.
Encéphalite virale : inflammation du cerveau par un virus.
Entérite : inflammation de la muqueuse intestinale.
Engelure : enflure rouge et dure des doigts et des orteils provoquée par le froid. Cette lésion douloureuse s'aggrave parfois par l'apparition de crevasses.
Énurésie : incontinence d'urine.
Épicondylite : inflammation de la partie articulaire saillante de l'os.
Épistaxis : saignement de nez.
Éréthisme : état d'excitation d'un organe.
Érythème : congestion cutanée caractérisée par une rougeur disparaissant à la pression sur la peau.
Escarre : croûte provoquée par la destruction des tissus.
Eupeptique : qui facilite la digestion.
Exanthème : rougeur de la peau, plus ou moins intense.
Expectorant : qui facilite l'expulsion des sécrétions bronchiques et pharyngées.

F

Fébrifuge : qui combat la fièvre.
Filariose : affection parasitaire causée par une filaire.
Flatulence : production de gaz gastro-intestinaux donnant lieu à un ballonnement plus ou moins considérable.
Fluidifiant : qui rend les sécrétions bronchiques plus liquides et donc plus faciles à expectorer.
Foliole : chacune des petites feuilles qui forment une feuille composée.
Follicule : fruit sec déhiscent qui s'ouvre à maturité par une seule fente longitudinale.
Folliculite : inflammation des follicules pileux due au staphylocoque.
Fongicide : qui détruit les champignons parasites.
Fumigation : utilisation thérapeutique de fumée ou de vapeurs produites en espace clos à partir de substances médicamenteuses.

G

Galactogène : qui détermine la sécrétion lactée.
Galactagogue : qui favorise la sécrétion lactée.
Gargarisme : préparation médicamenteuse liquide destinée à rincer ou laver la bouche, l'arrière-bouche et la gorge pour calmer et désinfecter (ne doit pas être avalé), et par extension : action de se gargariser.
Gastrite : inflammation aiguë ou chronique de la muqueuse de l'estomac.
Gastro-entérite : inflammation simultanée des muqueuses de l'estomac et de l'intestin.
Gerçure : petite crevasse apparaissant au niveau de la peau et localisée surtout sur les mains, les lèvres, les mamelons.
Gingivite : inflammation des gencives.
Glossite : inflammation aiguë ou chronique de la langue.
Glycémie : taux de glucose dans le sang.
Gousse : fruit sec déhiscent qui s'ouvre à maturité par deux fentes.
Goutte : affection articulaire très douloureuse liée à un excès d'acide urique dans le sang.

H

Hématurie : émission de sang dans les urines.
Héméralopie : affaiblissement considérable de la vision dès que la lumière diminue.
Hémolytique : qui détruit les globules rouges.
Hémostatique : qui arrête les hémorragies.
Hétérosides : sucres (glucosides) combinés à des matières efficaces qui agissent sélectivement dans le corps humain, sur un ou plusieurs organes.

Ainsi les anthracénocides agissent comme laxatifs au niveau du gros intestin, tandis que les cardénolides
sont efficaces au niveau du coeur et des reins.
Hydrolyse : fixation d'une molécule d'eau sur une substance qui en est ainsi transformée en une autre.
Hydrosodée : présence d'eau et de sodium.
Hyperazotémie : excès d'urée.
Hyperémiante : qui provoque une congestion locale par afflux sanguin.
Hyperkinésie : se dit principalement d'un enfant qui a un besoin incontrôlable de bouger sans cesse ; il manque de concentration tant il est sollicité par les stimuli extérieurs.
Hyperménorrhée : règles abondantes.
Hyperthyroïdie : exagération des sécrétions thyroïdiennes (maladie de Basedow).
Hypnotique : qui induit le sommeil ou substance possédant cette propriété.
Hypocholestérolémiant : qui diminue la quantité de cholestérol en circulation dans le sang.
Hypoglycémiant : qui diminue la quantité de glucose contenue dans le sang.
Hypokaliémie : diminution du taux de potassium dans le sang.
Hypolipémiant : qui diminue le taux des triglycérides sanguins.
Hypotenseur : qui diminue la tension artérielle.
Hypothyroïdie : insuffisance de la sécrétion thyroïdienne (myxoedème).

I

Ictère : jaunisse.
Impétigo : dermatose caractérisée par des vésiculo-pustules à croûtes jaunâtres caractéristiques. Les germes responsables de cette infection sont le streptocoque ou le staphylocoque.
Inhalation : absorption de vapeurs ou gaz médicamenteux par les voies respiratoires.
Intertrigo : affection de la peau d'origine microbienne due à une inflammation des plis, aggravée par l'obésité et la transpiration.

K

Kératite : inflammation de la cornée.
Kyste : présence anormale d'une cavité, sans communication avec l'extérieur, remplie d'une substance liquide ou parfois solide ou bien d'un gaz.

L

Laryngite : inflammation aiguë ou chronique du larynx.
Laxatif : qui facilite l'évacuation des selles ou substance possédant cette propriété.
Leishmaniose : maladie produite par la présence de vers de la famille des protozoaires.
Leptospirose : maladie provoquée par la présence de parasites de la famille des leptospires.
Leucorrhée : pertes blanches.
Lichen plan : dermatose à marche chronique, caractérisée par des papules polygonales de 2 à 3 mm de diamètre, d'un rouge tirant sur le jaune, aplaties et brillantes, isolées ou groupées en plaques d'étendue variable, finement squameuses, quadrillées par un réseau de stries opalines et siégeant sur les différentes parties du corps (poignet) et même sur la muqueuse buccale.
Lipolytique : qui favorise la destruction des graisses alimentaires dans l'organisme.
Lithiases : formation de sable ou de petites pierres au niveau rénal ou biliaire.
Luxation : déplacement de deux articulations qui sont normalement en rapport l'une avec l'autre.
Lyme (maladie de) : transmis par la tique, cette maladie se caractérise par l'inflammation des grosses articulations, précédée par une éruption cutanée concentrique.

M

Mastite : inflammation du tissu mammaire.
Mastose : nom générique de diverses affections du sein comportant des kystes bénins.
Météorisme (ou aérophagie) : gonflement de l'abdomen par des gaz intestinaux (ballonnement).
Métrite : inflammation de l'utérus.
Métrorragies : hémorragies utérines survenant en dehors des règles.
Miction : action d'uriner.
Mucilage : nom donné aux préparations médicinales dans lesquelles on fait entrer une solution de gomme dans l'eau, qui leur donne une consistance visqueuse.
Mucolytique : qui diminue la viscosité des cellules du tissu muqueux riche en mucine
(notamment les muqueuses de l'appareil respiratoire qui produisent des sécrétions bronchiques lorsqu'il est infecté).
Muguet : maladie de la muqueuse buccale en particulier provoquée par un champignon. Des plaques blanchâtres apparaissent ainsi qu'une réaction acide de la salive.

Mycose cutanée, unguéale, vaginale : affection parasitaire provoquée par des champignons au niveau de l'épiderme, de l'ongle ou de la muqueuse vaginale.
Myalgie : douleur au niveau du trajet des nerfs.

N

Néphrite : inflammation des reins.
Neurotonique : qui rétablit le tonus du système nerveux sans l'exciter pour autant.
Névrite : inflammation des nerfs.

O

Œdème : infiltration séreuse des tissus.
Œstrogène : qui provoque les règles.
Oligoménorrhée : règles rares.
Oligurie : diminution de la quantité des urines.
Ophtalmie : inflammation de l'oeil.
Osmotique : qui a rapport à l'osmose (force exercée, de part et d'autre de la membrane à demi perméable qui les sépare, par deux liquides inégalement riches en molécules dissoutes).
Ostéomyélite : inflammation de l'os et de sa moelle par le staphylocoque. Elle touche souvent l'adolescent.
Ostéoporose : déminéralisation squelettique généralisée par raréfaction de la trame protéique de l'os.
Otalgie : douleur de l'oreille.
Oxyure : ver parasitant le tube digestif et provoquant au niveau de l'anus un prurit insupportable.

P

Paludisme : maladie de type infectieuse, transmise par le moustique suite à sa piqûre.Elle se manifeste par de fortes fièvres, des frissons et des sueurs. Elle peut entraîner de sérieuses complications.
Parotidite : affection due à l'inflammation de la plus volumineuse des glandes salivaires, la parotide.
Pectoral : bénéfique pour les voies respiratoires.
Pédiculose : affection cutanée chez l'individu parasité par les poux.
Pédoncule : ramification de la tige se terminant par une fleur ou un fruit (ex : queue de cerise).
Péricardite : inflammation du péricarde, aiguë ou chronique.
Péristaltisme : ensemble des contractions qui se font de haut en bas dans l'estomac et l'intestin.

Perlèche : maladie cutanée contagieuse, sans gravité qui se manifeste par une ulcération légère à la commissure des lèvres.
Pétéchies : variété d'hémorragie cutanée caractérisée par de petites taches rouge violacé.
Pharmacologie : science qui étudie les médicaments.
Pharyngite : inflammation aiguë ou chronique du pharynx.
Phlébotonique : qui a une action tonique sur les veines.
Photosensibilisation : réaction de la peau à la lumière ; les parties cutanées exposées présentent des rougeurs sous l'influence des rayons du soleil.
Phytothérapie : traitement par les plantes (du grec phytos, plantes, et terapeia, traitement).
Phlébite : inflammation d'une veine pouvant provoquer la formation d'un caillot.
Pityriasis versicolor : affection de la peau se caractérisant par la formation de taches jaunâtres ou brunâtres, squameuses due à la présence d'un champignon parasite dans l'épiderme.
Polyarthrite rhumatoïde : atteinte préférentielle de la femme, touchant les membranes synoviales des articulations puis évoluant vers la destruction.
Prostaglandines : substances dérivées d'acides gras non saturés présentes dans de nombreux organes. Elles agissent comme régulateurs cellulaires sur l'appareil génital, respiratoire, rénal, digestif, endocrinien...
Prostatite : inflammation de la prostate.
Protéolytique : se dit d'une substance qui dissout les matières albuminoïdes ou protéiques.
Prurit : démangeaison.
Psoriasis : affection de la peau caractérisée par l'apparition de squames blanches et sèches s'enlevant par le grattage en laissant une tache rouge saignant facilement. La localisation se situe au niveau des coudes, des genoux, du cuir chevelu et parfois sur tout le corps.
Purgatif : substance provoquant l'accélération du transit intestinal et l'évacuation des selles.
Purpura : pétéchies à la surface de la peau liées à de petites hémorragies consécutives à la rupture des capillaires dans le derme.
Pyélite : inflammation aiguë ou chronique de la muqueuse qui tapisse le bassinet et les calices des reins.
Pyélonéphrite : inflammation du bassinet et du rein.
Pyrosis : régurgitations acides et brûlantes.
Pyorrhée : inflammation alvéolo-dentaire avec formation de pus provoquant le déchaussement de la dent allant souvent jusqu'à sa chute.

Q

Quincke (œdème de) : variété d'urticaire, caractérisée par la brusque apparition d'infiltrations oedémateuses de la face ou des muqueuses, accompagnées de démangeaisons vives. Cette maladie évolue par des poussées parfois fébriles pendant des années, son danger réside dans la localisation au larynx (risque d'asphyxie). Elle se manifeste lors d'un choc anaphylactique.

R

Raynaud (syndrome de) : troubles de la vasomotricité de l'extrémité des membres, qui seront en premier lieu blancs puis bleus par cyanose, lors de la présence de froid.
Résines : essences oxydées d'une constitution complexe avec des acides organiques, formées dans les glandes et les canaux sécréteurs de la plante.
Rétention : accumulation d'un produit solide, liquide ou gazeux, dans le conduit destiné à son évacuation, le réservoir qui le contient naturellement ou la lymphe qui baigne les tissus.
Révulsif : nom donné à tous les moyens propres à provoquer la révulsion, c'est-à-dire provoquer une irritation afin de faire cesser un état de congestion ou d'inflammation.
Révulsion : acte thérapeutique consistant à produire un afflux sanguin dans un point plus ou moins éloigné d'un organe malade, dans le but de dégager cet organe.
Rhizome : tige souterraine vivace.
Roséole : maladie se manifestant par une irruption de taches rosées sur la peau finissant par desquamer.
Rubéfiant : qui détermine la chaleur et rougeur de la peau, de son irritation.

S

Salpingite : inflammation aiguë ou chronique des trompes utérines.
Sciatique : affection très douloureuse du nerf sciatique.
Sclérose en plaque : affection du système nerveux et de la moelle épinière, lentement progressive, caractérisé par une démyélinisation localisée de la substance blanche. Des signes neurologiques très polymorphes évoluent par phase de poussée et de rémissions.
Séborrhée : augmentation de la sécrétion des glandes sébacées.
Sialorrhée : salivation excessive.
Sinapisme : cataplasme ou emplâtre à base de farine de moutarde destiné à provoquer la rubéfaction ou la révulsion.
Sinusite : inflammation d'un ou plusieurs sinus de la face.
Sommités fleuries : partie supérieure d'une plante où sont concentrées les fleurs avec parfois quelques feuilles.
Spasmophilie : prédisposition souvent héréditaire aux crises de tétanie.
Stigmates : partie terminale et renflée du pistil destiné à recevoir le pollen (ex. : stigmates de maïs).
Stomachique : qui favorise la digestion.

Stomatite : inflammation de la muqueuse buccale.
Sudorifique : qui provoque la sudation.

T

Tachycardie : accélération du rythme du coeur.
Taenifuge : qui entraîne l'évacuation du ténia.
Tennis-elbow : douleur située sur la partie saillante de l'os suite à une fatigue excessive de l'avant-bras ou à un traumatisme superficiel.
Tonicardiaque : voir cardiotonique.
Topique : se dit d'une substance qui est active à l'endroit d'application.
Thrombose : formation d'un caillot dans un vaisseau.
Trachéite : affection due à l'inflammation de la trachée.

U

Unguéal : désigne ce qui touche à l'ongle.
Uricolyse : destruction de l'acide urique dans l'organisme.
Uricolytique : qui se rapporte à l'uricolyse.

V

Varice : dilatation permanente d'une veine qui a perdu son élasticité naturelle et altération pathologique de ses parois.
Varicelle : maladie virale, infectieuse qui se manifeste par l'apparition, en vagues successives, de petites vésicules qui sèchent au bout de plusieurs jours.
Vasoconstricteur : qui resserre le diamètre des vaisseaux.
Vasodilatateur : qui augmente le calibre des vaisseaux.
Vermifuge : médicament qui provoque l'expulsion des vers intestinaux.
Vergetures : stries longitudinales larges de quelques millimètres, apparaissant au niveau du bassin, des fesses et des seins par la perte d'élasticité totale induite par l'atrophie linéaire cutanée.
Vitiligo : décoloration de la peau par perte de son pigment. La tache est souvent symétrique, bien limitée et entourée par une bordure hyperpigmentée.
Vulnéraire : qui favorise la guérison des plaies.

Z

Zona : maladie infectieuse due au virus de la varicelle zona, se traduisant par des éruptions de vésicules sur le trajet d'un nerf, accompagné d'une adénopathie. Les séquelles sont douloureuses.

Liste alphabétique des HE (traitées dans l'ouvrage)

1. Français – latin

Absinthe	→	*Artemisia absinthium*
Absinthe africaine	→	*Artemisia afra*
Ache des montagnes (→voir livèche)		
Achillée de Ligurie	→	*Achillea ligustica*
Achillée millefeuille	→	*Achillea millefolium*
Acore vrai, Calamus, Roseau odorant	→	*Acore calamus*
Ail	→	*Allium sativum*
Ajowan	→	*Trachyspermum amm*
Aneth des Indes	→	*Anethum sowa*
Aneth odorant, Aneth herbe	→	*Anethum graveolens*
Angélique	→	*Angelica archangelica*
Ansérine (→voir Chénopode vermifuge)		
Angosture	→	*Cusparia trifoliata*
Anis étoilé (IVP 1)	→	*Illicum verum*
Anis vert (IVP 1)	→	*Pimpinella anisum*
Aquilaria	→	*Aquilaria agallocha agarospirolifera*
Armoise annuelle	→	*Artemisia annua*
Armoise arborescente (IVP 2)	→	*Artemisia arborescens*
Armoise herbe blanche à davanone (IVP 2)	→	*Artemisia herba alba s.b davanone*

Armoise herbe blanche à thuyone (IVP2)	→	*Artemisia herba alba s.b thuyone*
Asa fétide	→	*Ferula asa foetida*
Aunée	→	*Inula helenium*
Badiane (→voir Anis étoilé)		
Balsamite	→	*Chrysanthemum balsamita*
Basilic	→	*Ocimum basilicum*
Basilic à eugénol	→	*Ocimum gratissimum s.b eugénol*
Basilic à thymol	→	*Ocimum gratissimum s.b thymol*
Bay	→	*Pimenta dioica*
Baume de tolu	→	*Myroxylon balsmum*
Baume du Pérou	→	*Myroxylon balasamum, var. pereirae*
Benjoin de Sumatra	→	*Styrax benzoe*
Bergamote	→	*Citrus bergamia*
Bois de hô	→	*Cinnamomum camphora s.b linalol*
Bois de rose	→	*Aniba rosaeodora*
Bois de Shiu (voir Bois de hô)		
Bois de siam (Pémou)	→	*Fokiena hodginsii*
Boldo	→	*Peumus boldus*
Bornéol, Camphre de Bornéo	→	*Dryobalanops camphora*
Bouleau jaune	→	*Betula alleghaniensis*
Bouleau	→	*Betula alba*
Broombush tea tree	→	*Melaleuca uncinata*
Bucchu	→	*Agathosma betulina*
Buplèvre ligneux	→	*Bupleureum fructicosum*
Cabreuva	→	*Myrocarpus fastigiatus*
Cade	→	*Juniperus oxycedrus*
Cajeput, Melaleuque blanc	→	*Melaleuca cajuputi*
Calament, Petit Calament de montagne	→	*Calamintha nepeta*
Calament sylvestre, officinal, de montagne	→	*Calamentha sylvatica*
Calamus (voir Acore vrai)		
Camomille allemande, Matricaire	→	*Chamomilla recutita*
Camomille romaine, Camomille noble	→	*Chamaemelum nobile*
Camomille sauvage, Orménie	→	*Ormenis mixta*
Camphrier, Laurier du Japon	→	*Cinnamomum camphora*
Cannelle de Ceylan	→	*Cinnamomum zeylanicum*
Cannelle de Chine	→	*Cinnamomum cassia*
Cardamone	→	*Elettaria cardamomum*
Carotte	→	*Daucus carota*
Carvi	→	*Carum carvi*
Cascarille	→	*Croton eluteria*
Cataire	→	*Nepeta cataria*

Cédrat	→	*Citrus medica*
Cèdre de l'atlantique, Cèdre de l'Atlas (IVP 2)	→	*Cedrus atlantica*
Cèdre de Virginie (→voir Genévrier de Virginie)		
Cèdre de l'Himalaya	→	*Cedrus deodara*
Cèdre du Japon (→voir Cryptomère)		
Céleri	→	*Apium graveolens*
Chanvre	→	*Cannabis sativa*
Chénopode vermifuge (IVP 3)	→	*Chenopodium ambroioides*
Christe marine	→	*Chritmum maritimum*
Ciste lanadifère	→	*Cistus lanadiferus*
Citron jaune	→	*Citrus limonum*
Citronnelle de Ceylan	→	*Cymbopogon nardus*
Citronnelle de Java	→	*Cymbopogon winterianus*
Clocimum (→voir Basilic à eugénol)		
Combava	→	*Citrus hystrix*
Citron vert (→voir Limetier ou Limette)		
Copahu	→	*Copaifera officinalis*
Coriandre	→	*Coriandrum sativum*
Costus	→	*Aucklandia costus*
Criste marine	→	*Crithmum maritimum*
Cryptomère, Cèdre du Japon	→	*Cryptomeria japonica*
Cubèbe, Poivre de Java	→	*Piper cubeba*
Cumin	→	*Cuminum cyminum*
Curcuma	→	*Curcuma longa*
Cuspare (→voir Angosture)		
Cyprès	→	*Cupressus sempervirens*
Davana	→	*Artemisia pallens*
Douglas (sapin de), Pin d'Oregon	→	*Pseudotsuga Menziesii*
Élémi (de Manille)	→	*Canarium luzonicum*
Encens, Oliban	→	*Boswellia carterii*
Épinette noire	→	*Picea mariana*
Eriocéphale	→	*Eriocephalus punctulatus*
Estragon	→	*Artemisia dracunculus*
Eucalyptus citronné	→	*Eucalyptus citriodora*
Eucalyptus mentholé	→	*Eucalyptus dives*
Eucalyptus globuleux, Gommier bleu	→	*Eucalyptus globulus*
Eucalyptus à fleurs multiples, Eucalyptus cumin, Eucalyptus polybractée	→	*Eucalyptus polybractea*
Eucalyptus radié	→	*Eucalyptus radiata*
Eucalyptus smithii	→	*Eucalyptus smithii*
Fagara	→	*Fagara shinifolia*
Fenouil doux (IVP 1)	→	*Foeniculum vulgare*
Fenouil amer (IVP 2)	→	*Foeniculum vulgare*
Férule gommeuse (→voir Galbanum)		
Gaïac	→	*Guaiacum officinalis*

Galanga de Chine	→	*Alpinia officinarum*
Galanga des Indes	→	*Alpinia galanga*
Galbanum, Férule gommeuse	→	*Ferula galbaniflua*
Gattilier, Poivre des moines	→	*Vitex agnus castus*
Gaulthérie (Wintergreen)	→	*Gaultheria procumbens*
Gayac	→	*Bulnesia sarmienti*
Genévrier érigé	→	*Juniperus communis*
Genévrier de Virginie, (Cèdre de Virginie)	→	*Juniperus virginiana*
Genévrier sabine (→voir Sabine)		
Géranium des Indes (→voir Palmarosa)		
Géranium rosat, odorant,Bourbon	→	*Pelargonium graveolens*
Gingembre	→	*Zingiber officinale*
Giroflier	→	*Egenia caryophyllata*
Gurjum	→	*Dipterocarpus turbinatus*
Hélichryse, Immortelle	→	*Helichrysum italicum*
Herbe de Saint Jean(→voir Millefeuille)		
Hernandia	→	*Hernandia voyronii*
Houblon	→	*Humulus lupulus*
Hysope à rameaux couchés	→	*Hyssopus montana*
Hysope officinale (IVP 2)	→	*Hyssopus officinalis*
Immortelle (→voir Hélichryse)		
Inule	→	*Inula graveolens*
Jasmin	→	*Jasminum officinale*
Jatamansi (→voir Nard de l'Himalaya)		
Katafray	→	*Cedrelopsis grevei*
Khella	→	*Ammi visnaga*
Lantane	→	*Lantana camara*
Laser de France	→	*Laserpitium gallicum*
Laurier du Japon (→voir Camphrier)		
Laurier noble, Laurier sauce	→	*Laurus nobilis*
Lavandeaspic	→	*Lavandula spica*
Lavande officinale	→	*Lavandula officinalis*
Lavande stoechade	→	*Lavandula stoechas*
Lavande vraie (Lavande sauvage)	→	*Lavandula vera*
Lavandin (Lavande hybride)	→	*Lavandula hybrida*
Ledon du Groenland, Thé du Labrador	→	*Ledum groenlandicum*
Lemon-grass(Verveine des Indes)	→	*Cymbopogonflexuosus*
Lentisque pistachier	→	*Pistacia lentiscus*
Leptosperme citronné	→	*Leptospermum citratum*
Limetier, limette, citron vert	→	*Citrus aurantifolia*
Linaloe	→	*Bursera delpechiana*
Litsée citronnée	→	*Lisea citrata*
Livèche, Ache des montagnes	→	*Levisticum officinalis*
Magnolia	→	*Michelia alba*
Mammea	→	*Mammea longifolia*

Mandarine rouge	→	*Citrus reticulata*
Mandravasarotra (saro)	→	*Cinnamosma fragrans*
Manuka	→	*Leptospermum scoparium*
Marjolaine des jardins, Marjolaine à coquilles	→	*Origanum majorana*
Massoïa	→	*Cryptocaria massoïa*
Matricaire (→voir Camomille allemande)		
Mélèze	→	*Larix decidua*
Mélisse officinale	→	*Melissa officinalis*
Menthe bergamote, Menthe citronnée	→	*Mentha citrata*
Menthe des champs	→	*Mentha arvensis*
Menthe poivrée	→	*Mentha piperita*
Menthe pouliot	→	*Mentha pulegium*
Menthe sylvestre, Menthe à longues feuilles, Menthe des bois	→	*Mentha longifolia*
Menthe suave à menthofurane	→	*Mentha suavolens s.b menthofurane*
Menthe suave à dihydrocarvone	→	*Mentha suavolens s.b dihydrocarvone*
Menthe verte, Menthe nanah	→	*Mentha spicata*
Millefeuille (→voir Achillée)		
Millepertuis	→	*Hypericum perforatum*
Monarde fistuleuse	→	*Monarda fistulosa*
Muscade	→	*Myristica fragrans*
Myoporum	→	*Myoporum crassifolium*
Myrrhe amère	→	*Commiphora myrrha*
Myrrhe douce	→	*Commiphora erythraea*
Myrte verte	→	*Myrtus communis sb.1.8 cinéole*
Myrte rouge	→	*Myrtus comunis sb. acétate de myrténvle*
Nard de l'Himalaya(Jamantasi)	→	*Nardostachys jamantasi*
Néroli (→voir Oranger bigaradier, fleurs)		
Nigelle de Damas	→	*Nigella damascena*
Niaouli	→	*Melaleuca quinquenervia*
Oliban (→voir Encens)		
Oignon	→	*Allium cepa*
Opoponax véritable	→	*Opoponax chironium*
Oranger bigaradier, fleurs	→	*Citrus aurantium*
Oranger bigaradier, feuilles	→	*Citrus aurantium*
Oranger bigaradier, zeste	→	*Citrus aurantium*
Oranger doux	→	*Citrus sinensis*
Origan à inflorescences compactes	→	*Origanum compactum*
Origan d'Espagne	→	*Thymus capitatus*
Orménie (→voir Camomille sauvage)		
Oxycèdre (→voir Cade)		

Palmarosa	→	*Cymbopogon martinii*
Pamplemousse	→	*Cirus paradisi*
Partenelle	→	*Chrysanthemum parthenium*
Patchouli	→	*Pogostemon cablin*
Pémou (→voir Bois de Siam)		
Persil plat	→	*Petroselinum sativum*
Persil frisé	→	*Petroselinum crispum*
Pétasite officinale	→	*Petasites officinalis*
Petit Calament (voir Calament)		
Pin laricio	→	*Pinus nigra*
Pin maritime, Pin des Landes	→	*Pinus pinaster*
Pin noir	→	*Pinus nigra*
Pin sylvestre	→	*Pinus sylvestris*
Pin d'Oregon (voir Douglas)		
Pittosporum	→	*Pittosporum ondulatum*
Poivre de Java (voir cubèbe)		
Poivres des moines(voir Gattilier)		
Poivre noir	→	*Piper nigrum*
Pruche	→	*Tsuga canadensis*
Raifort	→	*Armoracia lapathifolia*
Ravensare anisé	→	*Ravensara anisata*
Ravensare aromatique	→	*Ravensara aromatica*
Ravintsara	→	*Cinnamomum camphora*
Rhododendron	→	*Rhododendron anthopogon*
Romarin officinal à *cinéole*	→	*Rosmarinusofficinalis sb.1,8 cinéole*
Romarin officinal à camphre	→	*Rosmarinus officinalis sb.camphre*
Romarin officinal à *verbénone* (Romarin ABV)	→	*Rosmarinus officinalis sb.acétate de bo -nyle , verbénone*
Rose de Damas	→	*Rosa damascena*
Roseau odorant (voir Acore vrai)		
Sabine, Genevrier sabine	→	*Juniperus sabina*
Santal	→	*Santalum album*
Santal des Indes	→	*Amyris balsamifera*
Santoline petit cyprès	→	*Santolina chamaecyparissus*
Sapin baumier	→	*Abies balsamea*
Sapin de Sibérie	→	*Abies sibirica*
Saro (→voir Mandravasarotra)		
Sarriette des jardins	→	*Satureja hortensis*
Sarriette des montagnes (Sarriette vivace)	→	*Satureja montana*
Sauge officinale (IVP 1)	→	*Salvia officinalis*
Sauge à feuilles de lavande, Sauge d'Espagne	→	*Salvia lavandulifolia*
Sauge sclarée	→	*Salvia sclarea*
Serpolet	→	*Tytmus serpyllum*
Solidage, Verge d'or	→	*Solidago canadensis*

Souchet rond	→	*Cyperus rotundus*
Styrax, Storax d'Anatolie	→	*Liquidambar orientalis*
Sughanda kokila	→	*Cinnamomum glaucescens*
Tanaisie annuelle, Tanaisie bleue	→	*Tanacetum annuum*
Tagète glanduleuse	→	*Tagetes minuta*
Térébenthine	→	*Pinus pinaster*
Thé du labrador (voir Lédon du Groenland)		
Thuya (IVP 2)	→	*Thuya occidentalis*
Thym à feuilles de sarriette (Thym saturéioides)	→	*Thymus satureioides*
Thym vulgaire à *carvacrol*	→	*Thymus vulgaris sb.carvacrol*
Thym vulgaire à *gérani*	→	*Thymus vulgaris sb.geraniol*
Thym vulgaire à *linalol*	→	*Thymus vulgaris sb.linalol*
Thym vulgaire à *thuyanol*	→	*Thymus vulgaris sb.thuyanol*
Thym vulgaire à*thymol*	→	*Thymus vulgaris sb. thymol*
Thym d'Espagne à *linalol*	→	*Thymus zygis sb. linalol*
Thym d'Espagne à *p.cymène*	→	*Thymus zygis sb.p.cymène*
Thym d'Espagne à *thymol*	→	*Thymus zygis sb.thymol*
Valériane des Indes, Valériane du Népal	→	*Valeriana wallichii*
Valériane officinale	→	*Valeriana officinalis*
Vanille	→	*Vanilla planifolia*
Vergerette du Canada	→	*Erigeron canadensis*
Verveine citronnée	→	*Lippia citriodora*
Verveine des Indes (→voir Lemon-grass)		
Vétiver	→	*Vetiveria zizanoides*
Verge d'or (→voir Solidage)		
Vergerette du Canada	→	*Erigeron canadensis*
Wintergreen	→	voirGaulthérie)
Ylang-Ylang	→	*Cananga odorata*
Zanthoxyle	→	*Zanthoxylum rhesta*
Zdravets	→	*Geranium macrorrhizum*
Zédoaire	→	*Curcuma zedoaria*

2. *Latin – français*

Artemisia absinthium	→	Absinthe
Artemisia afra	→	Absinthe africaine
Abies alba	→	Sapin blanc
Abies balsamea	→	Sapin baumier
Achillea ligustica	→	Achillée de Ligurie
Achillea millefolium	→	Millefeuille
Acore calamus	→	Acore vrai
Agathosma betulina	→	Buchu
Allium cepa	→	Oignon

Allium sativum	→ Ail
Alpinia galanga	→ Galanga des Indes
Ammi visnaga	→ Khella
Amyris balsamifera	→ Santal des Indes
Anethum graveolens	→ Aneth odorant
Anethum sowa	→ Aneth des Indes
Angelica archangelica	→ Angélique
Aniba rosaeodora	→ Bois de rose
Apium graveolens	→ Céleri
Armoracia lapathifolia	→ Raifort
Artemisia annua	→ Armoise annuelle
Artemisia arborescens	→ Armoise arborescente
Artemisia dracunculus	→ Estragon
Artemisia pallens	→ Davana
Aucklandia costus	→ Costus
Betula alleghaniensis	→ Bouleau jaune
Boswellia carterii	→ Oliban, encens
Bulnesia sarmienti	→ Gayac
Bupleureum fructicosum	→ Buplèvre
Bursera delpechiana	→ Linaloe
Calamentha nepeta	→ Calament, Petit Calament des montagnes
Calamentha sylvatica	→ Calament sylvestre
Cannabis sativa	→ Chanvre
Cananga odorata	→ Ylang-Ylang
Carum carvi	→ Carvi
Cedrolepsis grevei	→ Katafray
Cedrus atlantica	→ Cèdre de l'atlantique, de l'Atlas
Chamaemelum nobile	→ Camomille noble, romaine
Chamomilla recutita	→ Camomille allemande, Matricaire
Chenopodium ambrosioides	→ Chénopode, ansérine vermifuge
Chrysanthemum balsamita	→ Balsamite
Chrysanthemum parthenium	→ Grande Camomille, Parthenelle
Cinnamomum camphora	→ Camphrier, Laurier du Japon
Cinnamomum camphora	→ Ravintsara
Cinnamomum camphora s.b.linalol	→ Bois de Hô
Cinnamomum cassia	→ Cannelle de Chine
Cinnamomum glaucescens	→ Sugandha kokila
Cinnamomumzeylanicum	→ Cannelle de Ceylan
Cistus lanadiferus	→ Ciste lanadifère
Cistrus aurantifolia	→ Limette, Citron vert
Citrus aurantium	→ Oranger Bigaradier
Citrus bergamia	→ Bergamote
Citrus hystrix	→ Combava

Citrus limonum	→	Citron
Citrus medica	→	Cédrat
Citrus paradisii	→	Pamplemousse
Citrus reticulata	→	Mandarine
Citrus sinensis	→	Oranger doux
Commiphora erythraea	→	Myrhhe douce
Commiphora myrrha	→	Myrrhe amère
Copaifera officinalis	→	Copahu, Copaïba (baume de)
Coriandrum sativum	→	Coriandre
Croton eluteria	→	Cascarille
Crythmum maritimum	→	Criste marine
Cryptocaria massoïa	→	Massoïa
Cryptomeria japonica	→	Cryptomère, Cèdre du Japon
Cuminum cyminum	→	Cumin
Cupressus sempervirens	→	Cyprès toujours vert
Curcuma longa	→	Curcuma
Cusparia trifoliata	→	Angosture
Cymbopogon citratus	→	Lemon- grass des Indes, citronnelle ou verveine des Indes
Cymbopogon flexuosus	→	Lemon- grass
Cymbopogon martinii	→	Palmarosa
Cymbopogon nardus	→	Citronnelle de Ceylan
Cymbopogon winterianus	→	Citronnelle de Java
Daucus carota	→	Carotte
Dipterocarpus turbinatus	→	Gurjum
Dryobalanops camphora	→	Bornéol, Camphre de Bornéo
Erigeron canadensis	→	Vergerette du Canada
Elettaria cardamomum	→	Cardamone
Eriocephalus punctulatus	→	Eriocéphale
Eucalyptus citriodora	→	Eucalyptus citronné
Eucalyptus dives	→	Eucalyptus mentholé
Eucalyptus globulus	→	Eucalyptus globuleux
Eucalyptus polybractea	→	Eucalyptus polybractée, Eucalyptus à fleurs multiples, Eucalyptus cumin
Eucalyptus radiata	→	Eucalyptus radiée
Eucalyptus smithii	→	Eucalyptus smithii
Eugenia caryophyllata	→	Giroflier, clous de girofle
Fagara shinifolia	→	Fagara
Ferula asa foetida	→	Asa fétide
Ferula galbaniflua	→	Férule gommeuse
Foeniculum vulgaris	→	Fenouil
Fokienia hodginsii	→	Bois de siam, Pémou
Gaulthéria procumbens	→	Gaulthérie, Wintergreen
Geranium macrorrhizum	→	Zdravets
Guajacum officinale	→	Gaïac
Hedychium acuminatum	→	Hédychium

Helichrysum italicum	→	Hélichryse italienne, Immortelle
Hernandia voyronii	→	Hernandia
Humulus lupulus	→	Houblon
Hypericum perforatum	→	Millepertuis
Hyssopus officinale	→	Hysope officinale
Hyssopus montana	→	Hysope à rameaux couchés, Hysope officinale var. décombante
Illicum verum	→	Anis étoilé, Badiane
Inula graveolens	→	Inule odorante
Jasminum officinale	→	Jasmin
Juniperus communis	→	Genévrier érigé
Juniperus oxycedrus	→	Cadier
Juniperus sabina	→	Sabine
Juniperus virginiana	→	Genévrier de Virginie, Cèdre de Virginie
Lantana aculeata	→	Lantane
Larix decidua	→	Mélèze
Laserpitium gallicum	→	Laser de France
Laurus nobilis	→	Laurier noble, Laurier sauce
Lavandula hybrida	→	Lavandin, Lavande hybride
Lavandula officinalis	→	Lavande officinale
Lavandula spica	→	Lavande aspic
Lavandula stoechas	→	Lavande stoechade
Lavandula vera	→	Lavande vraie, Lavande sauvage
Ledum groenlandicum	→	Ledon du Groenland, Thé du Labrador
Leptospermum citratum	→	Leptosperme citronné
Leptospermum scoparium	→	Manuka
Levisticum officinale	→	Livèche, Ache des montagnes
Lippia citriodora	→	Verveine citronné
Liquidambar orientalis	→	Styrax, Storax
Litsea citrata	→	Litsée citronnée
Mammea longifolia	→	Mamméa
Matricaria recutita	→	Matricaire, Camomille allemande
Melaleuca alternifolia	→	Tea tree
Melaleuca cajeputii	→	Cajeput
Melaleuca quinquenerva	→	Niaouli
Melissa officinalis	→	Mélisse officinale
Mentha arvensis	→	Menthe des champs
Mentha citrata	→	Menthe bergamote
Mentha longifolia	→	Menthe sylvestre
Mentha piperita	→	Menthe poivrée
Mentha pulegium	→	Menthe pouliot

Mentha spicata	→	Menthe verte, Menthe nanah
Mentha suaveolens	→	Menthe suave
Michelia alba	→	Magnolia
Monarda fistulosa	→	Monarde fistuleuse
Myoporum crassifolium	→	Myoporum
Myrocarpus fastigiatus	→	Cabreuva
Myristica fragrans	→	Muscadier
Myroxylon balsamum	→	Baume de Tolu
Myroxylon balsamum var.pereira	→	Baume du Pérou
Myrtus communis sb.1,8 cinéole	→	Myrte verte
Myrtus communis sb.acétate de myrtényle	→	Myrte rouge
Nardostachys jatamansi	→	Jatamansi, Nard de l'Himalaya
Nasturtium armoracia	→	Raifort
Nepeta cataria	→	Cataire
Nigella damascena	→	Nigelle de Damas
Ocimum basilicum	→	Basilic
Ocimum gratissimum	→	Clocimum
Opoponax chironium	→	Opoponax véritable
Origanum compactum	→	Origan à inflorescence compact
Origanum majorana	→	Marjolaine
Ormenis mixta	→	Orménie, Camomille sauvage
Pelargonium graveolens	→	Géranium rosat, Géranium Bourbon
Petasite officinale	→	Pétasite
Petroselinum crispum	→	Persil frisé
Petroselinum sativum	→	Persil plat
Picea mariana	→	Epinette noire
Pimenta dioica	→	Bay
Pimpinella anisum	→	Anis vert
Pinus laricio	→	Pin Laricio
Pinus nigra	→	Pin noir
Pinus pinaster	→	Pin maritime, Pin des Landes
Pinus sylvestris	→	Pin sylvestre
Piper cubeba	→	Cubèbe
Piper nigrum	→	Poivre noir
Pistacia lentiscus	→	Lentisque pistachier
Pittosporum ondulatum	→	Pittosporum
Pogostemon cablin	→	Patchouli
Pseudotsuga menziesii	→	Douglas
Ravensara anisata	→	Ravensare anisé
Ravensara aromatica	→	Ravensare aromatique
Rhododendron anthopogon	→	Rhododendron
Rosa damascena	→	Rose de Damas
Rosmarinus officinalis s.b 1,8 cinéole	→	Romarin officinale à cinéole
Rosmarinus officinaliss.b camphre	→	Romarin officinale à camphre

Rosmarinus officinalis s.b acétate de bornyle, verbénone	→	Romarin officinale à verbénone ou Romarin ABV
Salvia lavandulifolia	→	Sauge d'Espagne
Salvia officinalis	→	Sauge officinale
Salvia sclarea	→	Sauge sclarée
Santalum album	→	Santal
Santolina chamaecyparissus	→	Santoline« petit cyprès »
Satureja hortensis	→	Sarriette des jardins
Satureja montana	→	Sarriette des montagnes
Skimmia laureola	→	Skimmia
Solidago canadensis	→	Solidage, Verge d'or
Styrax benzoe	→	Benjoin de Sumatra
Tagetes minuta	→	Tagete glanduleuse
Tanacetum annuum	→	Tanaisie annuelle
Tanacetum parthenum	→	Grande camomille, Parthenelle
Thuja occidentalis	→	Thuya
Thymus capitatus	→	Origan d'Espagne
Thymus satureioides	→	Thym à feuilles de sarriette
Thymus serpyllum	→	Serpolet
Thymus vulgariss.b carvacrol	→	Thym vulgaire à carvacrol
Thymus vulgaris s.b géraniol	→	Thym vulgaire à géraniol
Thymus vulgaris s.b linalol	→	Thym vulgaire à linalol
Thymus vulgaris s.b thuyanol	→	Thym vulgaire à thuyanol
Thymus vulgaris s.b thymol	→	Thym vulgaire à thymol
Thymus zygis s.b linalol	→	Thym d'Espagne à linalol
Thym zygis s.b p.cymène	→	Thym d'Espagne à thymol
Trachyspermum ammi	→	Ajowan
Tsuga Canadensis	→	Epicéa
Valeriana officinalis	→	Valériane officinale
Vetiveria zizanoides	→	Vétiver
Vitex agnus castus	→	Gattilier
Zingiber officinale	→	Gingembre

TABLES DES MASSES VOLUMIQUES ET NOMBRE DE GOUTTES AU ML

Cette table peut servir de référence car les variations de masse volumique et le nombre de gouttes au ml entre les différents lots sont minimes étant donné la constance de la qualité de la production.
Ces mesures sont valables seulement pour les huiles essentielles label HEBBD.

Schéma du compte goutte capillaire codex (longueur réelle totale : 16 cm)

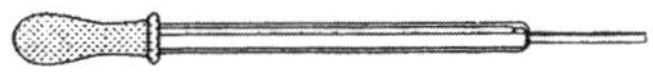

Huiles essentielles	Masse volumique (mg/ml)	Nombre de gouttes (compte goutte capillaire codex)
Abies sibirica o.p. aiguilles	919,6	58
Anethum graveolens o.p. plante entière	897,9	54
Angelica archangelica o.p. racines	854,4	56
Aniba rosaeodora o.p. bois	882,2	56
Artemisia dracunculus o.p. plante entière	936,1	54
Artemisia herba alba s.b. camphre, thuyones	942,3	58
Betula alleghaniensis o.p. bois	1180,3	55
Cananga odorata o.p. fleurs, dist. complète	932,5	53
Carum carvi o.p. semences	916,8	55
Carum copticum s.b. thymol	909	56
Chamaemelum nobile o.p. capitules	916	64
Chenopodium ambrosioides s.b. ascaridol	973,6	56
Cinnamomum zeylanicum o.p. feuilles	1049,5	55
Cinnamomum zeylanicum o.p. écorces	973,6	55
Cistus ladaniferus o.p. rameaux	922,3	58
Citrus aurantium var. amara o.p. feuilles	898,3	58
Citrus aurantium var. amara o.p. fleurs	872,5	57
Citrus bergamia o.p. zestes	880,5	57
Citrus limonum o.p. zestes	856,9	56
Citrus reticulata o.p. zestes	853,4	55
Citrus sinensis o.p. zestes doux	847,5	54
Commiphora myrrha o.p. résine	996,8	54
Coriandrum sativum o.p. semences	870,8	56
Coriandrum sativum o.p. plante entière	861,1	53
Coridothymus capitatus s.b. carvacrol	940,3	54
Cupressus sempervirens s.b. pinène	878,5	58
Cymbopogon martinii o.p. herbe	908,9	54
Cymbopogon winterianus o.p. herbe	903	55
Daucus carota o.p. semences	965,2	57
Elettaria cardamomum o.p. fruits	932,8	57
Eucalyptus citriodora s.b. citronellal	884,2	54
Eucalyptus globulus o.p. feuilles	919,1	60
Eucalyptus polybractea s.b. 1,8 cinéole	926,9	57
Eucalyptus radiata o.p. feuilles	916,8	58
Eugenia caryophyllata o.p. clous	1060,6	53
Eugenia caryophyllata o.p. griffes	1046,4	55
Fœniculum vulgare o.p. plante entière	890,2	57
Gaultheria procumbens o.p. pl. entière	1186,7	53
Helichrysum augustifolium s.b. curcumène, diones	894,2	56
Helichrysum italicum s.b. acétate de néryle, diones	897,6	55
Hypericum perforatum o.p. plante fleurie	801,3	58
Hyssopus decumbens s.b. linalol, 1,8 cinéole	876	56

Huiles essentielles	Masse volumique (mg/ml)	Nombre de gouttes (compte goutte capillaire codex)
Hyssopus off. s.b. pinocamphone	930	55
Juniperus communis o.p. baies	862,4	56
Juniperus communis o.p. rameaux	877,6	57
Juniperus communis var. alpina o.p. rameaux	883,3	56
Laurus nobilis o.p. feuilles	924,4	56
Lavandula hybrida clone abrialis o.p. fleurs	896,8	57
Lavandula officinalis o.p. fleurs (culture)	890,8	57
Lavandula spica o.p. fleurs	909,8	56
Lavandula stœchas o.p. plante fleurie	934,7	57
Lavandula vera o.p. fleurs (sauvage)	891,7	57
Levisticum officinalis o.p. pl. entière	945,8	58
Levisticum officinalis o.p. racines	940,9	57
Lippia citriodora o.p. feuilles	893,3	54
Matricaria chamomilla s.b. oxyde bisabolol	962,3	53
Melaleuca alternifolia s.b. terpinéol-4	897,6	56
Melaleuca quinquenervia s.b. viridiflorol	913,5	57
Melissa officinalis o.p. feuilles	899,1	52
Mentha arvensis var. piperascens s.b. menthol	900,6	56
Mentha piperita s.b. menthol	904,8	58
Myristica fragrans o.p. semences	900,1	59
Myrtus communis s.b. pinène, 1,8 cinéole	884,5	58
Nepeta cataria s.b. géraniol, citronellol, nérol	885,8	55
Ocimum basilicum s.b. méthylchavicol	969,5	53
Ocimum basilicum s.b. linalol	909,7	56
Ocimum gratissimum s.b. eugénol	1009,2	56
Origanum majorana o.p. plante fleurie s.b. terpinéol-4	894,3	54
Ormenis mixta o.p. plante fleurie	905,3	58
Pelargonium graveolens o.p. feuilles Chine	895,6	55
Petroselinum sativum o.p. pl. entière	965,9	58
Picea mariana o.p. aiguilles	925,8	60
Pimenta dioica s.b. chavicol, eungénol	969,7	57
Pimpinella anisum o.p. semences	984,5	51
Pinus sylvestris o.p. aiguilles	873,4	57
Pistacia lentiscus o.p. rameaux	860,9	56
Piper nigrum o.p. fruits noirs	873,4	57
Ravensara aromatica s.b. 1,8 cinéole	909,4	58
Ravensara aromatica s.b. eugénol	919,1	57
Rosa damascena o.p. fleurs Turquie	882,4	55
Rosmarinus officinalis s.b. camphre	902,2	57
Rosmarinus off. s.b. 1,8 cinéole	909,6	57
Rosmarinus off. s.b. acétate de bornyle, verbénone	900,5	58
Salvia lavandulaefolia s.b. acétate de terpinyle, camphre	922,3	57
Salvia officinalis s.b. thuyones	921	57
Salvia sclarea o.p. plante fleurie	905,3	57
Santalum album o.p. bois	973,6	49
Santolina chamaecyparissus o.p. plante fleurie	884,8	55
Sassafras albidum s.b. safrole	1098,2	55
Satureja montana s.b. carvacrol	912,9	57
Tanacetum annuum o.p. pl. fleurie	907,7	55
Thuja occidentalis s.b. thuyones	925,5	57
Thymus satureioides s.b. bornéol	927,9	56
Thymus vulgaris s.b. carvacrol	921,4	56
Thymus vulgaris s.b. linalol	877,4	57
Thymus vulgaris s.b. thymol	909,5	58
Zingiber officinalis o.p. rhizomes	882,6	52

Index des plantes aromatiques

D

E

F

G

H

I

J

K

L

M

N

O

P

R

Index thérapeutique

NB :
- Les caractères normaux renvoient aux monographies des HE (2de partie).
- Les caractères en majuscule renvoient aux formules aromathérapiques (3e partie)

A

D

E

F

L

M

N

O

P

R

S

Adresses pratiques

a) Laboratoires recommandés pour l'achat des HE achetées **en pharmacie** :

– Phytosun-arôms® :
(Laboratoires megapharma),20 rue André Gide, BP 80
92321 Chatillon cedex

– Pranarom® France
8, rue Maréchal Delattre de Tassigny,
59000 Lille

b) Laboratoires recommandés pour l'achat des HE achetées **en dehors des pharmacies :**

– Laboratoire Cosmédiet
470 avenue de Lossburg, BP 55
69480 Anse
04 74 09 97 00

– Pranarom® France
8, rue Maréchal Delattre de Tassigny,
59000 Lille

c) TOUS les autres laboratoires qui suivent et indiquent sur leurs sites et/ou sur leurs emballages les critères de qualité d'une HE :
   - **H.E.B.B.D** = Huiles Essentielles Botaniquement et Biochimiquement Définies. Label déposé par l'INSA (Institut Scientifique d'Aromatologie).
   - **H.E.C.T =** Huiles Essentielles chémotypées.
   - Logo **AB =** certifié Ecocert

Bibliographie

Van Hellemont - Compendium de phytothérapie, Édition APB (Bruxelles).
Dorvault P. - L'Officine (18e édition), Vigo éditeur.
Dorvault P. - L'Officine (20e édition), Vigo éditeur.
Franchomme P., Jollois R., Pénoël D. – L'aromathérapie exactement. Edition R.Jollois.
Valnet J. - Phytothérapie, Maloine éditeur.
Roger J. L. - 250 tisanes pour la santé, Édition France empire.
Mulot M. A. - Secret d'une herboriste, Édition du dauphin.
Moatti R. et Musarella P. - Le Guide complet des plantes pour se soigner, Édition du rocher.
Mailhebiau P. - La Nouvelle Aromathérapie, Édition Jakin.
Delaveau P. et Debelmas A. M - Guide des plantes dangereuses, Maloine éditeur.
Cecchini T. - Encyclopédie des plantes médicinales, Édition de Vecchi.
Schaffner W. - Les Plantes médicinales et leurs propriétés, Éditions Delachaux et Niestlé.
Rombi M. - 100 plantes médicinales, Édition Romart.
Bibliothèque nationale - Le Livre des simples médecines,Vilo.
Faurin R. et Roux D. - La Phytothérapie à l'officine, Édition du Porphyre.
Bauer K. - Études cliniques : traitement phytothérapique dans l'hypertrophie bénigne de la prostate, Édition F.K. Schattauer, Stuttgart.
Dr Ch. Bach - À propos de la phytothérapie, Édition R. Lhening. Metz.
Garnier Delamare - Dictionnaire des termes techniques de médecine, Édition Schauenberg P. Paris F.
Guide des plantes médicinale, éditions Delachaux et Niestlé.
Salée J. L.- Le Totum en phytothérapie. Maloine éditeur.
Allard F. - Phytothérapie. Masson.
Baudoux D. – L'aromathérapie, se soigner par les Huiles Essentielles, Édition Amyris.
Zahalka JP. – Les plantes en pharmacie, Édition du Dauphin.
Willem JP. – Les Huiles Essentielles, médecine d'avenir, Édition du Dauphin.
Bego Ph.– Connaître les bienfaits du massage aromatique. MDB Éditions
Formulaire préparatoire d'Aromathérapie en officine. MDB Éditions
Formulaire de prescriptions aromathérapiques. C.A.P.M Bruxelles
Bego Ph.– Connaître l'essentiel sur les Huiles Essentielles. Jakin
Sallé JL – Les Huiles Essentielles. Frison-Roche
Valnet– L'aromathérapie. Maloine

Dépôt légal : janvier 2010
IMPRIMÉ EN FRANCE

Achevé d'imprimer le 22 janvier 2010
sur les presses de l'imprimerie « La Source d'Or »
63039 Clermont-Ferrand
Imprimeur n° 14548

Dans le cadre de sa politique de développement durable,
La Source d'Or a été référencée IMPRIM'VERT®
par son organisme consulaire de tutelle.
Cet ouvrage est imprimé - pour l'intérieur -
sur papier offset « Amber Graphic » 90 g
provenant de la gestion durable des forêts, des papeteries Arctic Paper,
dont les usines ont obtenu les certifications environnementales ISO 14001 et E.M.A.S.